栄養士のための
ライフデザインブック

監修 **大橋禄郎**
編集 **影山なお子**

生きがい

よい人間関係

栄養

ストレス
コントロール

運動

休養

医歯薬出版株式会社

This book was originally published in Japanese
under the title of :

EIYOSHI-NO TAME-NO RAIFU DEZAIN BUKKU
(The Life Design Book for Dietitians)

Editor-in-chief :

OHASHI, Rokuro
  Representative, OHASHI Institute of Personal Enlightenment

Editor :

KAGEYAMA, Naoko
  Representative, Food Coaching Programs

© 2020 1st ed.

ISHIYAKU PUBLISHERS, INC.
  7-10, Honkomagome 1 chome, Bunkyo-ku,
  Tokyo 113-8612, Japan

表紙・本文デザイン　杉山光章

監修のコトバ

　栄養士は、食を通じて人々の健康維持、健康増進を支えるのがおもな仕事ですが、それは、人々の「ライフスタイル」を支援することにも通じます。「ライフスタイル」とは、生活習慣のことだけではなくて、その人の価値観や人生観、つまりは生き方のスタイルのこと。「きょう、どこで、だれと、なにを食べるのか」ということは、現在の価値観の反映であり、あしたからの人生の方向性を暗示するものです。

　したがって、栄養士という職業には、人々の「心の栄養補給」にもかかわる役割が含まれます。「心の栄養」とは、人と食事を楽しむときの幸福感であり、「あしたの幸福」「あさっての幸福」への期待であり、それは「生きがい」または「生きるモチベーション」です。

　それほど意義深い職業である以上、栄養士としては、イキイキとしたライフスタイルによって、人々に健康のお手本を示したいものです。

　本書は、あなたのライフデザインのための「スケッチブック」として、きっとお役に立つことでしょう。現在のところ、ライフデザインをするためのマニュアルが、業種別に用意されているわけではありませんから、この『栄養士のためのライフデザインブック』は、パイオニア的な1冊になるのではないでしょうか。いずれ、「美容師のための……」「教員のための……」「弁護士のための……」「……ライフデザインブック」が生まれてくるとすれば、本書は、そのきっかけとなる1冊になることでしょう。

●

　私は、1961年から、栄養士養成校の出版部に25年間在籍し、その後も、約30年間、多くの栄養士さんと交流し続け、いまも、さまざまなライフスタイルを見続けています。

　これまでの栄養士は、肥満や生活習慣病などの治療や予防に重点を置いて仕事をしてきました。それが功を奏して、日本人の健康寿命は延伸を続けています。しかし、いくつかのハードルを越えたあとに直面したのが低栄養やフレイル、認知症などです。これらは、食生活以外の要素、まさにライフスタイルが、大きくかかわる健康問題です。

　21世紀の中盤にかけて活躍する栄養士は、専門的な知識やスキルに加えて、アクティブでハッピーなライフスタイルを示すことが最大のニーズ対応となりつつあります。

2020年9月　　　　　　　　　　　　大橋予暇研究所／ロッコム文章・編集塾

大橋　禄郎

編集のコトバ

「食コーチング®」には、よく使う基本語がいくつかあります。

「健康のカタチ」「食事相談」「問いかけ」「あと押し型支援」または「あと押し型リーダーシップ」などなど。コトバの意味は本書で説明してありますが、これらは、「栄養指導」という姿勢ではなく、クライアント（対象者）に伴走しながら健康支援をすることを基本姿勢とする考え方から生まれたコトバです。

伴走者としての栄養士は、クライアントとともに歩むのですから、身体機能も言動も、クライアントのモチベーションを下げるものであってはならない、と考えます。「ああしなさい」「こうするといいですよ」と、指示の多い「栄養指導」ではなく、自分自身が「健康のカタチ」を無言ででも示すようでありたい、それを基本理念としています。

以前、看護師さんからは、その職業を選んだ理由として「ナイチンゲールの生き方に共感して」や「マザー・テレサのことを知って」というお話を聞いたことがあります。生き方のモデルがあるのは幸せなこと。

栄養士の世界には、個人的には別として、一般的なモデルは見つかりません。そこでいまから13年前、いろいろの分野で活躍する仲間たちと語り合って、栄養士が、それぞれの職場に適応し、さらに、生涯現役を想定した「ライフデザイン」をするためのマニュアルをつくることを提案し、作業を始めました。

とはいえ、執筆経験も少なく、共同執筆でマニュアルをつくる経験もなかったので、編集のベテランでいらっしゃる大橋禄郎先生にご指導をいただき、なんとかスタートすることができました。同時に、医歯薬出版のご担当者が、すぐにご支援してくださることになるとともに、10年以上も、あきらめることなく、ずっとあと押しをし続けてくださいました。

●

スタート時には、みんなで集まって、項目を出し合ったり、執筆分担を決めたりと、ここにもずいぶんと時間をかけました。276〜277ページにお名前を掲げさせていただいたのは、そうした仲間のごく一部です。いまは連絡がとれなくなっている方も少なくありません。そのため、この場を借りて、心からの感謝を申しあげ、このようなご報告をいたします。

「あなたのご協力のおかげで、現役の多くの栄養士、そして、これから栄養士になる人たちのために、職種に応じた働き方、人生の楽しみ方など、栄養士の生涯をデザインするための1冊をお届けすることができました」と。

2020年9月 　　　食コーチングプログラムス主宰／管理栄養士　食コーチ®

影山なお子

栄養士のためのライフデザインブック
Contents

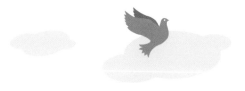

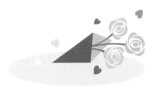

① 栄養士になるための養成校は、どのような基準で選んだらよいのか。

Guide

- 栄養士になるためには、高校卒業後、専門学校、短期大学、大学など2〜4年制の栄養士養成施設で学ぶ必要がある。栄養士養成校を卒業すると、栄養士の資格が得られる。
- 管理栄養士は、専門学校、大学など4年制の管理栄養士養成施設で学び、管理栄養士国家試験に合格することで、資格が得られる。栄養士養成校卒業者も、規定の実務経験があれば、管理栄養士国家試験の受験資格が得られる。
- 栄養士養成校、管理栄養士養成施設（以下、栄養士養成校）とも全国で100校以上ある。いずれも昼間制で、夜間制や通信教育制はない。

栄養士養成校を選ぶときの心構え。

　学校選びには「自分で選ぶ」「人に勧められて」「有名校だから」「ほかに入るところがないから」など、人によっていろいろのケースがある。どんな事情があるにしても、ある程度学校が絞られてきたら、学校案内などの資料に目を通し、卒業後の職業のことなどを考えてみるのもよい。

　履歴書には、大学などを「最終学歴」として書く場合が多いが、自分の中では「社会人としての最初の学校」ととらえたほうがよい。すでに選挙権をもち、成人になったりするので（2022年4月1日より18

歳から成人）、アルバイトやボランティアなどで社会人と一緒に働く機会もふえる。アルバイトも「職歴」となる場合もあるので、気合いを入れて「社会人入門」としての学校に通うプランを練るとよい。

栄養士養成校を選ぶポイント。

将来、どんな職業に就きたいかを考える。

　家族、親戚、知人などのうち、関心のある職業（食、医療関係など）に就いている人の学歴を参考にする。就職だけが目標ではなく、家庭の基礎づくり、人々の健康向上への貢献、家族や自身の健康生活を考えて、などの動機も選択基準となる。

これまでの自分を振り返る。

　自分の得意科目、理想などを振り返ってみて絞り込む。このとき、栄養士以外の職業もいくつかあげて対比してみるとよい。家族や知人のアドバイスを参考にするのもよいが、人の意見に振り回されないよう、自分の意志を強くもとう。

学校やカリキュラム、教員の印象。

　学校の印象がよく理念に共感できる、カリキュラムが自分の思い描く進路に近い、信頼感を抱ける教員がいる、知人に卒業生がいることなども重要である。

経済的都合、地理的都合。

　学費や入学金のレベルは、負担する人にとって大きな意味をもつ。同様に、学校までの距離も条件の1つになる。しかし、希望する学校が遠い場合、学生寮または民間のアパートに住んで通学する方法もある。

1歩前進の学校選びの視点。

栄養士になりたい理由。

なぜ栄養士になりたいのかをもう1度整理して考える。「なりたい理由」を少なくとも5〜10個くらい書き出してみる。これは将来、自分の軌跡を振り返るときにも意味をもつので、保存できるしっかりとしたノートに書いておく。自分の思考の幅を広げたり意志を固めたりするのに有効な方法である。

栄養士としての目標。

学校は就職のためだけにあるわけではない。栄養士の道を選ぶ場合には、次のような目標を立てたい。

①自分と家族の健康状態の維持、向上に生涯努める。

②接する人、市民・国民の食習慣を向上させ、人々の健康のレベルをあげる（モチベーションアップや豊かな食生活の提案など）。

③食関連の仕事を活性化し、それによって社会に貢献する。

これ以外にも、いろいろの目標が考えられる。これらを意識していると、学校を選ぶ目が違ってくるだろうし、入学後の学生生活も、より真剣なものになるだろう。

しておきたい現地調査。

学校案内やホームページでチェックするのは当然として、なるべく現地調査まではしておきたい。オープンキャンパスに参加する場合は、一方的な説明を聞くだけでなく、質問をしてみよう。「この学校のカラーをひとことで表わすとしたら、いかがでしょうか」「この学校を選ぶ学生におっしゃりたいことはありますか」「カリキュラムの中にある○○という講義はどういうも

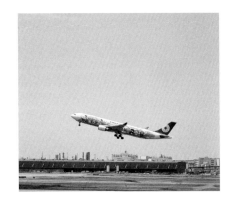

のですか」など。回答者が答えに窮することもあるかもしれないが、それも学校選びの判断材料になる。

情報チェックはていねいに。

学校案内やホームページのデザインやイメージのよさ（学生たちの笑顔、アクティブそうな部活など）だけで判断しないで、記載されている講義や実習、研究室の様子、研究テーマ、行事、イベントなどをていねいにチェックする。できれば大学卒業者に目を通してもらう。

学校、資格のその先を見る。

現実の問題として、栄養士養成校を出て、すぐ希望どおりの業種や職場に就職できるという現状ではない。在学中または卒業後、フードコーディネーター、フードスペシャリスト、野菜ソムリエなど、いろいろの資格を取る人も少なくない。

しかし、どんな資格でも、また、いくつ資格を取っても、それだけでは雇用主や社会のニーズに応えられるとは限らない。実際には、資格プラス人間力、いわば総合力が決め手になる。どの学校を選ぶにしても、勉強の場は教室だけではないことを忘れないようにしよう。

養成校は「社会人としての最初の学校」と位置づける。

② 栄養士養成校では、どんな勉強をし、どんな学生生活を送ればよいか。

Guide

- 栄養士養成校を「社会人入門校」ととらえる。必要な情報を的確に把握するための「超真剣な受講法」を開発しよう。
- 「食べることが好きだからこの道を選んだ」という程度の説明はしない。食の専門家としての第一歩は、もっと理念に富んだものでありたい。それを自分で考えよう。
- 「いま学んでいることが将来の自分をつくる」と考えて、勉強、サークル活動、ボランティアなども真剣勝負で臨もう。

栄養士養成校を「社会活動入門のための勉強の場」ととらえる。

前項（14ページ）でも述べているように、履歴書では、大学や専門学校を「最終学歴」とすることが多い。しかし、在学中の心構えとしては、「社会活動入門のための勉強の場」ととらえるほうが現実的である。その理由は……。

① すでに選挙権をもつ大人として社会の仕組み、ルールに触れる機会がふえ、それに従うことを周囲からも求められる（「知らなかった」という言いわけがきかない）。

② 学校で習った栄養士としての考え方や知識、技術などは、社会人としての今後の生活で活用できることが多い。

③ 研究、実習、サークル活動、アルバイト、ボランティアなどの現場で社会人と協調し、同等の言動を求められる機会がふえる。

④ 在学中の行動は今後の生活と結びつくことが多い（就職へのオファー、サークルやボランティアの継続、正規スタッフとしての要請など）。

養成校在学中から大人のライフスタイルをつくってゆく。

中学、高校と続けてきた生活習慣を見直すことは、社会人としての自覚をもつうえで意味がある。

① 髪型、服装、化粧、姿勢、身振り、歩き方などに幼さがないか。人に指摘されるような目障りなクセ（小声、髪をいじる、目をパチパチさせる、荒いコトバづかいなど）があれば直す。学生向け、社会人向けの雑誌などに目を通し、身だしなみの参考にする。

② コトバづかいは基本的に「です・ます」で。自分を「わたし」とはっきり発音する（「あたし」「あっし」「うち」「おれ」「ぼく」などはやめる）。

③ 手書きをするような場面では、小さな字、濃度の薄い鉛筆（H以下）、細いボールペンの使用は避ける。このような社会生活で存在感のない表現法にはなんのメリットもない。

④ 「なぜ栄養士になりたいのか」という話題がふえてくるが、こんなとき「食べることが好きだから」というような次元の

低いコメントはしない（食べることが嫌いな人って、いるのか）。プロとして社会に貢献したいと考える人なら「正しい食情報を発信するメディアで働きたい」「食の地図を社会に広めたい」（271ページ）「男性（女性）の食事力を高めたい」くらいのビジョンをもちたい。

⑤大学生を対象とした20年以上に及ぶある調査（時友正子氏、当時立教大学学生部栄養士。昭和63年『栄養と料理』5月号ほか）によると、学年が上がるにしたがい「外食がふえる」「食事時刻が乱れる」「飲酒や喫煙が習慣になる」などの傾向があるという。外食は内容次第として、過食や飲酒の常態化、喫煙などは、健康を支えるプロになる人には好ましくない。成人式でコメントを求められた人が「これからは堂々とお酒が飲める」などということがあるが、「社会活動入門」とは、このような幼い発言をすることではない。

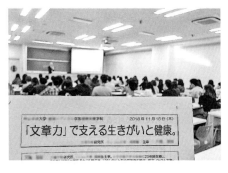

「文章力」で支える生きがいと健康。

「高価な情報のお買い物」と思って受講する。

栄養士養成校に限らないが、社会人入門校と考えたとき、勉強態度やライフスタイルにいくつかのポイントがある。

①講義は、できる限り教壇に近いところで聞く。講師に近いほど新鮮な情報が得られるし（心理的、音響的理由）、自分の怠慢予防にもなる。

②ノートには要点を書く。一部始終の正確な記録よりも、講師の論点をまとめながら書くほうが、社会人としての頭の使い方に沿っている。社会では、要約力、ポイントを端的に示すことが求められる。

③講義ノート、テキストなどは、社会に出てから、すぐにでも必要になる場合があるので、いつでも使えるような状態で保管する。

④近年、多くの養成校で、受講中の学生の私語が問題になる。私語をする学生はもとより、それを許しておく教師にも問題があるが、学生としてできる対処法は、前述のように前のほうの席を取って、人から話しかけられないような態勢を整えること。授業料を1回の講義料金に換算したとき、いくらになるかを計算してみる。その料金に見合った買い物をするのは当然のこと。

⑤科学実験や調理実習にも集中する。栄養士として調理技術は職務上の専門スキルであるばかりでなく、自分や家族を一生支えるスキルでもある。

⑥教師とは一生のつき合いになることを想定して、ていねいに接し、いろいろなことを吸収する。研究室を訪ねてみるのもよい。

⑦アルバイトも職歴の1つになりうるので、「お金のため」と単純に考えず、自分のキャリアとしてたいせつにする。アルバイト先で使った書類、チラシ、パンフレットなどはファイルして保管。就職活動で自己アピールのツールとして使うことを考えておく。

栄養士になる理由を「食べることが好きだから」などとはしない。

③ 将来、栄養士として働くためには、養成校のカリキュラム以外でも調理技術を磨いておいたほうがよいか。

Guide

- 養成校での調理実習の授業の場合、調理の流れを知るのには有効だが、そこで調理技術をすっかり身につけるところまではいかないのが現実。
- 家事を手伝うことがいちばんのトレーニング。授業料もいらないし、家族からは感謝される。これも子どもから大人になるチャンスの1つ。
- 料理教室に通う、知人や親戚から習う、飲食店などのアルバイトで経験を積むなど、その気になれば学ぶ機会は自分で見つけられる。料理のできる先輩たちは、そのようにして自発的に学んでいた。

学校の実習だけでは身につかない現状。

調理学の実習（いわゆる「調理実習」）は、栄養士および管理栄養士養成校の必修科目（3単位以上）として栄養士法に定められている。授業時間の目安としては、管理栄養士養成課程で108 Education Unit（＝1,620分/180分授業なら9回）が提案されている（※）が、学校による差は大きい。仮に180分の実習としても、調理から盛りつけ、配膳、試食までも含むうえに、大半は講師のデモンストレーションにあてられる。学生が調理を担当するのは、下ごしらえや盛りつけなどほんの一部。しかも複数の学生が同時に参加するので、1

人あたりの作業時間はわずかにならざるを得ない。したがって、調理技術を習うというよりは、調理のプロセスを見学する、というのが「実習」の実態である。

養成校では、生活習慣病の予防・対策などに関する講義数がふえるのに対して、調理実習はへる傾向にある。

※（日本栄養改善学会理事会：「管理栄養士養成課程におけるモデルコアカリキュラム2015」の提案、2015）

調理技術を持つことの利点。

ある調査報告によると、養成校の学生が、家族の行なっている調理や配膳、後片づけなどの家事を手伝う頻度は「月3回」程度で、その割合は学生の約40%に過ぎないという。

こうした状況を見る限り、栄養士の調理体験は充分とはいえない。栄養士は調理師とは異なり、一律に調理技術の優劣を問われるということはないにしても、次にあげる理由で、利点が多い。

① 栄養素は人の健康を左右する要素の1つだが、それらは食事としてとっている。日々の食事を構成する料理それぞれの特徴を知り、調理のプロセスを体得していることは、栄養士の能力の基礎であり、信頼の基盤となる。

たとえていえば、「調理のできない栄養士」は「ランニングの苦手なスポーツ選手」のようなもので、基礎力に不安を

感じさせる。

②食事相談などのとき、話題が食事の内容に及ぶことはよくある。しかし、相談内容に対して適した調理法や代替メニューを即座に提案できず、「してはいけないこと」「食べてはいけないもの」ばかりを強調しているようでは、相談者と信頼関係を築きにくい。

③献立を考えるとき、材料の種類や量、手順、調理時間などに予測ができ、効率的に仕事が進められる。味についても一定の感性が身につくため、栄養素の充足にプラスして、おいしい食事を提案できるようになる。また、厨房関係者とのコミュニケーションもとりやすく、友好的な関係が生まれやすい。

④私生活でも自分自身、家族、親などの健康を食事で支えるのに有利、というよりも欠かせないこと。

⑤外食をしたり、海外で生活をしたり、旅行をしたりするとき、食事を楽しむ視点、学ぶ要素がふえる。

調理技術を学ぶ2つの方法。

だれにでもできて、もっとも身につくトレーニング方法には、少なくとも2つがある。2つの同時進行だってあり、だ。

生活の中で学ぶ。

①家庭（親など）の家事、食事づくりを手伝う。買い物、後片づけ、ゴミ出しなど、入門コースから始め、やがては包丁を使うことや盛りつけなどへと向かう。授業料がいらないうえに感謝され、家族とのコミュニケーションも深まる。

照れくさい、すぐにケンカになるなどといっているようでは、社会人への道は遠い。子どもの時代は終わりつつあることを自覚し、親を教師と考えて1から10までを学べば、自分の一生の財産ともなるだろう。

②自炊をしている人は、料理書を手に入れて（親のもの、買ったもの、図書館で借りて）レシピのレパートリーをふやしていく。1日1回の自炊でも、養成校の調理実習の時間よりはるかに多いトレーニングができる。もちろん、経験者のアドバイスも大いに受ける。

③飲食店でアルバイトをする。時間が限られるので、調理までは体験できないかもしれないが、後片づけや食器洗いなどだけだとしても、周囲から学べることはたくさんある。

④以上に加えて、月に何回か、学友と食事会を開く。もちろん、メニューから調理まで、相談して自分たちで決めて、自分たちで賄う。

専門家に習う。

①経済的・時間的余裕があれば、料理教室に通う。現役の栄養士にも、学生時代に料理教室に通ったという人は少なくない。著名な料理人の門をたたいた人もいる。

②地域で開かれる住民のための料理教室を利用する。無料か、実費負担程度ですむ。「高齢者向け」「男性/女性向け」など、対象層が絞られている場合も、問い合わせると受講を認めてくれる場合があるので、活用する。

③料理技術のある知人や親戚を訪ねて個人レッスンを受ける。留守番やベビーシッター、ペットの世話などの労働との交換条件という方法もある。

 調理技術は日々の生活で実践してこそ身につく。

④栄養士養成校の学生は、どんな就職活動をすればよいか。

Guide

- ■「就活」は最終学年になってから……と考えるのは大きな誤り。入学と同時に、いくつかの進路をイメージしてスタートするようにしたい。
- ■頭の中でなんとなく考えていたのでは前進しない。進路で悩まないためには、見たこと、聞いたこと、考えたことをどんどん記録する。
- ■迷ったら原点に帰って、「なぜこの学校を選んだのか」を考え直す。

在学中にできることをしっかり体験をしておくことが「就活」につながる。

栄養士養成校に通う学生が、在学中にしておきたいこととして、次のようなことがあげられる。

①そこで学べる学科をしっかり学ぶ。

②よい友人を見つけ、協力し合える関係を築く(部活などを含む)。

③いろいろの社会体験をする(講演会、勉強会、イベント、企業などの見学、アルバイト、ボランティアなど)。講演会や勉強会などでは、講師や開催者に声をかけて質問をしてみる。

④健康意識を高め、健康行動を身につける。就寝・起床時刻、食事時刻などを守り、運動習慣も身につける。

⑤調理技術を身につけ、買い物、食事づくり、食品の保管などを家族の分を含めすすんで行なう。

⑥できる範囲で飲食店体験をする。ファストフード店から名のある店などを体験しておく。専用のノートに記録し、写真としても残したい。

⑦進路を考える。進路としては、就職、進学、ダブルスクール、転校などの道がある。これらのうちから進路を絞る。

⑧身だしなみもバージョンアップする。

「予算がない」とあきらめずに、少し改まったところへ出かけられる程度の服装をそろえ、着慣れるようにする。

これらのことは、それぞれ同時進行で進めることができる。入学と同時に準備を開始するくらいの意欲で臨む。

就職先を絞るには、専用ノートを活用する。

迷いや焦りを軽減する対処法。

高学年になったり卒業が近づいたりするころから就職活動を開始する人が多いが、迷いや焦りを軽減するには、次のようなアクションを習慣にする。学年に関係なく、専用ノートを作り、それに就職に関係する情報を記録する。目や耳にした就職関連情報をなんでも書きつける。業種、企業名、商品、店舗、出会った人の氏名や職業、経験したアルバイト、関係した企業や組織の名称、友人・知人・教員のコトバ、学生課や就職課の見解、ときには、仕事や将来に

ついて考えたことなどを書く。

頭の中にある情報をプリントアウトするようにノートに書き出すことで、次のような効果が得られる。①体験や思考を何度でも確かめられる、②考えを深められる、問題意識を持続したり整理したりすることができる、③混乱を防ぐ、勉強やその他の作業との切り替えがしやすくなる、など。

ノートは、長期使用を考えて丈夫なものを選び、記述は原則として1件につき1ページとする（見やすく、確認しやすくするため）。いまはスマートフォンの時代だが、手書きの利点を見失わないようにしたい。それは、手作業を伴うことで脳への記憶の残存率が高くなる（自分の情報源として活用しやすい）、読み返しをしやすい、保存期間が永久的などの利点によるためである。

進路が定まらない場合の対策。

いくつかの対策を考えてみよう。

①栄養士になりたいと思ったころのことを思い出してみる。その当時の方針に戻るのか、変更なら、なぜそう考えるようになったのか……、このようにして答えを導き出す。また、なぜいまの学校を選んだのか、振り返ることもいいだろう。

②栄養士や食にこだわるのか、それ以外の職種でもよいのかを考えてみる。これまでの自分の行動を振り返ってみて、改めて自分の特性を見直す。外向的か内向的か、立ち仕事が好きかデスクワーク型か、野心家かコツコツ型かなど。さらに、社会的使命を考えるか、自分の"好き"を優先するかなど、対比しながら考えるのも1つの方法。

③情報収集をする。親、家族、親戚、友人、知人などの意見。就職情報誌、新聞の求人欄、企業・公的機関の情報、

自分の居住地の職種、インターネットによる検索など。

この場合もかならずノートを用意し、見たり聞いたり、読んだりしたこと、体験したことなどのポイントを記録する。年月も忘れずに。これはよいアイディアを生み出す基本。

入学前から卒業後の仕事や就職先が決まっている人は。

これから就く仕事と関連のある業種や業界の情報を集めておく。そういう業種を選ぶ友人や知人がいれば、志望理由などを聞いてみる。その業種のアルバイトをしてみるのもよい。卒業後、その仕事に就くときに、そこで得た体験や情報を経営者や同僚に提供するのもよい。親族や知人の経営する職場であっても、学業の成果を持って入るようにしたい。

雇用者側の人と接するときは。

栄養士や食関係者に限らないが、面接試験のときなど、自分の好きなものをアピールする人が多いが、試験官には自分勝手に見える。

それよりも、その仕事に就いて、いかにその組織に貢献できるかを、あまりきれい事にならないように伝える。

たとえば、「御社の商品○○というネーミング、クラスメイトは笑える、といっています」「北欧でホームステイをしたことがあるので、ニシンなどを使った料理を提案してみたい」など。

別項でも述べたが（16ページ）、「栄養士を選んだ理由」として「食べることが好きだから」などをあげないこと。人はたいてい食べることが好きだから、そのような動機説明は平凡で、なんの印象も与えない。

「就活」は入学直後から始まると心の準備を。

⑤ 栄養士としての就職先を考えるとき、どんな考え方をすればよいのか、考えるヒントはあるか。

Guide

- ■「資格を活かす」ことは当然な考え。しかし、そればかりにこだわっていると、意外に魅力的な職場を見落としてしまう可能性もある。
- ■ 進路について慎重に考えるのはよいが、「決断するのが怖い」「学生生活に安住していたい」という気持ちが決断を鈍らせることもある。また、「理想的な職場」を思い描くあまり、現実が見えなくなることもある。前へ踏み出すことに不安はつきもの。行動しながら考えよう。

選択の基本となる考え方。

管理栄養士の場合、病院や特定給食施設、特定保健指導を行なう組織など、有資格者を対象とした職場への就職が常態的なカタチである。

同時に、法的な規定がなくても薬局での食事相談や企業の社会貢献的事業などでハクをつけるというような理由で管理栄養士を望む事業体もある。採用者、応募者のニーズが一致するという点で、選択肢の1つになり得る。こういう職場には、同じ経歴をもつ先輩がいる場合も多く、学びの機会になることもある。

栄養士の場合は、管理栄養士の資格を必要としない職種が就職先となる。

管理栄養士と栄養士の就職先を考えるとき、「管理栄養士」と「栄養士」とを有利、不利で比較するのは正しくない。

職場での働きやすさや充実感は、自分でつくってゆくもの。資格によってそれらが左右されると考えるのは、主体性の放棄、努力不足の言いわけになりやすい。

就職する人が深く認識しておきたいのは、職場は働く個人に幸せをもたらすために存在しているわけではないということ。職場は、それぞれの事業の目的を果たすために存在しているのである。ただし、そこに適応したり成果をあげたりすれば、結果として幸福感は得られる。

充足感を感じる職業、職場への道は1つではなく、いろいろの方法で求め続ける、それが前向きな生き方というものである。

ふえている就職先の例。

せっかく栄養士の養成校に入ったのだから、栄養士の資格を活かして働きたいと思うのは当然である。管理栄養士の場合、病院、保健所、その他の行政機関への就職がまだまだ多いが、近年は食の外部化（外食、中食、調理ずみ食品の利用など）が進み、栄養および食に関する知識や技術を必要とする職業もふえた。教員や先輩の中には、そうした現状に詳しくない人もいて、従来の就職先をすすめる傾向がある。アドバイスを受けるときは、このことも頭に入れておきたい。

次に進路の候補となる職業の例をあげてみよう。今後も多様化が予想される。

医療・研究関係。

病院（委託給食会社を含む）、診療所、研究施設、特定保健指導を請け負う事業所、薬局など。

介護・福祉。

介護保険施設（特別養護老人施設など）、児童福祉施設（保育園など）、養護老人ホームなど。

食事ビジネス。

食品メーカー、スーパーマーケット、デパート、飲食店、中食産業、産業給食施設（工場や事業所の社員食堂など）、食品の流通業など。

行政機関。

健康増進、食育関係のセクションおよび施設、保健所など。

教育、指導。

学校（大学、専門学校、高校、中学・小学校、幼稚園）、料理教室など。

スポーツ、運動関係、健康。

スポーツジム、その他の運動施設、スポーツチームなど。

その他。

フリーランス（134ページ）、自営業（料理教室、介護サービス、飲食店など）、著述業など。

ここまでやってきた自分を信じて前進する。

近年は、「フードスペシャリスト」や「フードコーディネーター」などの資格を取るための科目を設ける養成校が多い。また、通学しながら、または卒業後、別の資格をとるために学校に通う人もいる。

自分の強みとなる資格をふやすことは、進路の選択肢をふやし、チャンスをふやすことにつながるので、それなりの意味はあ

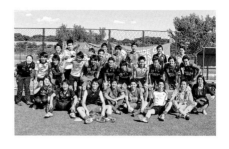

る。しかし、選択肢がふえた分、迷いも多くなった、という人も少なくない。また、栄養士・管理栄養士以外にも資格があったほうが就活に有利とまではいえないのが現状である。ときに、多くの資格をとって誇る人に出会うことがあるが、それは、その人のスタイルと割りきって、自分は自分の選択をしよう。

栄養士の先輩たちの話を聞くと、「新卒で就職して、即大ヒットの職場に当たった」という人はけっして多くはない。試行錯誤しながら自分を磨き、理想の職場に向けて1歩ずつ上昇していった、という例が圧倒的に多い。

したがって、そのときどきで「これだ！」と思って進路を選んだとしても、それで大失敗することはほとんどないと思ってよい。逆に、前進が怖い、家族に甘えていたいなどの消極的な心理からくる「慎重さ」が、迷いを大きくする例はよくある。

「軽いノリで」とまではいえないが、まずは「おもしろそうなところ」「仕事が楽しそう」「給料が高い」「親の顔を立てて」などの手近な理由で、1歩前に踏み出すのも1案。迷いながら選んだ職場でも、「ここまで大きな失敗もなく、それなりにやってきた自分が、そんなにひどい選択をするわけがない」と自分に言い聞かせて、立ち向かってはどうか。

 「資格」が多いほど就職に有利とはいえないのが現実。

⑥ どういう職業に就くにしても、栄養士としてもち続けたい使命感があるとすればどういうものか。

Guide

- 養成校で勉強した結果として、栄養士は「人は健康になるために生きている」と考えがち。それを前提にしていると、見当違いの使命感で人をミスリードする可能性がある。
- 栄養士としての知識を活かせる場が広がったことで、その使命も広がりつつある。栄養と食事についてアドバイスするだけではなく、自身のライフスタイルによって「健康のカタチ」を示すことも重要な使命の1つと考えたい。
- 社会的使命、職業的使命、現在の職場における使命……長期にわたって取り組むべき本質的な使命、短期的で限定的な使命までさまざまある。その時と場合にふさわしい使命を見つけて対処しよう。

栄養士法で定める仕事。

管理栄養士の仕事。

栄養士法では、管理栄養士の仕事を次のように規定している。

「管理栄養士とは、厚生労働大臣の免許を受けて、管理栄養士の名称を用いて、傷病者に対する療養のため必要な栄養の指導、個人の身体の状況、栄養状態等に応じた高度の専門的知識及び技術を要する健康の保持増進のための栄養の指導並びに特定多数人に対して継続的に食事を供給する施設における利用者の身体の状況、栄養状態、利用の状況等に応じた特別の配慮を必要とする給食管理及びこれらの施設に対する栄養改善上必要な指導等を行なうことを業とする者をいう」

栄養士、管理栄養士に共通の使命。

栄養士法上に定められた管理栄養士の仕事は、おもに病院や中規模以上の給食施設での勤務を想定している（22ページ）。しかし実際には、これ以外の職場で働く管理栄養士、栄養士もいるし、さらに家事を通じて家族の健康向上に貢献している人も少なくない。管理栄養士、栄養士としての資格をもつ人に共通する使命ということになれば、まずは「食をベースにして人々の健康と生きがいづくりに貢献すること」という点をあげるべきだろう。

人は健康になるために生きているわけではない。

「生きがいづくりに貢献する」については、従来、あまり論じられなかった点なので、補足しておこう。

健康支援にかかわる人は、健康こそ人々にとって最高位の目標のように思いがちだが、実際には、人は健康の向上、病気の予防や治療、身体機能の向上を目標にして生きているわけではない。

自覚があるか、ないかは別として、人の本意とは「より充足感のある人生を送ること」であろう。その充足感を左右するのは、仕事や家庭、余暇活動、人生観（以上を「ラ

イフスタイル」と呼ぶ）などであり、それらが結果として、健康を増進させる。

その意味において、健康は、人生の「目的」というよりも、より充足感ある人生を送るために有効な「手段」の1つと考えるのが妥当ではなかろうか。

健康の「3大要素」から「6大要素」へ。

別項で述べているように、従来は「健康の3大要素」は栄養、運動、休養とされてきた（269ページ）。しかしこれは、人が生きるだけで精いっぱいだった「人生50年」の時代の考え方。より長く、より充足した人生を目指す「人生100年」の時代には、これに「ストレスコントロール」「よい人間関係」「生きがい」の3つを加えて「健康の6大要素」という提唱があり、本書でもこれに沿って論述する（269ページ）。

栄養士は、食や食生活を中心に人の健康を支えるのが仕事だが、健康はそれだけで支えきれるものではない。すなわち、上記の「6大要素」を念頭に置いて、人々の健康を食以外のいろいろの角度から支援する可能性を想定しておきたい。それは、ひとことでいえば、「対象者の生きるモチベーションを引き出すこと」といえる。それも栄養士のこれからの仕事の範囲と考えるようにしたい。

どんな仕事でも、やりこなせばそれが「栄養士らしさ」。

かつて、「在宅栄養士」というコトバが関係者の間で使われてきた。育児や家事に専念しているときでも、栄養士としての自覚をもっている、という意味では好ましいが、ときどき、別の仕事を与えられると、

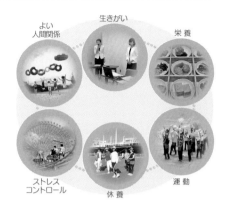

よい人間関係／生きがい／栄養／ストレスコントロール／休養／運動

「これは栄養士らしくない仕事」などと不満を言ったり、やる気をなくしたりするケースもあった。

職場は、時と場合によって、人員の配置を変えることはよくある。別の能力を認められたり、そのセクションが不要になったり、能力不足と見られたりするなど、いろいろのケースがあるが、それぞれに適応してこそ有能な人材ということになる。

栄養士は、やや資格にこだわり過ぎるといわれる。人は、1つだけの仕事や役割で生きているわけではない。栄養士、主婦、就業者、市民など、資格の有無にかかわりなく、それぞれに役割がある。

事務、販売、単純作業、力仕事、どんな仕事も、そこで求められていることに真っ正面から取り組むことで、個人としても、栄養士としても、存在価値を高められる。

同時に、栄養士自身が健康であり、それを「健康のカタチ」として示すこと、それこそ職種や地位に関係なく、生涯もち続けたい基本的姿勢である。前向きで明るく、キビキビと行動し、将来への夢や希望をもち続けるライフスタイルが、周囲の人の健康度をあげることになる。

ライフスタイルで「健康のカタチ」を示す。

①栄養士は、自分の資格をどう考え、どう活かしていけばよいか。

Guide

- ■「資格」には、①「管理栄養士」のように、特定の業務を行なうために必須となる資格、②業務上、必要に応じて取得するもの、③自分の強みとなる技能をアピールするためのものなどがある。
- ■ 資格をもっているだけで仕事がふえる、就職が有利になる、とまではいえないのが現状。決め手になるのは専門性や経験、熱意、人間性など。
- ■ 職場によっては、日本糖尿病療養指導士などの資格を取って、仕事の幅を広げている人もいる。

栄養士・管理栄養士の定義。

　最初に、栄養士・管理栄養士としての自分の資格を確認しておこう。

栄養士。
　厚生労働大臣が指定した栄養士養成施設において2年以上、栄養士としての必要な知識および技能を修得し、都道府県知事の免許を受けたものを指す。雇用者の採用条件に合う範囲で、多くの職業に就くことができる。

管理栄養士。
　厚生労働大臣が指定した管理栄養士養成校で4年間学ぶか、栄養士養成施設で1〜3年プラス実務経験1〜3年を積んだのち、国家試験を受け、合格することによって厚生労働大臣の免許を受けて資格を得る。この資格は、次のような業務に就くために必要となる。

①傷病者が療養するのに必要な栄養指導。
②個人の身体状況、栄養状態等に応じた高度の専門的知識および技術を提供。
③病院や給食施設ほか、多数の人に対する継続的な食事の供給、管理・労務管理など。

　病院においての「栄養指導料」は管理栄養士の資格のある者が担当する場合、保険点数を算定することができる。病院で仕事をするためには、管理栄養士の資格が必要となる。

　ほかの資格を取得する場合、「管理栄養士」に限られるものもある（29ページ）。

資格を活かすことの本来の意味。

① 「資格」というと、認定証書や肩書きとしての利点に関心が向きがちだが、本来は「その人が学んだ技能そのもの」を示すもの。証書は、その技能に応じて発行されるもの。実際には、技能が規定どおりに身についているとは思えない場合もあるし、1度は身についた技能も時間とともに低下してしまう場合もある。

② 就職する際、病院や給食施設のように資格が採用条件となっているところでは「管理栄養士」の資格の証明が大前提になる。しかし、資格と並行して、ときにはそれ以上に本人の人柄や応募動機、専門的技能、経験などが求められる。類似の資格をもつ人がふえてきた

ので、資格だけでは勝負ができないのが現状である。

③人柄とは、表情の明るさ、肯定的な考え方や向上心、協調性、柔軟性などである。それは栄養士らしい「健康のカタチ」（24、230ページ）の重要ポイントでもある。

④一般に栄養士の「専門性」とは、栄養士養成校で学んだ知識や技術、管理栄養士であれば、国家試験で求められた知識や技能を指すが、就職先では、これに加えて、その職場で必要とする資質や技能が新しい「専門性」となる。

　栄養士養成校の教員や先輩の中には、「専門性」を狭く考える傾向がある。勉強に集中させる意味もあると思われるが、社会に出た以上、その職場が求める技能を身につけ、ステップアップしてゆきたい。栄養士の専門性とは、置物のように静止したものではなく、上昇と進化を続けるものである。

仲間は資格をこのように活かしている。

病院、給食施設では。

①おもな仕事内容は、献立作成、患者さんや利用者さんとの食事相談、衛生管理、料理教室の開催、生活習慣病の患者さんとその家族のためのセミナーの開催などを行なっている。また、日本糖尿病療養指導士など、管理栄養士の資格に上乗せする資格を取って、さらに仕事を充実させているケースもある（30ページ参照）。

②同僚とのよい人間関係を築くこと、ミーティングへの積極的参加、地域や目的別栄養士会への参加などによって磨かれる社会性やスキルは、資格のみ

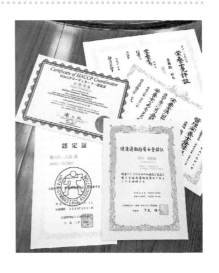

ならず個人の価値をますます高める。

公務員の職場では。

　学校の栄養職員、保健所職員、行政職員などでは、食育、保健、衛生、ヘルスプロモーション（健康に関する社会教育）などに関する仕事が中心となる。ここでは、資格取得のための技能に加えて、職場のコミュニケーションを円滑にすることはもちろん、イベントの企画、情報冊子の作成などの実務では、コーディネートや編集、デザインにかかわる仕事などを、先輩やセミナーなどから学んでいる。

外食・中食産業、スポーツ施設などでは。

　おもな仕事は、外食・中食産業では供食に関すること、スポーツ施設では、運動をする人への食事のアドバイスなど。

　外食や中食、スポーツ施設の利用者さんの中には生活習慣病の人もおり、資格取得時にもっていた専門的な技能が求められる。社員食堂などの事業所給食や外食でも食事相談に応じるケースもふえているので、管理栄養士の資格や「基礎的な専門性」は大いに役に立つ。

資格も人間性などのプラスアルファでパワーアップ。

② 栄養士や管理栄養士の資格以外にも、新しい資格が生まれているが、それらの資格はとったほうがよいのだろうか。

Guide

- 医療・保健関連分野の研究の進展に伴い、現場でも新しい知識や技能が必要になり続けている。それらの知識や技能を認定するために、新しい資格もふえ続けている。

- 栄養士、管理栄養士の資格取得者がふえたために、ライバルが多くなっているのが現実。そこで多くの栄養士養成校では、栄養士以外の資格をもたせることで卒業生の就職率を高めよう、という方針をとっている。

- 一時は注目されながら、いつの間にか有名無実化した資格も少なくない。話題性だけでとることにはリスクがある。先輩などの意見を聞いてからとる・とらないの判断をしたほうがよい。

資格の社会的意味とは何か。

栄養士・管理栄養士のかかわる分野で、なぜ多くの資格が生まれているのか。そのことを考えるために、まずは資格の社会的意味を確認しよう。次の4点があげられる。

① 資格は、専門的知識・技能に対する客観的な評価である。資格取得に必要な学習、実習、経験年数などが、個人の知識・技能レベルを保証したり、その技能を生かして社会貢献することを促したり、レベルを維持したりする。

② 専門的知識・技能の中には、生命や健康、財産、生活の安全など、人にとって重大なことに関係し、社会的・法的責任を伴うものがありうる。資格は、責任を社会に示し、資格をもつ者の自覚を促したりする。

③ 社会の仕組みが多様化し、専門分野がふえ続けている。それに対応する知識や技能を認定し、資格化することによって社会に広く認知してもらうとともに、資格取得者の社会参加意識や責任感を高める。

④ 職業的技能を高めることに誇りをもたせ、労働意識の向上、持続を促す。

たとえば、医療・保健関連分野でいえば、医療技術や保健活動の高度化、細分化が進んだことで、病院や健康促進にかかわる組織は、より専門性の高い知識・技能をもった人材を求めるようになった。栄養士・管理栄養士の仕事とも関係の深い新しい資格の数々は、そのようなニーズを反映して生まれたといえる。

資格に関する現状。

栄養士養成校では、学生に栄養士、管理栄養士以外にも各種資格を取ることをすすめるところが少なくない。その資格の例として、臨床検査技師、栄養教諭、フードコーディネーター、フードスペシャリスト、健康管理士、ケアマネジャー、その他がある。養成校によって、プラスアルファとする資格の種類や数には差がある。

いずれにしろ、養成校が栄養士、管理栄養士以外の資格取得をすすめるのは、以下の理由による。

① 栄養士の資格取得者がふえた結果として、資格取得者数と採用者数との需給バランスが崩れてきた。養成校としては、栄養士以外の資格を取らせて、卒業生の就職率を高めたいと考えている。

② 養成校入学者の中には、新しい、人気の資格をとりたいと考える人があり、養成校側がそのニーズに応えようとしている。

③ 専門分野が多様化することによって、それぞれの分野でエキスパート（専門家、熟練者）が必要になってくる。それに応じた人材を養成し、その能力を認定する証明として資格が求められる。

管理栄養士が取得できる資格。

病院や健康促進にかかわる組織などでは、医療技術、保健活動の高度化、細分化が進むことによって、より専門性の高い技能を求めるようになっている。各種の組織が、認定している資格には、次のようなものがある。

今後も資格はふえたり、統合されたりすることはあっても、へる可能性は少ないと考えられる。

- 静脈経腸栄養 (TNT-D) 管理栄養士
- 在宅訪問管理栄養士
- 公認スポーツ栄養士
- 特定保健指導担当管理栄養士
- 食物アレルギー管理栄養士・栄養士
- 日本糖尿病療養指導士
- 病態栄養専門 (認定) 管理栄養士
- 栄養サポートチーム (NST) コーディネーター

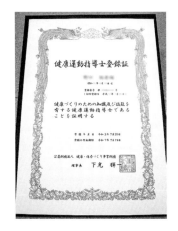

- がん病態栄養専門管理栄養士
- 腎臓病病態栄養専門管理栄養士
- 糖尿病病態栄養専門管理栄養士
- 栄養経営士
- 栄養サポートチーム専門療法士
- 健康運動指導士
- 健康運動実践指導者

現状に即した対処をするには。

上記のように、栄養士に必要とされる専門性は広がり、深まりつつある。各種資格を取得することによって、それぞれの現場に適応したり、ビジネスチャンスを広げたり、技能向上によってモチベーションを高めたりすることに意味がある。

資格は任意団体が設ける場合が多く、取得の難度にはそうとうの開きがある。1、2回の受講によって自動的に得られる資格もあるし、一時は注目されながら、有名無実となっている資格もある。

時と場合で事情が変わるので、資格をとる前に、職場の責任者、先輩、同業の知人などの意見を聞いてみるとよい。マスメディアの広告やインターネットの情報だけで自己判断することはすすめられない。

自分の能力や職種、夢や希望にそって資格を選ぶ。

③ 先輩の「栄養士」や「管理栄養士」は、自分の資格以外に、どんな資格をとって活躍しているのか。

Guide

- 栄養士が取得できるものと、管理栄養士が取得できるものとがある。
- 新しい資格が次々に生まれているので、同僚や仲間から情報を得るほか、取得の条件、認定試験の概要などは、運営団体の公式ウェブサイトなどで最新情報を確認するとよい。

取得できる資格。

　以下にあげるのは、栄養士・管理栄養士が取得するケースの多い資格のおもなものである。別項（26ページ）でも触れているように、業務上必要になるなど、職場からの要望で取得する場合と、必要を感じて自発的に取得を考える場合とがある。

栄養教諭。

① 文部科学省認定の教員資格。仕事は、おもに小学校で「食育」などの教科を中心となって担う。中学校でも、任意に置く場合がある。

② 管理栄養士、または現在、学校栄養職員であって「栄養に係る教育に関する科目」を受講し、その単位を取った者に取得資格がある。

日本糖尿病療養指導士（CDEJ）。

① 日本糖尿病療養指導士認定機構が認定する資格（国家資格ではない）。

　糖尿病と、糖尿病療養指導全般に関する正しい知識をもち、医師の指示の下で患者さんに熟練した療養指導を行なうことのできる医療従事者。

② 取得するには、受験のための講習を受けたのち、試験を受けて合格することで認定される。受験資格は、看護師、管理栄養士、薬剤師、臨床検査技師、理学療法士などの資格をもつ者となっている。

③ 病院勤務の管理栄養士にはこの資格をもつ人が少なくない。

　院内では医師や同僚の信頼を得るのに役立っている。

介護支援専門員（ケアマネジャー）。

① 居宅介護支援事業所、介護予防事業所、各種施設（介護老人福祉施設など）に所属し、介護保険によって「要支援・要介護」と認定された人に対して、アセスメント（評価・査定）に基づいてケアプランを作成してケアマネジメント（管理や支援）を行なう。

② 受験資格は、看護士、准看護士をはじめ、医師、栄養士、管理栄養士などの国家資格（または生活相談員などの職種）をもち、それぞれの分野で5年以上の経験かつ90日以上の勤務経験をもつ者が、都道府県が行なう「介護支援専門員実務研修受講試験」を受験し、合格したのちに与えられる。

③ この制度ができてすぐにこの資格をとった管理栄養士が少なくない。食事のことも介護のこともわかる人材とし

て、相乗効果の高い資格といえる。

④車の運転免許とパソコン操作（資格を要するものもある）は、この仕事をスムーズに行なうためには不可欠。合わせて準備しておきたい。

健康運動指導士。

①公益財団法人健康・体力づくり事業財団が認定する資格。保健医療関係者と連携し、安全で効果的な運動を行なうためのプログラムの作成、実施などを担当する。競技スポーツのトレーナーとは異なり、その目的は健康維持・増進にある。ウォーキングやジョギング、エアロビクス、ストレッチ、筋肉トレーニングなどを行なう。

②職場には、病院、老人福祉施設、介護保険施設、スポーツ施設などがある。

③取得のためには講習（学位によって異なる）を受け、認定試験を受けて合格したのち、登録をする。管理栄養士は一部の課目の受講は免除される。

④国家資格ではないが、5年ごとに更新が必要。更新のための講習を受けて単位を取得する必要がある。

そのほかの資格。

近年は、新しい資格が次々に生まれているので、興味のある人は、ときどきチェックしてみたい。ここでは、栄養士、管理栄養士に関係の深い資格のごく一部をあげておこう。

- 臨床栄養師：日本健康・栄養システム学会の会員である管理栄養士が研修、臨床研修を受講後、資格試験に合格した者に与えられる。
- 病態栄養専門（認定）管理栄養士：日本病態栄養学会によって認定、授与される資格。

栄養士・管理栄養士が取得するケースの多いおもな資格（五十音順）

1	一般体操指導員
2	栄養教諭
3	栄養サポートチーム（NST）コーディネーター
4	栄養サポートチーム（NST）専門療法士
5	栄養経営士
6	NR・サプリメントアドバイザー
7	介護支援専門員（ケアマネジャー）
8	がん病態栄養専門管理栄養士
9	健康運動指導士
10	健康運動実践指導者
11	公認スポーツ栄養士
12	在宅栄養専門管理栄養士
13	在宅訪問管理栄養士
14	静脈経腸栄養（TNT-D）管理栄養士
15	食品保健指導士
16	食物アレルギー管理栄養士・栄養士
17	腎臓病病態栄養専門管理栄養士
18	摂食嚥下リハビリテーション栄養専門管理栄養士
19	中学・高等学校家庭科教員免許
20	糖尿病病態栄養専門管理栄養士
21	特定保健指導担当管理栄養士
22	日本糖尿病療養指導士
23	病態栄養専門（認定）管理栄養士
24	フードコーディネーター
25	臨床栄養師
26	臨床栄養代謝専門療法士

- 栄養サポートチーム（NST）コーディネーター：「病態栄養専門（認定）管理栄養士」を取得し、日本病態栄養学会が認定する資格。
- 栄養サポートチーム専門療法士：日本静脈経腸栄養学会が認定する資格。
- 食品保健指導士：公益財団法人日本健康・栄養食品協会が認定する資格。
- NR・サプリメントアドバイザー：日本臨床栄養協会・日本サプリメントアドバイザー認定機構が認定する資格。
- フードコーディネーター：日本フードコーディネーター協会など各養成校で認定。雇用者が求める場合のみ必要。

 現状や自分の職種によって最新情報を確認してみる。

1 男性が栄養士や管理栄養士になりたいと思ったとき、どういうことを考えておけばよいか。

Guide

- 栄養士に女性が多いのは、歴史的に「食は女性のもの」という社会通念があったからにほかならない。今日では「男性の特性を活かした栄養士像」がつくられる時代に入ってきている。
- 「男性栄養士が少ない」というのは、希望の分野や仕事を目指す者にとっては有利な条件となる。ただし、「さすがは男性栄養士」といわれるようなセールスポイントをもって売り込む必要はある。

栄養士に女性が多い事情。

① 栄養士に女性が多いのは、女性を対象とした家政学科（学部もあり）や料理学校などが、栄養士養成の部科を設けたこと、栄養士の仕事を調理中心（＝女性中心）と考えていた時期があったこと、などによる。現在でも校名に「女子」とついているところがある。

② 栄養士組織によるデータは得られなかったが、「年収ガイド」（数企業が協同運営しているサイト）が示す都道府県別年収資料（2017年）によると、現役栄養士に占める男性栄養士の割合は1割弱である。

③ しかし現在、性別は問題にならない。男性も栄養士養成校を卒業することで資格を取得できる。管理栄養士の場合も、国家試験に合格することで資格を所得できる（14ページ参照）。

男性栄養士がふえる可能性 ——これだけの理由。

近年、男性の栄養士志望者が少しずつながらふえている。その理由として、次のことが考えられる。

① 特定保健指導制度の実施に伴い、食事相談の機会がふえた。このとき、男性との食事相談では、「男性栄養士のほうが、より身近な話ができる」と考える雇用者が出てくる可能性がある。

② 数は少ないが、男性栄養士の利点を評価する雇用者（病院、外食産業など）がふえている。その理由は……。

- リーダーシップがある（管理職が務まる）、あるいは業務上そういう経験があることが多い。
- 組織間の連絡や交渉、会議の進行などに適性がある。
- 高齢者・障がい者施設、災害対策を必要とする職場などでは、体力の必要な仕事もあり、男性の出番がふえている。現に、日本栄養士会や都道府県栄養士会などには、男性の役員が少なくない。

③ アスリートやステージパフォーマー（ダンサー、ミュージシャンなど）の食事サポートでは、体格や声量、機敏な動作などにおいて男性栄養士ならではの共感が得られる。この分野への進出の余地は大きい。

男性栄養士としての
セールスポイント。

男性栄養士が少ないというのは、「ライバルが少ない」「特色をアピールしやすい」などの点でメリットとなる。とはいえ、社会通念として、「栄養士といえば女性」と考えている雇用者はまだまだ多いので、相手を納得させる男性栄養士ならではのセールスポイントを強化する必要がある。そのポイントをあげてみよう。

① メールや電話、郵便物でコンタクトをとるとき、以下について洗練された状態で臨みたい。

- 応募理由のアピール方法 —— 話し方（声の高低、速度・滑舌など）、論理的な話・思考法。
- 書類の場合：手書き文字のていねいさや正確さ、文章力。

また、アピールの際は女性栄養士との比較ではなく、男女に関係なく、同世代の全社会人との競合をイメージしたい。目標としては、世界にもまれな健康な社会環境を生み出すパイオニアとしての自負をもつこと。

② 男性の特徴を出すのはよいとして、調理技術や食材の知識、そしてもちろん専門とする栄養学の知識などにおいて「男性だからくわしくなくてもしかたがない」というような言いわけを、まず自分に対してしないこと。世の中には、男性の板前やシェフ、調理人は数多くいる。そういう人たちをイメージして、調理技術も健康論もOKの「食のプロ」としての自分を鍛えよう。

③ 料理や盛りつけ、献立の美しさや安定感は、その人の服装のセンスや言動の

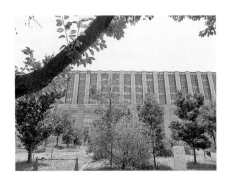

スマートさと通じるところがある。そういうセンスを磨くには、センスのよい仲間と継続的に行動する生活習慣を築くことが必要。それには、さまざまなジャンルの人たちと交流する（公私を問わず）。スポーツ、音楽、ボランティアなど、余暇活動にも時間を使うライフスタイルを身につけよう。

④ 本書では、栄養士の大事な仕事の1つとして「健康のカタチ」を周囲に示すことを提言している。男性栄養士による「健康のカタチ」は、世間ではまだ一般的なイメージを獲得していない。男性栄養士の「健康のカタチ」の具体的イメージとして、以下を参考に。

- 身だしなみが整っている。
- 穏やかな表情。
- 異性や弱者にやさしい。
- 歩き方・姿勢がきれい。
- 心身ともにタフで、スポーツや文化的余暇を楽しむ習慣がある。
- 料理が人並みかそれ以上。
- 情報発信力がある。
- 独自の健康論がある。
- 「社会の健康度をあげる」という使命感が強い。

男性栄養士ならではのセールスポイント、社会性とセンスを武器に。

② 同性の同業者や同僚が少ない職場および業界にあって、高いモチベーションを維持するには、どんな点に気をつければよいか。

Guide

- 男性栄養士とはいっても、職場や私生活のライフスタイルという点では、一般的な勤め人とさほど大きな違いはない。
- 女性の多い職場では、男性として頼りにされ、チヤホヤされることがあるかもしれないが、増長することなく、より高いレベルのライフスタイルを目指そう。
- 栄養士としても、社会人としても公私ともに一流を目指すことが望まれる。

男性栄養士の公私の過ごし方。

かつて男性の勤め人は、「ノミニケーション」などといって、職場帰りに同僚とお酒を飲んで愚痴を言いあったり悩みを聞いてもらったりして、ストレスを緩和し、新たなモチベーションを見つけることが多かった。しかし、いまは、公私を分けるライフスタイルが一般化したため、そういう機会は以前と比べてへっている。

男性栄養士の場合、同性で同業の同僚がいる職場は少なく、男性栄養士同士のノミニケーションの機会はきわめて少ないのが現状だろう。

男性栄養士のライフスタイルに関する資料が入手できないため、ここでは数人の男性栄養士の例をベースに、職場や私生活におけるライフスタイルの傾向を整理しておこう（実際には、百人百様のため、ここにあげるのはごく一部の例に過ぎない）。

①病院や各種施設に勤める男性栄養士の場合、医師を含め男性スタッフとアフター6を楽しむパターン。このケースでは男性や女性の比率によってライフスタイルは異なる。交流方法としては飲食、カラオケ、ボウリングのほか、休日には旅行やゴルフ、野球などを楽しむ例もある。

②職場の同僚よりも、余暇活動の仲間と行動するパターンもある（例：語学や創作教室、スポーツジム、音楽グループ、旅行、ボランティアなど）。

③子育て中で家庭中心のパターン。仕事が終わると帰宅し、家事や育児をしたりパソコンやスマホと向き合ったり。

④独身のインドア派パターン。外で人と交流したりするのではなく、家で自由時間を楽しむ（例：パソコン、イラスト制作、語学など）。

⑤地域の栄養士会や同業者サークルの役員として運営に参加しているパターン。

⑥自身がサークル、スポーツチームを立ちあげ、運営をしているパターン。

上記を見る限り、栄養士以外の職種や業種に就いている人との違いはとくにないだろう。

モチベーションを持続させるライフスタイル。

ほかの業種と比べて、自由時間の過ごし方に大差がないとすれば、各自が仕事の場

や職場において、充足感を得られるようなスタイルを目指すことが必要になる。

さらに、「健康の6大要素」（269ページ）として示したように、家庭、私生活、公的生活でのよい人間関係の維持・発展、ストレスコントロールの仕組みづくり、そして生きがい（人生の目標）などをしっかりともちたい。人には「心の栄養」としてのモチベーション（生きがい）が不可欠なことを深く認識しておこう。

そのうえで、次のような点をセルフチェックしてみよう。

① 栄養士になろうと考えた理由はなんだったのかを思い出してみる。できればそれを書き出して顕在化する。以前と目標が変わったとすれば、それも書き出してみて、方向性の適否について考えるヒントとする。

② 男性が比較的強いといわれるマネジメント（管理、運営、交渉、会議の進行など）、イベントなどの企画・推進、学会発表のデータ作り、トラブルへの対応や危機管理などについて対処できているか。「充分でない」と感じる場合は、関連するセミナーに参加するなどして強化したり、新たなネットワークや人脈をつくったりする。

③ 「男性栄養士だから」ということではなく、多様性のある社会人として、仕事力の強化と同時に、有意義な余暇活動にも取り組む。現代の日本人の栄養状態であれば、仕事だけではエネルギーを完全消費することはできない。余暇活動のグループ（スポーツや文化、学習などの各分野）に複数参加し、公私ともに充実した生活を送るようにする。活気のある環境に身を置くことでモチ

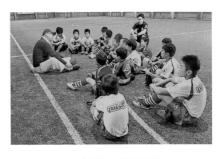

ベーションはさらに高くなる。

④ 職場では、少数派の男性栄養士として頼られたり重宝されたりするかもしれない。それを「モテる」と思い込んで増長したり、パワハラやセクハラにつながる言動をすることがないように、強く意識して慎重な言動を心がける。また、自分の人格や世界を職場周辺だけで完成させるのではなく、どこにでも通用する社会人として行動できるように、穏やかで冷静、どんな相手にもていねいなコトバづかいを保つなど、高いレベルのマナーを身につける。

⑤ 前項でも触れたが（32ページ）、身だしなみを洗練させる。同僚とある程度調和することは大事だが、通勤やアフター6、自由時間においては、好ましいモデルを見つけ、つねにセンスを磨き続けたい。そして、品格のある「健康のカタチ」の具現化を目指す。

⑥ 職場や地域、勉強会、同業者の組織、栄養士会などでは、男性の行動力やリーダーシップに期待して、役員などを任されることがある。こういうときは尻込みせずに積極的に幹事やリーダーを引き受けよう。

⑦ さらには、メディアを通じて男性としての論法によって人々の健康意識の向上を促そう。

ライフスタイルの充実がモチベーションの向上につながる。

35

③ 男性栄養士として、将来に向けてどんな展望をもって生活していけばよいか。

Guide

- 「展望」は突然には生まれにくい。栄養士になろうと考えたときの理由を思い出して、その路線を目指すか、周囲の人からヒントや刺激をどう得るか……。
- モデル（手本）となる人を見つけるのも才能の1つ。すぐれた人の長所を取り込んでこそ自分も大きく成長できる。
- 院長、所長、学長など、トップを目指す道、だれもが関心をもつような食と健康情報を提供するオピニオンリーダーとなる道など、進むべき道は広くて長い。

環境を広げることから始める。

栄養士になった動機を資格取得後や就職後もそのまま追い続ける場合はそれでよいが、途中で考えが変わったり、方向が定まらなくなったりしたときには、先輩の意見や生き方からヒントを得る。

自分の将来性や生き方などの展望に影響を与える要因として、身近にお手本となる人がいる場合のほか、間接情報（教育や知識、書物や記事、映画・演劇など）による場合、さらには、両方をミックスした場合などがある。これらを手がかりにして、今後の方向性を考えてみよう。

同業で異性の先輩から学ぶ。

男性栄養士の場合、身近にモデルとなる男性の先輩などがいる場合は少なく、いわゆる「刷り込み効果」（無意識的に相手や周囲を見習う）は期待できない。そういう環境の場合は、女性栄養士の先輩をお手本にするのもあり。仕事への向き合い方や進め方、コミュニケーションのとり方、マナーなどは、男女に関係なく参考になる。

異業種の先輩から学ぶ。

視野を広げて、同業以外の先輩や知人をモデルとする方法もある。それには、同業・異業の人たちと接触したり交流したりする機会をふやし、1回1回を大事にする。仕事関係だけでなく、余暇活動のグループにも魅力的な人はいる。そういう人のライフスタイル（価値観や人生観）、仕事への考え方、マナー、話し方、周囲の人との接し方、身だしなみなどを参考にする。

接触や交流の機会があっても、自分の今後のあり方を真剣に考えていないと、先輩のよさが見えないことがある。その意味で、よいモデルを見つけることも才能といえる。ただし、自分にとってのメリットばかりを考えて人に近づくと、相手にすぐに見破られることが多く、結果として失うものが大きい。あくまでも相手への尊敬の念を忘れずに接し、モデルとして見習うべき点を学ぶようにしよう。

セミナーや講演会に参加して学ぶ。

有意義に生きるセンスは、高いレベルの人の話をじかに聞いたり、その人の雰囲気になじんだりすることによって強化される。セミナーや講演会、シンポジウムなどに何回でも出かけて、本物を見極めるセン

スを磨く。そのことにより、展望が開けることもある。

新しい栄養士像を生み出す意欲を。

前述のように、男性栄養士としてモデルになる人が少ないとすれば、「新しい男性栄養士像は自分がつくる」という自負心をもって今後の展望をイメージしてはどうか。その方向性の一部をあげてみよう。

①所属する組織のトップを目指す（院長、副院長、所長、副所長、学長、社長、副社長、局長、部長など）。あえて「副」を入れたのは、学究者としての道を残しておくためである。もちろん、トップを目指すことになんら問題もない。実際に栄養士が学長になる例などは出てきている。

②健康情報のオピニオンリーダーとして活躍する。栄養士による、ややフードファディズム的（130ページ）な書物や雑誌記事、テレビ番組はあるが、社会的にさほど重要視される情報源とはなっていない。一方、男性医師による栄養や食事関連の書物が少なからず出ていてこれらはある程度、話題になる。

ジャンルからすれば、栄養や食事関連の情報発信は、栄養士の得意とすべき分野。それを医師にお株を奪われてしまうのは、栄養士のアピール意欲、社会的ステータス（または知名度）、情報の質と量、発信力、論理性、論述力に弱点があることも一因といえる。

これまで栄養士というと栄養素や食事、食生活を専門の中心と位置づけてきたが、生活習慣病やフレイル、低栄

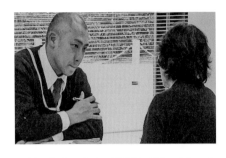

養に加えて認知症予防に関しても、食生活をベースにして栄養士が活躍できる余地がある。1日3回の食事を通じて心身の活性化を図る──そういうアプローチについても追求してみたい。

食と健康について、さらにはライフスタイルのあり方について、エビデンスに基づいた著述を男性栄養士が担う余地は大いにある。食と健康について、バランスのとれた、そして魅力ある語り口の書物がもっとあってもよいのではないか。

③上記のような活躍をするには、確かで新鮮な基礎知識に加えて、対象者がどんな情報を求めているかを洞察する能力、さらには社会性のあるマナー、わかりやすく魅力ある話し方や文章力、講話・講演力などがベースになる。これらの能力は一朝一夕に身につくものではない。若いうちから着々と勉強を続けて、エネルギーと一緒に蓄積してゆくことが肝心である。

そして別項でも触れているように「健康なカタチ」の具現者として、清潔、明朗、快活、親切、新しいカタチのダンディズムを1つの方向として目指してはどうだろうか。

モデルとなる人を見つけ、自ら新しい栄養士像を生み出す意欲をもつ。

① 栄養士として小・中学校などで働くには、どんな資格が必要か。「学校栄養職員」と「栄養教諭」とでは、どんな違いがあるのか。

Guide

- 教育機関で働く栄養士には、「学校栄養職員」と「栄養教諭」の2つの職業的役割がある。
- 学校栄養職員のおもな仕事は給食の管理・運営。栄養教諭は「食育」の推進がもともとの業務。
- 少子化などの影響もあって、学校栄養職員や栄養教諭の採用はへりつつある。非正規雇用によって対応する学校が少なくない。

「学校栄養職員」の資格と仕事。

資格および公務員試験。

　小・中学校で給食業務を行なう「学校栄養職員」の仕事には、栄養士または管理栄養士の資格があれば就くことができる。

　公立校の場合は上記の資格に加え、学校栄養職員になるためには、各都道府県で実施される公務員試験に合格することが前提となる。現状では、少子化の影響で採用人員は少なく、非正規雇用という形態で採用される割合がふえている。

学校栄養職員のおもな仕事。

　学校給食を円滑に行なうための専門職として、以下のような仕事を行なう。

① 勤務する小・中学校で、給食スタッフの一員として、給食の基本計画を立てたり、日々の給食を実施したりする。給食業務という点では小・中学校で内容に大きな違いはないが、接する児童・生徒の年齢が違うので、コミュニケーションのとり方には差があることに注意。

② 学校給食における栄養所要量の計算、食品構成表や献立、栄養管理報告書の作成などを行なう。

③ 学校給食の調理、配食および施設設備などに関して児童・生徒を指導したり、助言したりする（授業ではなく、あくまで給食管理の観点から行なう）。

④ 望ましい食生活に関して、専門的立場から担任教諭や栄養教諭を補佐して（または、この人たちの指示に従って）、児童生徒（集団または個別）への指導を行なう。この場合、栄養教諭とは異なり、学校栄養職員は単独での授業を行なうことができない。

⑤ 学校給食を通じて、家庭や地域との連携を推進する場合、その計画策定や実施に参画する。

⑥ 調理従事員および施設設備の衛生を保つための日常的点検（衛生管理）や、生徒への指導、助言などを行なう。

⑦ その他、検食、物資の管理、調査研究などの仕事がある。

「栄養教諭」の資格と仕事。

　栄養教諭制度は、平成17（2015）年度から施行された。比較的新しい制度であり、食に関する指導と給食管理を一体化させた教育的指導をねらいとしている。

資格 —— 一種と二種。

栄養教諭普通免許状：専修、一種、二種の３種類がある。「専修」とは、大学院修了かつ管理栄養士免許状の所有者、「一種」免許状とは栄養士養成校を出て、管理栄養士の資格をもつ人、「二種」とは、短大を卒業し栄養士免許を取得した人をいう。

このほか、「学校栄養職員」から「栄養教諭」になりたいという人のための措置として、次の方法がある。

（文部科学省　資料4-2栄養教諭免許制度の概要による）

①管理栄養士免許または管理栄養士養成課程修了後、栄養士免許をもつ人については、３年以上の在職年数プラス10単位修得（都道府県教育委員会が実施する講習等において）することで栄養教諭一種免許状を取得できる。

②栄養士免許をもつ人は、３年以上の在職年数プラス８単位修得で栄養教諭二種免許状を取得できる、とする。さらに、栄養士免許や管理栄養士免許とともに他の教員免許状を有する人については、上記の在職年数および単位数はさらに軽減される。

上記の①②の条件をクリアしたうえで、公立校で正規採用をされるには、地方公務員試験に合格する必要がある。

栄養教諭のおもな仕事。

栄養教諭は、前述のように学校における「食育」（食に関する指導）の推進における中核的な役割を担う職種であり、その職務内容は、「学校給食の管理」という点では学校栄養職員と大差はない。しかし、立場の位置づけ、責任の度合いなどの点で次の①〜③のような違いがある。

①肥満、偏食、食物アレルギーなどの児

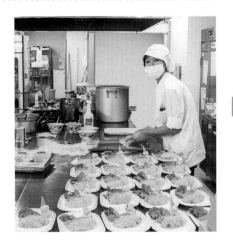

童・生徒に対する個別指導。

②学級活動、教科、学校行事等の時間に、学級担任らと連携して、集団的な食に関する指導。

③教職員や家庭・地域と連携した食に関する指導を推進するための連絡・調整。

①〜③以外に、学校給食の管理もある。

このように文部科学省により職務内容について決められているが、「学校栄養職員」が教員らの「補佐」的立場であるのに対して、栄養教諭では教員らとの「連携」となり、主体性が増すことになる。

「栄養教諭」には、教育の専門家としての職務内容、職務責任が求められる。そのため、平成17年に制定された食育基本法に基づいて、学校における食育を推進することが中心業務となる。具体的には、学校の食育計画を立てたり、単独での授業や各教科を先生と連携または協力したりして行なうなどである。

しかし、栄養教諭という専門家でも、少子化の影響や、給食センターの普及などの理由から、現実的な問題として、非正規雇用のケースが少なくない。

 ２つの資格の違いを外部の人に説明することがあるかも。

② 「おいしい給食」を目指すとき、「おいしさ」の基準をどのように考えればよいのか。

Guide

- ある調査データによれば、小学生の給食に対する評価はかなり高い。一方、中学生はやや厳しい傾向。その差はどこからくるのか。
- 「おいしさ」には、生理的な要素と心理的な要素とがある。おいしいものも、雰囲気でおいしくなくなることがある。
- 世界中の人が、何回食べても飽きないほど「絶対おいしい」というものはほとんどない。おいしさには、調理技術以外の、プラスアルファの要素が大きくかかわってくる。相対的なものであることを知っておこう。

給食の目的を理解する。

学校給食の大きな目的。

　学校給食は、明治22（1889）年に、貧困児童を救済する目的で始められたという。その後、さまざまな経緯を経て「学校給食法」（昭和29（1954）年6月3日法律第百六十号）が成立して公布された。現在は第1条で「児童及び生徒の心身の健全な発達に資し、かつ、児童及び生徒の食に関する正しい理解と適切な判断力を養う上で重要な役割を果たすものであることにかんがみ、学校給食（中略）の実施に関し必要な事項を定め、もって学校給食の普及充実及び食育の推進を図ることを目的とする」としている。

目標としたい7つのポイント。

学校給食の目標（抜粋）
①健康の保持増進
②食習慣の形成
③社交性や協同の精神
④生命・自然の尊重
⑤勤労を重んずる態度
⑥伝統的な食文化に対する理解
⑦食料生産・流通・消費に関する理解
　（文部科学省：文部科学広報203号、平成28年度10月号）

学校給食への生徒の評価。

　独立行政法人日本スポーツ振興センターが、平成22年度に行なった児童生徒への食生活実態調査報告書によると、学校給食が「大好き」「好き」と回答した生徒は、小学生で75.5％、中学校全体で64.3％であったという。好きな理由として「おいしい給食が食べられるから」「みんなと一緒に食べられるから」が小・中学校ともに約60％を占める。

おいしさの基準。

　人が「おいしさ」を感じるためには、少なくとも2つの要素がある。ただし、いずれにも、性別、年齢、体質、文化、職種など、いろいろの要素による差がある。

生理的な「おいしさ」。

　暑いときの冷たいもの、寒いときの温かいもの。のどが渇いたときの水分、疲れたときの甘いものなど。

心理的な「おいしさ」。

うれしいことがあったときの飲食物、珍しい食物や料理、高価な料理、親しい仲間との飲食、見晴らしのよいところでの飲食、コマーシャルで見た飲食物など。

学校給食についていえば、担任がやさしい表情で見守ってくれている給食はおいしく感じられるが、「黙って食べなさい」「早く食べなさい」などと、厳しく見張られて食べる食事はおいしさが減退する。子どもにとって、食シーンにおける大人の表情や動作は、食事の味を左右する大きな要素の1つとなる。

「おいしさ」は「相対的」。

相対的な「おいしさ」。

「おいしい」という味覚は、心理的であるとともに、「相対的」な感覚でもある。「相対的」とは、大好きなおすしも、2、3回続けば飽きがくるというように、条件によって変化するもの。

日本人に納豆が好きな人は多いが、外国人で納豆が好きな人は多いとはいえない。しかし、日本に関心のある外国人には「納豆が大好き」という人もいる。これらは相対的（条件しだい）な味覚といえる。

これを学校給食にあてはめれば、おなじみの料理でも食器や盛りつけを変えたり、ネーミングを変えたり、新設のランチルームで食べたりするときには「おいしい」という声が多くなる。これは「相対的なおいしさ」の例。この場合は、もちろん心理的な要素が大きい。一方、人気のメニューでも、何回も同じものが続けば「おいしい」という生徒はへってくるだろう。

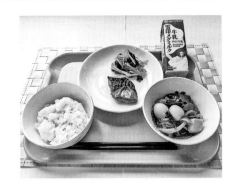

「絶対的」な味覚。

「絶対的」味覚とは、食塩の塩辛さ、砂糖の甘さなど。これらは、民族、国籍に関係なく、だれにも同じように感じられる味覚であろう。これに対して「絶対的なおいしさ」というものは「ほとんどない」といってよいだろう。つまり、世界中のどんな人が、何回食べても、つねに「おいしい」というものは考えにくい。

けれども「絶対的なまずさ」はありうる。つまり10人が10人、「まずい」というようなもの。たとえば、劣化した食品を使った料理、味つけをまちがえた料理、噛みきれないほど固いものなどである。

子どもが、めったに「おいしい」とはいわない、いわば「絶対的においしくない」食事や料理はありうる。その要素をあげれば、以下のようになるだろう。

①量が多い、②品数が多い、③温度が不適切（熱い、冷めている）、④香りが強い、⑤固い、⑥食べにくい、⑦味つけが濃い（薄い）、⑧食べた経験がない、⑨食器が使いにくい、⑩トレイの上の配置が不適切、⑪室内が騒がしい、など。（次項42ページ参照）

生理的・心理的要素が「おいしさ」をつくる。

③ 生徒の目を輝かせるような 給食を続けるには どんなアクションがあるか。

Guide

- 「おいしい」「おいしくない」は観察と会話、そしてデータで把握。記録と数値化で客観的資料とする。
- メニューがワンパターンにならないようにするには、調理法、盛りつけ、料理名など、つねに「変化」を求めつづける。
- 教室をランチルーム化するための演出力を磨く。教職員の表情も給食の「おいしさ」を増す要素の1つ。

「おいしい給食」の舞台裏。

　学校給食の「おいしさ」に関して、現場の栄養士がどうかかわるかは、その学校の給食方式（自校方式・センター方式・外部委託など）や学校立地（都市・農村・漁村）などによって変わってくる。また、スタッフ数や食数などによっても、使える食材やメニューに差が出る。

　このように学校給食の背景としていろいろの事情があるのは当然だが、その中でも、栄養士としてできることはある。それをあげてみよう。

データから学ぶ。

　人気のあったメニュー、残食の多かったメニューなどを記録する。アンケート調査と並行して、観察によるポイント調査も行なう。ポイント調査では、学年別や男女別などの対象（ポイント）を決めておき、食事場面を観察する。このような調査では、

客観性が重要。主観が入らないようにするために、観察日を決め、「2年生のXクラス」のように事前に決めておいて、チェックする。ノートは長く記録できるように、しっかりしたつくりのものを選び、根気よくデータをとり続ける。記録データとして年月、料理名などの情報は欠かせないが、生徒の名などは個人情報となるので記入を避ける。

メニューの選定とアレンジ。

　メニューがワンパターンにならないようにくふうすることは大事だが、書物や参考資料からメニューを選ぶとき、「冷めてもおいしい」「加熱時間5分」などといった、供食側の都合にかたよらないようにする。とはいえ、「地場産物を使うように」というような要望は現実的につねにあると考えられるが。

　好評とされるメニューは各種メディアで紹介されたりするが、そのまま採用するのではなく、地域性や自校の傾向などを勘案して、アレンジをしたり、同系統の料理に置き換えたりするなど、くふうをしたい。

　このようなコーディネートセンスは、現場の仕事だけではなく、プライベートの食事や自分の衣服のコーディネート経験などからも学べる。ヒントはどこにでもある。つねにアンテナを張り、おいしいメニューの参考になる素材さがしをしよう。

声かけなどで「おいしさ」強化を。

　生徒に声かけをして感想を聞くのはもち

ろん、会議やミーティング、委託業者や納入業者との話し合いなどでの会話や感想もヒントとして役立つ。このようにコミュニケーション力はつねに問われる。また、新しいメニューや献立の際には複数のデータをじょうずに使って、提案する献立を魅力的にプレゼンテーションしたい。温かいコミュニケーションは、おいしい給食をかならず下支えする。

愚痴や泣き言はいわない。

　人手が足りない、予算の縛りが大きい、ほかの教職員が協力的でないなど、現場には辛いことがある。しかし、それをいつも愚痴っていると、回り回って給食のおいしさを低下させる。栄養士自身の業務、そして「自分」にとってなにがいちばんたいせつかをつねに問いかけ、ほほえみや温かい態度を絶やさないようにしよう。それらは「おいしさ」の隠し味となり、けっきょくは自分の人生、さらには周囲の人の生活を明るくする調味料となる。

「おいしい環境」を演出する。

献立表で「おいしさ」の演出。

　保護者に向けて配布する献立表の段階から「おいしさ」づくりと演出は始まっている。スペースを惜しんで小さなフォントで、行間も狭く詰め込むレイアウトなどでは読む気がしないし、どんなにおいしいメニューも輝かない。その注意点は……。

① 献立表のレイアウト、字詰め、行間を考えて「読みやすく」。読む相手は児童・生徒本人と保護者、両方を念頭に置く。書体をあまり変え過ぎない。文字は原則として黒に。色が使えても、文字よりも写真やイラストのほうに使う。

② ネーミングをユニークに。おなじみのカレーライスや野菜サラダでも「栄町カレー（地元の地名）」「うちの畑のポテトサラダ」などとすると生徒や保護者の親しみがわく。

③ メニューにそえて季節感や内外のイベントに関するコメントを入れると生徒にも保護者にも興味をもってもらえる。

楽しい食卓を演出する。

① ランチルームを設けるのが理想だが、教室で給食を食べる場合でも、リラックスタイムの前にはモードチェンジを習慣に。黒板の不要な記録は消す、カーテンを綴じる（開く、または半分に、など）、蛍光灯の明るさを調整するなど、楽しいランチルーム化を。同時に、教職員の表情や話し方もランチタイムモードに。このようなお金のかからない環境づくりは栄養士のアイディアとセンス、演出力でできるはず。

② 時間があれば、食事前にメニューの説明を簡潔にする。産地、入手先、歴史、栄養的特徴、調理上のポイントなどのうち、1回にどれか1つを。場合によっては調理前のものを見せたり触れさせたりするのもよい。

③ 食後、「ごちそうさま」のあと、食事の感想を数人に聞く習慣を。「おいしさ」を表現することは、生徒の心理的なおいしさを増強することになる。「おいしい」といわない大人にならないためのトレーニングを、感性のやわらかい「いま」から始める。

　このように、栄養士のアイディアや業務への取り組みしだいで、「おいしさ」を通じて生徒や学校の心とからだを下支えできる。そのことは前述のように、自分自身の人生や生活をも輝かせる。

「おいしい給食」には栄養士の演出力が求められる。

④ 給食業務を通じて園児や児童・生徒の「食育」を促進するには、どのようなことにポイントを置けばよいか。

Guide

- 「食育」がなぜ必要になったのか、「食育基本法」の成立事情を理解しておくことは欠かせない。
- 給食や食教育にかかわる者は、食事の目的が栄養補給だけにあるのではないことを深く理解しておきたい。

「食育基本法」の成立事情。

平成17年7月15日に「食育基本法」が施行された。そこから「食育」という概念が社会全般に普及し、給食業務でも重視されるようになった。その目的は、そもそも食育基本法がつくられることになった社会背景として、次のような状況があった。

食文化の継承。

家庭での食事は、古来より、一家の団欒（だんらん）の場であり、家族が向き合い、コミュニケーションをとるたいせつな場である。同時に、食習慣を身につけ、伝統文化を継承する場ともなっている。それによって、家族の社会性、人間性が育まれる。

国民の心身の健康のために。

家庭での食卓は、保護者によって運営されるが、家族のライフスタイルの変化、女性の社会参加率の増加などによって、朝・昼・夕（1日3食）の食事時刻が守りにくくなり、さらに、全員がそろって食卓につくことができない家庭がふえた。国民の心身の健康を考えたとき、このような状況を

放置しておくことは好ましくなく、「今こそ、家庭、学校、保健所、地域等を中心に、国民運動として、食育の推進に取り組んでいくことが、我々に課せられている課題である」（「食育基本法」前文の一部抜粋）

以上のような事情に基づき、同法が成立したことを理解しておこう。

食育＝「食教育」。

「食育」とは、「知育」「体育」「徳育」との連想から造語されたものである（提案者は複数存在する）。食育とは、「食教育」の意味であろう。食育基本法の前文にも「知育、徳育及び体育の基礎となるべきものと位置付ける（中略）」とある。生徒などに語源を聞かれたときにこうした知識が役立つこともあるかもしれない。豆知識として覚えておきたい。

「食育」は学校中心のことになった。

食育の推進は保育園、幼稚園、小・中学校における給食業務の一環として、全国的に行なわれるようになった。また、学校などの依頼を受けて、農業協同組合や漁業協同組合、メーカー、委託給食組織、NPOなども、食育を支援するようになった。支援の具体的な内容としては、野菜やくだものの収穫体験、魚介類の採取、養殖魚介類の飼育場見学、メーカーの生産ライン見学などである。

しかし、本来の目的であった、家庭での

食事の見直しは、ほとんど効果をあげることなく、むしろ、学校への依存が強くなった。その理由として、前述の働く女性の増加や、食の外部化（中食など調理ずみ食品の普及）が進んでいることがあげられる。こうした傾向は「不可逆的」（元には戻らない）といってよく、食事は今後も学校が中心になり続けると予測できる。そうした背景から、学校などにおける学校栄養職員や栄養教諭ら栄養士の「食育」に対する責任は持続するといえるだろう。

自身の「食育」ポイント。

「食育基本法」には、食育の理念は示されているが、「食育の」コトバによる定義はない。そのため、なにをもって「食育」とするかはあいまいである。その一例として、中高年の人を対象とした「要介護にならないための食育教室」「適塩・適糖質のための食育料理教室」など、食育というコトバが一人歩きした、拡大解釈が過ぎるセミナーも現われている。

では、給食業務を通じて「学校栄養職員」「栄養教諭」ができる食育活動として、どんなものがあるか。

まず、「食育」に関わる専門家として「自身」の食全般を見つめ直し、姿勢、態度を確立しよう。以下の①～⑩のポイントを実際の給食業務に役立てたい。

①公私にかかわらず、まず自身が定刻に食事をとる習慣を堅持する。

②正しい箸の持ち方、食器の持ち方を身につけ、実践することで生徒たちのよきお手本に。

③食事は正しい姿勢、おいしそうな表情を保ってする。1人のときでも「いただきます」「ごちそうさま」を言うくらいに習慣化する。

④食事のおいしさや特徴をコトバで表現する習慣をつける。「おいしい」「よい香り」「おだしがきいていること！」など。口にすることで、おいしさもより増すことを生徒に知ってもらう。

⑤たいせつなのは、食事を楽しんでいただくこと。食事の場面を勉強の場にし過ぎない。給食の場面でも、柔らかい表情を保ち、魅力的な食材の説明をするように心がける。

⑥食後は、食事の振り返りを。「きょうは、かぼちゃが甘くておいしかったね」と、きっかけをつくって生徒のコメントを引き出す。

⑦1日になにを、どれくらい食べればよいか、という「食の地図」を頭に入れておく（271ページ）。「栄養のバランス」をあいまいな意味では使わない。具体的なコトバで生徒に語れるようにつねに準備しておこう。

⑧食事は栄養補給だけが目的ではないことを深く理解する。安らぎの補給、情報の補給など、多くの目的があることをつねに念頭に置き、給食などの言動にも活かす（270ページ）。

⑨献立表や給食だよりのレイアウト、文章、メッセージなどをくふうする。「ネタ本」からの丸写しではなく、オリジナリティを目指す。話題を学内や学校の近所から拾うのも一案。給食だよりの作り方などを学ぶ機会があれば、進んで参加して学ぶ。

⑩「食育」の最終的な目標は、子どもや保護者の「食事力」をつけること、と定義してみる。食事力については別項（46ページ）参照。

箸や食器の持ち方にも現われる「食育」のプロのレベル。

⑤「食育」を通じて子どもの「食事力」を養うとは、どういうことか。「食事力」とはどんな能力を指すのか。

Guide

- 「食事力」とは、個人が生涯、健康を保つために維持したい能力。新しいコトバなので、一般的ではないが、健康を保つうえで意味のあるコトバである。

- 「食育」は、食文化や食材への感謝の気持ちなど、心を養う要素が多いコトバであり、活動でもある。「食事力」と対立する考え方ではなく、リレーのバトンタッチのように、「食育」から「食事力」へとつなげていきたい。

- 日本が世界的にも長寿国であり続ける要因として、日本人の「食事力」の高さをあげることができる。

「食事力」の経緯と定義。

栄養士による提案。

「食事力」というコトバが、以下にあげる意味で最初に使われたのは、2008年ころである。栄養士の宗像伸子氏が、新聞紙上や講演などで提起したもので、以後、一部の栄養士、健康支援者（108、192ページ）によって、継続して使われている。

定義。

「食事力」とは、「個々人がもつ能力のうち、食事を適正に選ぶ力、過不足なくとる能力、1食1食を一定の時刻にとる能力、食事が健康を支える重要な要素であることを理解する能力など」を指す。その範囲は食生活の送り方から旅行先での食事法、怪しい食情報に気づく力など限りなく広い。

食事力が低下する状態とは。

口内炎や歯の欠落で食事ができない、発熱のために食欲が落ちるなどは、身体状態として食事力が落ちている状態。

一方また、食品がかたよった食事、暴飲暴食、習慣的な欠食、食事時刻が一定しない、などは、生活習慣としての食事力不足または低下の状態を意味する。

食事力は体質プラス社会性。

食事力とは、筋力、体力のように「体質的な能力」であるとともに、気力、精神力、記憶力、学力、経済力のように、「社会生活を重ねることで身につく能力」でもある。

「体質的な食事力」とは、「生まれつき食欲が旺盛」「好き嫌いが少なく、なんでも食べる」などを指す。

「社会生活を重ねることで身につく食事力」とは、「暴飲暴食を避ける能力」「栄養的なバランス感覚」「単身赴任中も食事に困らない能力」「食塩摂取をコントロールする能力」などである。

つまり、食事力とは、資質的な要素と、学習的能力との両方の要素をもつ能力であるが、どちらかといえば学習によって後天的に強化される要素の強い能力である。

このように、「食事力」とは人が生きるためにも、人生を楽しむためにも基本となる能力を指すコトバである。しかし、宗像氏が使うまで「食事力」というコトバは、日本語として辞典などに収載されることがなく、また使われてもこなかった。意外な

ことだが、これが事実である。

「食育」と「食事力」の関係。

　以上、「食事力」の定義などについて述べてきたが、それでは「食事力」は前項までに説明した「食育」と具体的にどう違うのだろうか。まずは、2つのコトバの違いをみてみよう。

食育は動詞的用語。

　「食育」は、子どもの「食教育」にこれまでよりも力を入れることを目的として、平成17（2005）年に「食育基本法」によって定められた概念。「好ましい食習慣を育む」という意味の、アクションを示すコトバ（動詞的）である。

食事力は人の能力を指す。

　「食事力」は、前述のように人間および人それぞれが持っている能力のこと。それ自体にアクションを伴わない「名詞」である。「食事力を高める」「子どものうちから食事力をつけていきたい」「高齢者ながら食事力は若い人に負けない」などと使う。

「食育」から「食事力」へのリレー。

　「食育」と「食事力」とは対立するコトバではない。「食育」は、子どもの食事力を高めるとともに、さらには、食文化的な素養、食材に感謝する気持ちなどを育み、最終的には人間性を高めることを目指す。

　食育は、子どもを対象として生まれたコトバであるが、のちに食育基本法で大人も対象とすることが付加された。大人の食行動が子どもに伝わることを考えれば当然であろう。

　食事力は性別、年齢を問わずに求められる能力である。人間は、生涯一定の食事力を維持および強化することが、健康を保ち、快適な人生を送るうえで大切である。

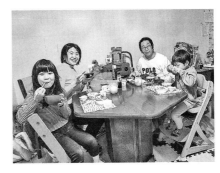

　気力、体力の衰えがフレイルや認知症の素因の1つとされるが、食事力の低下も、これらの症状の予兆となりうる。

　家庭や小・中学校で「食育」を受けたあと、または義務教育が終わったあたりからは、自己管理によって「食事力」を維持、強化することが重要なことを、子どもにも大人にも伝えたいところである。

「食育」で養いたい「食事力」。

　教育現場では、栄養士は方針どおりに食育活動を続けていけばよい。しかし、児童・生徒のほうは食育で学んだ知識や習慣も、義務教育が終わるあたりから薄れてくる可能性がある。たとえば給食での牛乳飲用習慣が、大人になると続かなくなる例が少なくないことは「国民健康・栄養調査」結果のデータにも出ている。

　上記のようなことがないように、給食や食教育などを通じて栄養士は、子どもたちに大人になっても、健康を保つためには食事力を持ち続けることのたいせつさを、機会があれば話しておくことには意味がある。ただし、「食育」と「食事力」を比較して「本当に大事なのは食事力である」かのように受けとられないように、くれぐれも表現の仕方や発言には注意したい。

　「食育」から「食事力」は健康を保つためのリレー。

⑥ 食育活動を活発化させるための企画や活動を求められたら、どう対応するか。

Guide

- ■「食育」の定義がないため、なにをすべきか、という方向性が見つけにくいのが現状。アイディアの蓄積が少なく、マンネリに陥っている場合が少なくない。

- ■どんなアプローチや切り口でも、最終目的は「食事力」を強化すること、と見据えておけば、食育の活性化は可能。

- ■食事を「栄養補給」中心に考えていると食の話は広がりにくい。「人間にとっての食の意味」を理解していると、食育活動に関するアイディアや話はいくらでもふくらむ。

栄養士が中心になって方向性を話し合う。

「食育」については「食育基本法」の中でスタンダードとなる定義がされていない。したがって、地域、学校、教員、保護者、食育支援組織、関連図書などによって解釈が異なり、方向性や方法にギャップが生じやすいのが現状である。

このような不安定な状態で食育活動が行なわれているため、学校または担当者が自信をもって方向を決められなかったり、外部委託している組織に任せっぱなしにしたりする。その結果、自発的に活動プランが立てられなくなっている場合がある。こうした状況を打破するには、なによりも、栄養士が中心になって学校、担当教職員、関

連機関などと話し合って方針を固め、それを関係者全員が共有することによってプランニング可能になる。

活動の基本方針を確認する。

この『ライフデザインブック』では、食育の目的を「個々人の食事力を強化すること、およびその基礎固め」と考えている。しかしこれは、現在ではまだ、広くコンセンサスが得られている考えではないので、教育現場で栄養士が一方的に主張してもなかなか周囲の賛同や理解を得ることはむずかしく、現時点でこの方法の実行はすすめられない。

では、現場でどんなスタンスをとればよいのか、以下にあげてみよう。

① 優先順位として、まず勤務先での直属の上長の考え方を正確に聞いておくこと。そこには、学校長や行政機関などの方針の反映があると思われる。さまざまな考え方や意見などを事前に情報収集すれば、栄養士オリジナルの資料となる。それら複数の資料によって、自校のルーツや方針を知っておくことは今後の食育の展開や計画を具体的に考えたり、校内会議などで提案したりするときに役立つ可能性があり、意味がある。

上長や関連職員に確かな考えがない場合は、省庁や自治体などの通達や関連

研究、記事などを考えるヒントとしてこちらから提示するのも一案。

②職場での食育の現状や、食育について対象者がどう考えているかを把握する方法として、以下のような特徴をとらえて区分すると対応しやすい。

食文化型、マナー・しつけ型、地産地消型、料理技術向上型、保護者の認識改善型、アレルギー対策型、栄養充足型（または健康増進型）、保護者の要望に応える型か、など。それほど、食育には多様性がある。

たとえどんな「型」であっても、「食事力」をつけるうえでプラスになるのであれば、あえて相手と対立する必要はなく、臨機応変に柔軟に対処する。

③栄養士としては、周囲の状況を把握しないまま、自分の専門だからといって、提案が「栄養充足型」にかたよらないように注意したい。そのためにも、①②は必要である。

④年間の活動方針を決める会議のとき、前年、前々年の傾向を振り返る。このときも、上記②の「○○型」式の分析法でチェックしてみよう。共通した傾向が見えてくるはず。ただし、このタイプ別区分法を好まない人もいるので、あくまでも自分用の資料や食育の計画などのヒントとしてとどめておき、現状や傾向把握に徹したほうが無難。

「人間にとっての食の意味」を念頭に「食育」を進める。

「食育」とは、フェアや校外活動のようなイベントを中心とするものではない。「日常茶飯事」というように、毎日3回繰り返される一見「平凡な」行動（食事）を通して、子どもの社会性や人間性を養い、健康を維持・向上してゆくのが本来の目的である（食育基本法の前文に示されている基本精神）。

その視点から、「食育」活性化のポイントを以下に見てみよう。

①学校は、給食というカタチで、1日の中の3分の1回の食事を担う。それこそが食育のメインステージであるから、時間の多少にかかわらず、ここの充実を優先的に考えたい。

②ただし、給食は「食事を楽しむ」ことがいちばんの目的だから、栄養補給を大事に考えるあまり指導的になりすぎたり、ダメ出し的になったり（こういうことはしてはいけない、こんなことは恥ずかしい、などに終始するカタチ）しないように注意する。

③給食時間のあり方などを考えるとき、考えるヒントになるのが「人間にとっての食の意味」である（270ページ）。食事を狭くとらえていると、栄養、食文化、しつけ、食材などの話題の繰り返しになりやすいが、「心身の安らぎの補給」「食材などを採取する喜び」「未知のものを食べる好奇心」など広く「食」をとらえれば、テーマや話題は尽きない。

④栄養士にとって、「給食だより」や「献立表」は比較的自分の方針を活かしやすい貴重なメディアである。その内容を充実させることは、食育活動を活性化することにつながる。その編集権をもっていることの有利性を充分に理解して、子どもたちの食事力強化に結びつく内容やレイアウトを考え、作成したい。

「食事力」の強化を遠くの目標としてアプローチする。

⑦ 栄養士として、保護者と接するときには どういう点に注意すればよいか。

Guide

- 面談などの場合、こちらが伝えたいことを話すだけではなく、生徒の家庭での食生活などを中心に問いかけて、そこから保護者の気づきを促すようにする。

- 保護者と接するうえでたいせつなのは、相手の状況をまずは受け入れること。「あるべき論」ばかりを論じると、煙たがられたり、かえって未熟に見られたりする。

保護者と直接 接する場合。

常勤か非常勤か、面談の時間が勤務時間外かなどの事情で実現がむずかしいことがあるかもしれない。さらには、その生徒についてあまり知らないということも。しかしそれでも、保護者との接触は「食育」のメインステージに入り込むチャンスと心得て、調整して会うように心がけたい。

問いかけでライフスタイルを把握する。

面談は、こちらの知識を伝えるためのものではない。「問いかけ」を中心に、生徒と保護者の食生活や、その背景となっているライフスタイルなどの実態を把握することがメインとなる。それを通じて、保護者の気づきを促すことこそが目的ということを忘れないでおきたい。（問いかけについては142ページ参照）

以下は、問いかけの一例。これらすべての事項について保護者に問いかけるという

のではなく、時と場合に応じて最適なものを使ってみたい。

① 少なからず保護者は、勉強に限らず、生活習慣、食生活、社会的マナーなど、本来、家庭でしつけることも学校で指導してくれることを望む傾向がある。「うちの子は食べるのが遅くて、ほかの子にご迷惑をかけていませんか」などの質問に対しては、「そんなことありません」のように即答しない。逆に「おうちではいかがですか」と問い返し、保護者の反応を観察したり、返答内容を確認したりする。

以下、②〜⑤は関連する具体的な問いかけの例。なお、どのような問いかけをしても相手の状況や考えなどを「受け入れる」姿勢をつねに維持しよう。

② 朝食や夕食の時刻、食卓での会話の有無、話題の傾向など。

③ 食事のとき、家族が「いただきます」「ごちそうさま」という習慣があるか。テレビを見ながら、または、スマホをいじりながら食事をすることを禁じているか（親自身も）。

④ 保護者が子どもの食習慣について、どんなことを求めているか。例：箸の正しい持ち方、食べるときの姿勢、時間（早食いや食べるのが遅い、朝起きられずに欠食になるなど）、好き嫌いの克服、食欲の強弱（食べる量に波がある）、肥満ややせの懸念など。

⑤学校に望むこと、給食に関して望むことなど。それ以外にも食品の知識、食事の仕方、マナー、健康に関すること、いま話題の食や健康情報など。

「問いかけるだけでなにも答えてくれなかった」という苦情が出ることもある。そうならないようにするには、同意できる意見に対しては「そのとおりですね」などと応じる。そして、ていねいな態度とコトバで最後まで接するようにしよう。

健康のカタチは身だしなみから。

保護者に対し健康を「カタチ」として示すためには、身だしなみには配慮したい。清潔感、さっぱり感のある服装やメイクを保つ。地味で暗い感じは、健康のカタチとはいえない（24、230ページ）。

無表情や小声などは栄養のプロとして信頼されず、よい話をしたとしても見た目や態度などの印象から受け入れてもらえない可能性もある。

もちろん、保護者と接するときだけ身だしなみを整えるということは現実的ではない。いつもさわやかな身だしなみで過ごしたい。

保護者とはしっかり向き合い、ていねいなコトバづかいで落ち着いて話す。

学校の中に決まりがなければ、保護者に対しては生徒の名を「君」や「ちゃん」ではなく「さん」で呼ぶようにする。これは自分の子どもに栄養士が敬意をはらっているという印象を保護者へ与えることにもなる。同時に、栄養のプロとしても「人間」としても（目上・目下にかかわらず）つねに他者に対しては謙虚な姿勢を保つようにしたい。

保護者と間接的に接するには。

生徒から保護者へ伝言する場合。

ていねいな表現を使い、保護者に直接話すような口調で伝える。例：「『朝ご飯を食べるようになってから、ますます元気になったみたいですよ』って、お話ししておいてね」

一方、教職員同士の会話が保護者に伝わることも多い。例：「この子、夕食は1人で食べることが多いそうよ」など。こういう会話を生徒の前ですることは避ける。

手書きの文章で伝える場合。

手書きの書類や印刷物などを、生徒を通じて手渡す場合、ポイントを箇条書きで示すようにしたい。文字の使い方、句読点の打ち方、送りがななどは、生徒が教科で学んだことと著しく異ならないように注意する。文章は大人向けに、つまり子ども向けのコトバや表現が混じらないように注意する。もちろん字はていねいに読みやすく。

用紙などは、文面に応じてサイズを決める。意味もなく大きすぎたり、狭いスペースに文字を詰め込みすぎていたりするものは、読む人の興味を減ずる。後日、生徒に「お手紙お渡ししてくれた？」とか「なにかおっしゃってらした？」とかの声かけをして、確認することを忘れずに。

先生を通じて保護者と関わる場合。

保護者会や個人面談など、先生が保護者とかかわる機会は栄養士より多い。学校での様子などを先生から伝えていただくために、日頃から生徒の状況を把握し、先生と情報交換を行なっておくとよい（「おなかがすく」「食欲がない」というような体調についても）。この場合は、生徒の弱点や問題点を伝えるのではなく、よい点を、改善された点などを指摘することを優先する。

「問いかけ」を中心に相手の話に耳を傾ける。

① 栄養士が、行政機関で働くためには どのようなアプローチの方法があるか。

Guide

- 栄養士が「行政」で働く場合、国、地方自治体、保健所、保健センターなど、いろいろの「場」がある。

- いずれの場合も、行政の栄養士としての仕事の中心は、大きく、くくると住民へのサービスである。「食」や「栄養」に限定されることはなく、事務能力やコミュニケーション力（外国語を含む）、自動車の運転なども求められる。

- 働き方として常勤以外に非常勤の割合もふえている。家事との両立、余暇活動との両立を考える人にとっては、非常勤も選択の1つとなる。

「行政栄養士」の仕事とは。

ここでは、国や地方自治体の公務員として、住民の保護や福祉の仕事をする栄養士を「行政栄養士」としてまとめ、紹介する。

仕事としては、住民の健康・栄養に関する施策、実態の調査、個人の健康向上や健康管理、食生活に関する情報提供、食の面からの生活支援などがある。日本が世界の長寿国上位の地位を占めている理由の1つは、これらの行政機関が十二分に活動していることによる。これは誇るべき点。

栄養士が行政機関で働く場所には大きく分けると、次の4つがある。

なお、勤務形態には常勤職員と非常勤（嘱託）職員とがある。

国（厚生労働省など）。

国の栄養施策づくり（生活習慣病対策、健康増進対策、食品・公衆衛生、母子保健など）、国民健康・栄養調査、食事摂取基準の作成、管理栄養士国家試験の実施、消費者に食品の栄養成分を伝えるための食品表示基準の策定、保険が適応される医療行為などの金額（診療報酬）の改定業務、資格について定められた栄養士法、調理師法にかかわる業務など。

都道府県。

各都道府県および政令指定都市の栄養施策づくり（生活習慣病対策、健康増進対策、食品・公衆衛生、母子保健など）、地域特性を明らかにし、その対応策を効果的に普及啓発する仕組みづくり、ヘルシーメニューを提供する飲食店をふやすための働きかけ、地域で在宅療養をする人に対する栄養支援システムの整備、災害時の栄養情報の拠点の整備など。

保健所設置市および特別区。

特定給食施設の指導や支援およびコーディネート、衛生管理、監査、ヘルシーメニューを提供する飲食店をふやすための働きかけ、栄養士・管理栄養士養成校の指導、健康推進（生活習慣病の発症・重症化予防、社会環境の整備など）や食育推進の政策、研修会やイベントの企画、コーディネート、食中毒予防のための普及啓発、販売者が正確に食品表示やアレルギー表示を行なっているかの確認や、表示についての普及啓発などの業務、難病患者や障害児な

どへの食事相談、管内の非常勤栄養士、食生活改善推進員などの人材育成など。

市町村（保健センター・保健相談所など）。

食育基本法に基づいた市町村食育計画の策定、食育関係者の企画会議（内部および外部）の開催。市民への食事相談。健康づくり教室や母親・両親学級、乳幼児健診、料理教室（成人や高齢者、妊婦、乳幼児を持つ親、小・中学生、高校生など）の企画・運営（講師、相談対応を含む）。健康づくり教室の企画・運営、市民への食事相談、ボランティア（食生活改善推進員）の養成、食育推進会議などによる地域ネットワークづくりなど。

地域にもよるが、栄養士の配属は1〜2名程度。仕事は、医師、保健師、看護師、歯科衛生士、事務職員らと協力して行なう（小学校や保育所、病院、高齢者施設の栄養士も行政職員であるが、38、86、96ページで扱う）。

この中には、食事相談や、献立作成のような「栄養士らしい」仕事とはいえないももも少なくない。地域の人員配置の状況や管理的な役職への昇格などによって、栄養士であっても「らしくない」仕事につくことは珍しくない。そもそも行政で働く栄養士の仕事の基本は住民へのサービスである。「行政人もサービス業」（54ページ）という言い方は一般的ではないが、自分の中ではそう考えて柔軟に仕事に取り組みたい。

行政栄養士として働くためのアプローチ。

新卒の場合。

募集する機関や自治体によって試験の日程はさまざま。希望する自治体があれば、直接ホームページで日程を確認したり、電

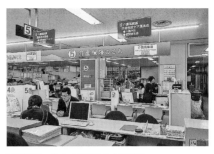

話で問い合わせてみたりする。

母校に問い合わせ、行政機関で働いている先輩に話を聞いてみるとよい。

既卒の場合。

即戦力として、採用率も高くなっている。採用時の面接ではこれまで行なってきた仕事内容や、それらからどんなことを学んだか、その体験をどう活かしたいか、などについて尋ねられるだろう。このとき「前の仕事になじめなかった」など、否定的な発言は控え、今後に活かせるような経験をしたことを話題にするのが望ましい。

行政機関は、住民の健康や幸福感の向上を目指すところなので、病院で働いた経験のある人は、患者さんと住民とを混同して、「上から目線」と感じられる発言には気をつけたい。

非常勤で働く場合。

公務員の人員削減に伴い、非常勤スタッフを雇用して補う例はふえている。

仕事としては、料理教室や食事相談などの講師やスタッフなどがある。これらの場合、時間単位で働ける場合もあるので、子育てや介護中の人にとってはニーズに合っている。

非常勤を個々人のライフスタイルに合わせた「働き方」ができる手段ととらえ、今後のステップアップのための1つの機会として選択するのもよいかもしれない。

 人によっては非常勤もありがたい勤務条件になる。

② 行政栄養士が、住民にとって身近で魅力的な存在になるには、どんなアクションが必要か。

Guide

- ここでいう、「魅力的な存在」とは、「仕事や使命を追求する姿が接する人に好ましい印象を与える人」と考える。
- 行政栄養士は、サービス業である。
- 住民のことを理解し、住民が求めていることに気づき、それを着実に解決してゆく姿は、魅力的な存在になるだろう。
- コミュニケーション力、コーディネート力、企画力などは、ほかの多くのビジネス同様、つねに求められる。

施策に対処する姿勢。

行政栄養士がサービス業のプロとして、住民や職場スタッフに「魅力的な存在」となって信頼・評価されるためのポイントをあげてみよう。

国や県の施策を読み込む。

まずは、国や都道府県、地域の年度のメインテーマや施策をよく理解すること。健康・栄養政策は、新しく追加されたり、改定されたりする。それらは関係機関に伝えられ、各機関ごとに対策が練られる。

たとえば、生活習慣病の継続的な予防対策、市民の健康意識の向上、災害・疫病蔓延時の健康・食糧・飲料対策など。これらの案件に関する会議やミーティングには積極的に参加し（参加意識を態度で示す）、記録をていねいにとる。書類や記録のポイント部分はマーカーを使って記憶する。音

読なども効果的。それらの施策のコンセプト（基本的な理念など）をよく理解し、同時に細部の注意点なども把握する。

このようにして、部内でいちばんの理解者を目指す。同時に、地域の現状、施策の実現性などについてもメモをとって考えてみる。こうした事務能力、企画力は部内での方針決定手続き（会議や意見具申など）に役立つ。

「できることはなにか」を自問する。

新規政策や施策変更に対する、ありがちな反応は、人員、人材が足りない、これ以上仕事をふやせない、自分の管轄地域はまだその段階ではないなど、拒否的、否定的な態度や意見などである。こうした反応のデメリットは、自分の行政人としての資質を封殺するばかりでなく、自身の人生の多様性を狭めることにもなる。

一度に施策を実施するのはムリだとしても、現状の中から半歩でも前進するアイディアを生み出すのがプロフェッショナルである。そうした前向きな仕事ぶりは、職場環境を建設的なものにするし、定年後の暮らし方にもプラスに働く。また、転職をする場合にも、自分の人材価値を高めることにもなる。「やればできる」「できることはなにか」という反射神経を養いたい。

信頼関係を高める。

上記のような仕事をするには、なによりも職場のコミュニケーション環境をよくし

ておかなければならない。それなくしては
スムーズに仕事ができないし、逆に自分だ
けのペースで仕事を進めれば、ひとりよが
りになり、浮いた存在になる。

　よりよい環境づくりの基本は、明るい表
情、整った身だしなみ、快活なあいさつ、
積極的な会話・会議への参加意識、問いか
け力を発揮するなどである。以下に、その
例をあげる。

笑顔とあいさつ。

　無表情、非友好的態度では、魅力的な存
在とはなれない。「周囲が自分のことしか
考えていない」「意地悪な先輩がいる」など、
環境のせいにしないで、自分が快い環境を
つくるキーマンの１人として行動する。自
然なスマイル、「おはようございます」「あ
りがとうございます」など、基本的なあい
さつを実行する。

問いかけ。

　セクションごとに独自の仕事の進め方が
ある。そのため、お互いに自分のセクショ
ンのやり方が正しいと考えがち。こんな場
合には、意見をいうのではなく、まず相手
の言い分をていねいに聞く。一問一答とい
うパターンではなく、１を聞き、２を聞
き、３を聞くというように、相手の立場を
十分に理解するようにする。上位の人に意
見をいったり命令したりすることはできな
くても、問いかけることはできる。これ
は、同セクションの個人に対しても同様で
あり、そこから改善点や解決策が見えてく
る可能性が高い。

バディを大切に。

　「バディ」とは、「仲間」または「相棒」の
こと。職場で魅力的な存在になるには、職
場の目的を達成するために必要な意欲や実
行力があることが肝心になる。バディは、

そのための協力者。自分が輝くための引き
立て役ではなく、住民のために能率的に仕
事をする同志である。よいチームを維持で
きる人は、仕事の能率をあげることもでき
る。そのためにも、「バディ＝同志」をた
いせつにして住民や職場の信頼を高めるこ
とができる存在を目指そう。

住民との接し方。

　穏やかな表情、視線を合わせた接し方、
「です・ます」を中心とした話し方などを、
どんな相手に対しても実行する。声は努め
て大きめに。そのためには、仕事中、来訪
者が声をかけてきたときは、なるべく立っ
て、相手との距離を近づけて対応する。

　また、同僚の目や耳があることをつねに
意識する。しかしそれは「同僚によいとこ
ろを見せよう」というスタンドプレー意識
ではなく、よい住民サービスの見本を示
し、地域住民とのよりよい関係をつくると
いう目的意識による行動である。これも
「健康環境」づくりの１つと考える。

信頼性の高い情報を定期的に発信する。

　的確な情報発信によって、栄養士の存在
がいっそう明確になり、魅力的な存在とし
て認識される。職場のホームページや広報
誌などで発信する方法はすでに広く行なわ
れている。

　その場合の注意点としては、個人情報の
流出がないよう、資料の扱いには細心の注
意をする。住民に向ける食情報や定期的な
発行メディアは、期日を守って発行する。
内容については、必要な立場の人のチェッ
クを受け、社内での了解を得たうえで、発
行または配信をする。

努力とコミュニケーション力で自分の魅力を磨く。

③ 地域住民から「参加したい」と思われるイベントをどう企画すればよいか。

Guide

- 「住民のため」を考えたつもりの企画であっても、複数の人たちのニーズにそったものにしなければ、「参加したい」とは思ってもらえない。
- 大きな企画は、しっかりとした会議によって強化されるもの。企画のためのミーティングの提案、運営などができてこそ、一流のプランナーといえる。
- 同僚や先輩、上長が支持してくれるような企画にするためには、企画の小さな芽の段階で相談にのってもらったり、意見を求めたりしておく。

イベント企画の方向性。

行政機関が企画するイベントのうち、栄養士がかかわるものには、健康フェア、料理教室、地元産の食品のPRや試食会、健康・食事相談、セミナー、料理コンテストなどがある。

企画理由・目的には、おもに次の2つの方向性がある。

① 行政機関が住民の意識や知識の向上を図るためのもので、ボトムダウン型と呼ばれる。災害・公害・流行病対策、生活習慣病予防、食中毒予防、高齢者対策、感染症予防など。

② 地域のニーズに応じて、または伝統的行事、他の機関、団体との共催などがあり、ボトムアップ型と呼ばれる。祭、スポーツ大会、料理・健康教室、地域の産業組織との共催や支援を受けてのフェア開催など。

傾向として、上からの指示による企画（ボトムダウン型）は自主的企画（ボトムアップ型）に比べると気合が入らず、硬いイメージ、平凡なイメージになりやすい。

しかし優秀なプランナーとしては、どんな企画目的・理由でも、住民の潜在的ニーズを引き出すものに仕上げたい。

よい企画を生み出すシステム。

「よい企画」とは、①参加者が多い、②参加者が次回の開催を望む、③企画の趣旨が参加者に浸透した、実行された、④予算オーバーやトラブル、クレームがなかったか、あっても軽微だった、などである。

こういう結果が得られるための手順として、次のことがあげられる。

住民のニーズを適切に把握する。

日ごろから住民と接する機会をつくり、そのニーズを察知する。親しくつき合うことがニーズをくみ取る方法として最適とはいえない。そのため、コトバの裏にある潜在ニーズを洞察する力が必要となる。慣れないうちは、住民との接触があったとき、その記録をノートにとるようにする。

また、地域内のメディアで紹介される住民の声や文章にも注意を払う。

住民と対面しているとき、または、アンケートなどで、「参加したいイベントを教

えてください」などと尋ねるようでは、名プランナーとはいえない。

企画会議で「ブレインストーミング」。

「企画会議」をかならず行なう。イベントにかかわる人が2人以上になるときは実施したい。内容としては「〇〇イベント企画会議」というべきものだが、組織の事情もあるので、名称は適宜。企画については、ほかの会議の一部として取りあげるのではなく、単独の会議として開催し、時間をかけて「ブレインストーミング」を行ないたい。毎年行なっている定期的なイベントの場合でも、そのつど、新企画のつもりで討議することによってマンネリを防ぎ、企画の鮮度を保ち、高める。

栄養や健康を押しつけない。

基本的な考え方として、住民（多くの人）は、「健康を保つこと、病気にならないことを目的に生きているわけではない」を前提にする。栄養士をはじめ健康向上を仕事にする人は、栄養や健康を押しつける企画や、脅すような企画に要注意。たとえば「生活習慣病を防ぐ食生活とは」「認知症よ、さよなら料理教室」「こんな食生活では骨粗しょう症が心配！——パネル展示」などは、コトバを見てもあまりハッピーな企画ではない。コトバのもつイメージから、参加率は高くはならない可能性があるし、考え方に誤りやかたよりもあるため、適切な企画やテーマとはいえないだろう。

流行を追いかけない。

「スローフード」「地産地消」「無農薬野菜」「糖質制限」などは、話題性はあるが、考え方に行き過ぎや誤解がある部分もあり、かならずしも定着しているとはいえない。また、いま話題のテーマをとりあげると、

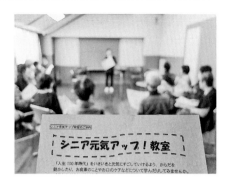

あとでそれが不適切であった、と判断されることもある。住民をミスリードしないためには、エビデンスが明確で、かつ評価が定着したテーマを魅力的にとりあげるようにしたい。料理と同じで、おなじみの食材を使っても、調理法によってひと味も、ふた味も違った料理ができる。安易に話題性を追いかけることは避けたい。

マスメディアで話題のテーマをとりあげたり、著名な人に講師を依頼したりするときも、充分に注意したい。

組織の力学を読み解く。

以上のことは、自分1人で進められるものではない。職場によっては、先輩や上長こそがいちばんの難関になる場合がある。会議や企画書の提出などを勝手に行なうことは不可能で、上位の人の同意を要する。

その対策としては、同意をしてほしい人との接触を密にする。途中から相談するのではなく、「こんなことを考えているのですが、〇〇さんのお考えをうかがいたいのですが」のように問いかけて、企画を具体化する前段階から、考え方の傾向をつかんでおきたい。

すぐれたプランナーは根回しにも会議にも強く、かつ粘り強い。

 定期的イベントであっても会議によって磨きをかけ続ける。

④ 行政で働く栄養士は、地域のネットワーク（人脈）にどのように参加し、どのようにかかわっていけばよいか。

Guide

- 行政栄養士の世界は、同業・異業種の人とのネットワークにかかわる機会が比較的多い。これに参加することは、仕事のうえでも私的な面でもメリットが多い。1人職場の栄養士であれば、いっそう参加することに意味がある。
- いろいろのネットワークとかかわりをもつために、「便利屋さん」になり過ぎて、限度以上の仕事を押しつけられる可能性もある。この点は注意する必要がある。
- 「行政栄養士」は、立場上、地域の情報を多くもっている。そのため、それ以外の栄養士ネットワークにアドバイスをすることも多いかもしれない。

ネットワークの現状。

同業者とのネットワーク。

　各地域の病院、高齢者施設、食堂、学校、保育所などで働く栄養士は、同業の栄養士となんらかのネットワークをつくっている場合が多い。そのほかにも、「地域活動栄養士会」のように、業種に関係なく集まるネットワークもある（202ページ）。

　これらとは別に、行政栄養士は、集団給食施設の巡回や、地域栄養士の研修会や会議、イベントなどを通じて、栄養士や栄養士以外のネットワークとかかわることがある。活動範囲が広いことから、それらのネットワークをまとめる役割（コーディ

ネーター）を任されることもある。さらに、任意で「〇〇会」のような名称で、定期的に勉強会や情報交換、懇親会などを行なっている人も少なくない。

市民のネットワーク。

　業務の一環として、市民のボランティア活動や、市民組織との接触もある。市民のネットワークの場合、組織としてのまとまりがゆるいため、まとめ役や連絡係を依頼されることはよくある。

　これらにかかわることは、職場のセクショナリズムに染まらないためにも好ましいことである。1人職場の栄養士にとっては、外の人と交流する機会にもなるので、積極的に参加したい。

行政栄養士らしい参加の仕方。

①行政栄養士がもっている情報には、国、県、市町村の現状、政策方針などに関するものがある。一方、行政以外の栄養士は、自分の職域のことだけで精いっぱいの人も少なくない。こういう人が多いネットワークでは、広い視野をもつ人の発言は歓迎される。「この県は糖尿病の人が全国平均よりかなり上回っているから、料理教室ならば糖尿病対策のようなお話もしたほうがよいかもしれない」などの提案もできる。

②行政栄養士は、会議や仕事の進め方などにおいて、職場での経験があり、トレーニングを受けている場合が多い。

一方、組織的活動の経験が少ない栄養士や、市民のネットワークリーダーの場合、運営の仕方、参加意識や責任感のもち方、会議での発言や司会の仕方、広報活動のポイントなどについて準備性の低い人が少なくない。こういう人たちが含まれるネットワークには、それとなく組織プレーの基本が身につくよう、支援をしていきたい。ただし、あくまでも下支えであって、しゃしゃり出るような、または上から目線の言動は控えたい。

③上記の状況の結果として、行政栄養士はいろいろの仕事を背負い込まされる可能性がある。それが過ぎると本業に支障が出てくるし、みんなで経験を共有するというグループワークの原則からも外れる。限界を説明する話力、仕事の分担の意義を端的に伝える話力を磨くことも忘れずに。

④行政栄養士の中にも、言動に「おしゃれ感」がない人がいる。おしゃれ感とは、ここではTPOをわきまえたコトバづかいや態度なども含む。おしゃれ感に欠ける人の例として、以下がある。

- 身だしなみをかまわない。
- 公的な場でも「……だよね」「それがいいよ」のような話し方をし、「です・ます表現」ができない。
- 相手の地位や年齢によって態度を著しく変える、など。

かならずしも行政栄養士のすべてがこうだというわけではないが、他業種に比べて失職の可能性が低い、職業人としてのマナーの研修を受ける機会がなかった、などが一因で、好ましい言動やセンスを身につけられていない人も存在する。

ネットワークに属することは、こういう弱点を修正したり、反対にメンバーによいお手本を示したりする機会ともなるので、身を引き締めて参加したい。また、メンバーの人から学べるものはどんどん吸収する柔軟性と謙虚さを保ちたい。

ネットワークに参加するメリット。

①異業種の人たちと交流することで、いろいろの情報をキャッチでき、視野が広がる。また、公私にわたって相談のできる人と出会う可能性がある。「公務員らしさ」を緩和するのにも有効。

②研修会やイベント、交流会を通じて、異なる職場の栄養士と交流することで、ほかの世界の現状、考え方、問題点、使うコトバ、表現の仕方などを把握することができる。1つの職場しか知らない人にとっては、どれほどの情報源となるか、計り知れない。

③組織の中には、地域のいろいろな事業所などから人材派遣の依頼を受けるところもあるので、そこを通じて就職や転職、将来の仕事などのきっかけを得ることもある。

④地域の人たちの健康向上、食生活の実態にも触れることになり、どんな施策が求められるかなど、いろいろのヒントを得ることができる。

地域のネットワークは、行政栄養士としてはもちろん、栄養士として働くうえでも貴重な拠点となる。将来的なライフデザインも視野に入れて、積極的に参加しよう。

ネットワークは自分を育て、人脈を広げる拠点となる。

⑤ 行政で働く栄養士が、コーディネート力を発揮するには、どんなアクションプランをもって行動すればよいか。

Guide

- コーディネートとは、調整をすること。イベントをはじめ、いろいろの企画をよりよい状態で実現するために、幅広く情報収集をし、企画や組織にバランスとパワーを与え、下支えする。

- 行政で働く者にとっては、コーディネート力は仕事を快適に進めるための基本アクションともなる。

- コーディネート力は、仕事のスキルというよりも、自分の人生を豊かにするためのスキルと位置づける。

コーディネート力とは。

「コーディネート」とは「各部分を調整して、全体がうまくいくように整えること」（『広辞苑第七版』）である。ほかに、服装などを調和するように組み合わせることをいう。つまり、ヒト、コト（作業、会議や企画を含むイベント）、モノ（衣服や室内インテリなど）などを「調整」すること。そして、「コーディネート力」とはこれらを統合した「調整力」のことをいう。

たとえば、「臓器移植コーディネーター」についていえば、臓器移植を必要とする人、それを提供する人、その家族、それにかかわる医療機関、移送手段など、いろいろの立場の人との話し合いをはじめ、命にかかわる複雑な状況を調整する役割をもつ。臓器移植は、コーディネート力によっ

て数多くの難題をクリアして実現される。

「行政栄養士」にとってのコーディネートとは、健康フェア、料理教室、セミナー、食事・健康相談、各種調査などのための下調べおよび情報収集や「お膳立て」、場合よっては企画や運営をも含む。

これらは自分が率先主導するのではなく、決定事項や上長の指示に従って、「下支え」の立場を維持しつつ、全体のバランスやパワーを考慮のうえ、いろいろのプランを進めることである。コーディネーターとは、いわば「影の演出家」であって、高度なコミュニケーション力を要する。引っぱり型リーダーではないので、年少者や新人であっても担うことは可能。宴会などの幹事（辞令によらない）をイメージすればよい。上長やリーダーにとっては、こういうスタッフはありがたい存在となる。

なぜ、コーディネート力が必要なのか。

仕事をスムーズに進めるために。

仕事の現場であれ、同好会的な組織であれ、人数やセクションがふえたり、職場が離れていたりする場合、会議やメールだけでは意を尽くせないことがある。こんなとき、関係者や各セクションの人に個別に会って情報交換をしたり、本音を引き出したりして同意や協調の雰囲気づくりをしたほうが仕事はスムーズに進む。行政機関では、ともすればセクショナリズムが生まれ

るので、セクション間のギャップを埋める調整役の存在は有効である。

仕事の促進役としての存在。

行政機関では、一部の民間組織のように、創業者や上長のワンマン的意向で物事を進めるというやり方はなじまない反面、仕事のスピードは落ちやすい。その促進役としてのコーディネート役は貴重な存在である。

ただしコーディネートは、旧来の「根回し」とは異なる。つまり個別に職場の外で私的に話し合うなど、卑劣なほど下出に出て同意を求めたり、ヒソヒソ話で「貸し借り」の取り引きをしたりすることではない。その違いに注意しよう。

調和は「一生もの」のスキル。

コーディネート力は、「調和」を基調に人間関係やコミュニケーション環境をよくする能力である。そのため仕事のスキルにとどまらず、人生において、よりよい人間関係を生み出す生活習慣にもなりうる。

もう1つの意味である、衣服や生活空間の「調和、調整力」も、健康をカタチにする能力として「一生もの」のスキルとなる。

コーディネート力を発揮するには。

正確な把握と雰囲気づくりを。

会議やミーティングを大事にするとともに、上長の指示などは、メモをとるなどして正確に把握する。会議やミーティングでは、提案的発言を急がず、確認のための問いかけ、テーマに沿った進行、必要項目の板書の促し、終了時のまとめなどを議長格の人にお願いするなどして、効率のよい進行を図る。

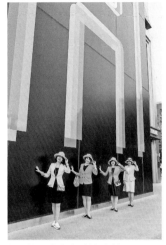

関係者以外の人とも交流を続ける。

他のセクションの人、別の地域の行政関係者とも面談の機会をふやす。会議やミーティングなどのあとに「会議で決まった企画は、あなたのセクションではどのような手順で進めることになりそうですか」などと問いかけて意見を聞く。

人脈（ネットワーク）を大事にして有効活用。

人脈（ネットワーク）を大事にする。職場内は当然ながら、住民、市民団体（NPO法人など）、企業、学会、後援会、各種同好会などを通じ知り合った人とは、適宜連絡をとり、情報交換を行なう。その際、自分の聞きたいことばかりを話題にするのではなく、相手の活動状況をある程度把握したうえで、それについて共感したり支持したりする。いかにも仕事のため、という態度では相手の信頼は得られない。

「仕事のため」という範囲を越え、「自分の人生の勉強」という認識で行動すると、仕事が楽しくなるし、実際、今後の人生に役立つことが多い。栄養士（に限らない）がコーディネート力を身につけることは有意義であり、社会に対しても自身にとってもメリットとなる。

コーディネート力は「人生を豊かにするスキル」でもある。

① 外食産業で働きたいと思う栄養士はどんなイメージをもてばよいか。

Guide

- 外食産業とは、①外食、②中食、③給食を含む総称。
- 一見、栄養士らしくない仕事も多いが、あらゆる食サービスが人々の健康を支える、という視点で自分の役割を担うようにしたい。
- 「外食は避けるように」という栄養士はいまも少なくない。外か内かの問題ではなく、食事内容がポイントとなる。

「外食産業」の範囲。

「外食」とは、文字どおり自宅以外のところ（食堂、レストラン、ファストフード店、カフェなどの飲食店など）で食事をすることだが、「外食産業」という場合には、これに「デパ地下」（デパートの地下食品売り場）や「駅ナカ」（鉄道駅構内）、スーパーマーケット（以下、スーパー）やコンビニエンスストア（以下、コンビニ）などで販売される弁当や惣菜（「中食」という）なども含める（**ファスト**フードの表記法として「**ファースト**フード」は不適切）。

学校や病院、会社などで食事を提供する「給食」について、以前は外食とはいわなかったが、近年は、外食会社が委託を受けて給食サービスを行なう場合が多く、これも「外食産業」に含めるようになった（公益財団法人 食の安全・安心財団、平成30年外食産業市場規模推計について／ホームページ）による）。

栄養士の活躍場面。

外食。

レストラン、ファストフード店、居酒屋などがあり、組織が経営するチェーン営業（同業多店舗営業）から個人・家族経営などがある。これらは一般に「外食店」とよばれる。

栄養士は、これらの飲食店で、メニュー作成や販売促進（販促）企画、利用者へのいろいろのサービス（栄養表示や情報提供なども含む）、広報、テーブルセッティングなどを行なう。場合によっては、健康・食事相談やマネジメント（管理・運営）などにもかかわる。

中食。

中食を扱う外食産業として、次の3つの形態がある。

① デパ地下、スーパー、コンビニなどのように店舗販売を行なう形態。

② 宅配ピザやケータリングのように製造と販売、配達などを行なう形態。

③ メーカーとして製造だけを行ない、商品を販売店に出荷する形態。

これらの各分野での栄養士の業務には、販売サービス、売り上げ管理、販売促進とその企画、在庫管理、ディスプレイなどの業務があり、製造業では、商品開発、市場調査、品質管理、商品管理、製造などがある。

給食。

小・中学校や病院などの公的給食施設の

ほかに、会社や工場などの社員食堂、大学や専門学校での学生食堂などの場がある。

栄養士の業務としては、献立作成、食数管理、特別食管理（治療食、アレルギー食など）、調理・配膳、食材管理、衛生管理などの給食管理業務がある。

近年は、利用者の健康管理の一端を担うようになり、食事相談、訪問支援、印刷・ウェブメディアの情報ページの制作なども行なったりする。

社員食堂などを受注している給食会社では、「特定健康診査・特定保健指導」に伴う食事相談業務を受注して、得意先従業員の生活習慣病予防や改善に貢献している。これには管理栄養士が当たる（23ページ）。

栄養士としては「健康」が売りの1つ。

外食産業界で働く栄養士の仕事の幅は広いが、人々の心身の満足感、健康を支えるという点ではどの職種とも共通している。実践するうえのポイントは……。

栄養士としての信念をもつ。

人々の外食利用度が高まるばかりの今日、健康的価値は「売り」の1つとなっており、栄養士の存在は、企業にとっても不可欠なものとなりつつある。

ただしそれは、「ヘルシーな一品」「ダイエット中の人にもオススメ」のような漠然としたアピールではなく、「1日にとりたい野菜の半分以上がとれる」のようにアピールする方法もある。

外食産業は男性中心に発展してきた業界であり、また、調理部門がメインとなる業種でもあるため、女性または栄養士に対して「やさしい職場」とはいえない。きついコトバで怒鳴ったり、激励したりすること

もあるが、今後、栄養士の存在意義は高くなるのだから、めげることなく、働きやすい職場環境をつくっていきたい。

「サービス」の範囲を認識する。

外食・中食ビジネスにおいても、「商品」（飲食物）の販売だけで成り立つものではない。お客様に快い印象を与えること（サービス）も商品の大事な一部。同様に健康と食に関する情報も商品の一部であるが、情報を提供したり、お声かけをしたりするときは、サービスの姿勢を忘れず、旧来の「指導型」の姿勢にならないようにしたい。チラシなどの「野菜、足りていますか」は、やや相手を低く見た注意喚起型。それに対して「根菜200グラムを使ったリゾット」とすると事実アピール型になる。このように具体的な事実や情報を提示し、相手（お客様）の判断に任せるほうが穏やかでセンスのよいサービスとなる。その結果、商品に対する印象もアップする。

外食、中食への偏見を改める。

栄養士の中には、外食や中食に対して否定的な意見をもつ人が少なくない。家庭の食事は、健康上、つねに好ましく、対して外食は、エネルギーや食塩量が多く、健康上、問題がある、という、かたよった古い考え方がいまだに存在する。

現実には、外食、中食を利用しない食生活は、単調になりやすい。健康な食事は「内食」（家庭食）か「外食、中食」か、という対比で考えるのは、いまや適切ではない。時と場合により自分にふさわしい食事を選ぶ能力を養うこと、それを支援するのが栄養士の仕事であろう。「外食を利用する人、地域、国などは不健康」などという見方には根拠がないことを認識し、自信をもって仕事をしていこう。

外食サービスが世界の健康を支えているというプライドを。

② 外食・中食の利用率が高まる時代に どんな視点で商品開発をすればよいか。

Guide

- 外食・中食における商品とは、メニューだけでなく、環境やサービスも含めたすべてが「商品」ととらえる。
- 商品開発のポイントは、少なくとも①開発目的、②市場現況、③コンセプト。その3つを分析・整理し、商品内容を設定・議論してから推進する。
- 栄養士は食事を栄養素の補給と考えがちだが、多くの人が優先するのは、楽しみや、その食に伴う情報など。そのことを忘れずにおきたい。

外食・中食での「商品」とは。

外食産業において「商品開発」という場合、個々の商品にとどまらず、店舗、インテリア、ネーミング、キャンペーン、人的サービスまでを含めることが多い。

次のカテゴリーを確認しておこう。

中食。

①商品：弁当、惣菜、(和・洋・中華・その他の惣菜、レトルト食品、冷凍食品)、デザート(和・洋菓子、冷凍菓子)、ドリンク(フルーツ、野菜、乳製品)、パン、スープ、調味料、健康食品(機能性食品、ドリンク)など。

②販売場所：コンビニ、ドラッグストア、スーパー、デパ地下、駅ナカ、各種専門店(弁当、惣菜、その他)、弁当屋台、ケータリングなど。

③アクション：開店、改装、拡張、キャンペーンなどの企画やサポート。

外食、給食。

①商品：セットメニュー(モーニングセット、ランチ、弁当、ディナー、お子様、晩酌)、アラカルトメニュー(シーフードパスタ、野菜カレー、シェフにお任せ○○など)。

②提供場所：各種外食・給食施設。

③食事相談、食情報の提供：食事と健康に関して、相談にのったり、講習会を開いたり、掲示やチラシ、相談用紙などによって情報の提供・交換などを行なったりする。これらは、中心業務の下支えとしての意味がある。

商品開発の基本。

開発の目的。

商品開発には基礎となる理論や経験、現場ごとの対策がある。ここでは基本事項のうちの一部をあげておこう。

①対象者はだれなのか。「20代女性」のような大きなくくりではなく、性、年齢、職業、地域、階層、提供品目、商品の消費目的などに絞って企画する。

②なぜその商品を生み出すのか(オリジナリティはあるか、原材料を調達しやすいか、コスト面での勝算はどうか、消費者、社会、時代のニーズはどの程度あるか)。

市場背景はどうなっているか。

①類似商品の有無、多少。

②自社商品のシェア。

③消費動向やトレンドなど。

コンセプト（その商品の理念、一貫する基本方針など）。

①高級路線かカジュアル路線か。

②伝統系か創作系か、その他か。

③グルメかヘルシーか（この２つは対比的な関係ばかりではないし、ローエネルギーが「ヘルシー」とはいえない）、など。

開発担当者。

一般に、商品開発は、大手では商品開発のセクション、中小組織では上層部やベテラン従業員が、過去の経験を生かして主導する。

経験の浅い者が意見をいう機会は少ないが、消費者（「女性」「若い世代」など）としての意見を求められることはある。こんなとき、自分の意見というよりも、自分と同世代の人の消費動向を、根拠を示して述べるようにする。そのためには、自社商品の全容や売れ行きなどを記録しておく。また、今後の可能性などについての考えをまとめておく。

「栄養士」を押し出すのではなく、まずお客様のニーズを読む。

外食、給食、中食の商品は、人々に楽しみ、便利さ、話題性、健康増進、食べる場などを提供することによって活力を支えるものである。「健康志向」「アンチエイジング」などのトレンドを無視することはできないが、多分に流行的なところがあり、長続きしないものも少なくないことを認識しておこう。

以上をふまえて、栄養士として商品開発にかかわる際にどのような視点をもったら

よいか、また壁にぶつかったときの対応策の一例を以下に示す。

商品開発で気をつけたいこと。

外食産業の商品開発に栄養士がかかわる場合、「ヘルシー」「栄養バランス」「食の安心・安全」「アンチエイジング」「血液サラサラ」といったトレンドにそうことばかりを考えないようにする。そのような発想は、商品の多様性にブレーキをかけるだけでなく、類似商品とも重複し、平凡でパッとしない商品を生み出す可能性がある。

葛藤が生じたときの対処法。

栄養的な知識やそれに関するトレンドに詳しくない同僚や上長の中には、流行を追いかけるような商品開発を求める者も少なくない。栄養士としては苦しい立場に置かれるが、機会があれば考えを述べることとし、とりあえずは受け入れておく。こんなときは、「ある商品、ある食事が健康上パーフェクトなどということはありえない。健康維持は個々人の選択力の問題」という割り切りも必要。葛藤を和らげる考え方としても有効である。

ある学者が、高齢者がコンビニをよく利用することに関して「高齢者向きのシルバー弁当を開発するとよい」といったことがあるが、「シルバー」と名づけた商品を高齢者が喜ぶ可能性は低い。また、選ぶ楽しみのないワンパック商品は歓迎されにくい。こういう点を見通す力（洞察力や想像力など）が商品開発では求められる。

食を楽しみつつ、食や健康の情報を知りたいという消費者（お客様）の心理を推測しつつ、栄養素の補給にとどまらない食のカタチを提案・開発する――その姿勢から、栄養士ならではの視点と専門性に下支えされた商品が生まれてくるかもしれない。

商品開発は「栄養＋楽しみ・情報」と考え行なおう。

③外食店などで、利用者の満足度を高めるためには、栄養士として、どんなアクションが起こせるか。

Guide

- 街の外食店では、栄養士が深くかかわらなければならない場面は少ないが、①食に関して多角的に学んできたこと、②国民健康・栄養調査やその他のデータから、日本人の食生活を広い視野で見る勉強をしてきたことを活かして、現場で育った人（経営者や先輩従業員など）とは違う方法で利用者のニーズを把握しよう。

利用者の満足度を左右する要素。

　外食店利用者の満足度を左右する要素はあまりにも多い。一般論として、その要素のいくつかをあげてみよう。

①立地：都道府県、市街地・住宅地、オフィス街、学園都市、駅構内、駅に近接、公共施設に近接、住宅地の中の単独店、ビル内の店舗（何階にあるか、地下街、飲食店街）、大病院内など。

②利用目的：朝食、昼食、夕食、会食、商談、接待、立ち食いなど。

③主たる客層：上記の立地や利用目的との関係の深さ。男女比、年代、職種（勤め人、自営、事務系、その他など）、ファミリー、学生、公共施設の利用者など。

④料理・食事の種類：提供する料理または食事（和・洋・中華ほか）などに加えて、料理のグレードなど。

⑤1人1回の単価：立地との関係、利用目的との関係が深い。

⑥店の構造、インテリア：落ちつける、カウンター式で人と向かい合わずに食べられる、隣席とのしきりがあるなど。

⑦知名度：老舗（しにせ）、チェーン店、メディアでも紹介された、など。

⑧他店との関係：一般には差別化を求めるが、中華街、ラーメン横丁、飲み屋街などのように、同業が集まって活性化する例もある。

　その一方で、中華街にすし店ができたり、ビジネスパーソンの多い地域に甘味処が現われたりするなど、意外性も満足度を高める条件となる。

⑨味と量：一般的には、鮮度のよい食材、できたて、特徴のある食器、利用者にとって適した分量かなどが評価対象になる。だが、「おいしさ」は人それぞれだから、一般化はしにくい。若者が多い店では量が多い、味が濃い（脂っこい）などの料理がもてはやされたり、近年は「無農薬」や産地表示、「ヘルシー」を謳ったものなどが好まれたりする。

⑩接客：ていねい、親しみやすい、気づかいがあるなどはプラス要因。しかし、回転率の高い店では、ていねいさよりもすばやい対応が優先されたりする。

栄養士らしいアプローチとは。

　以上見てきたように、一般的な外食店で

は、病院や事業所の給食施設のように、栄養士が不可欠な存在ではないのが現実。しかし、栄養士は肩書き以外には役に立たない、などということはない。食のセンスがよいこと、外食事情にくわしいこと、利用者のニーズを読む能力が高いことなどは、そもそも資格や肩書とは関係ない能力。そのうえで、知識や技術を生かした食のプロとしての栄養士らしいアプローチのしかたはいくらでもある。

従業員とは違う栄養士ならではのアクション例を以下に紹介する。

① 「おいしい」「食材にこだわっている」「ヘルシー」などは売り手側の自己満足程度と考えよう。それだけで利用者を引きつけることはできない。

一方、商品そのものには現われないまでも、公衆衛生や疫学などの、社会を大きく見る視点から自分の職場や商品を分析する能力は、案外、その他のセクションの人（従業員）にはないもの。他店との差別化や売り上げが伸び悩んだときに役立つ可能性は充分ある。

② 「お客様のニーズ」というとき、とかく来店する客や店の前を往来する人の行動だけを見て判断を下しがちだが、もっと視野を広げ、地域や街全体を見る。また、自分の地域にはどんな公共施設（駅、役所、各種学校、スポーツ施設など）や事業所、職種があるか、そして、飲食店の内容と軒数などを書き出してみる。

そのうえで、栄養士として人口動態調査や国民健康・栄養調査報告、地域の行政機関がもっている資料などから基幹産業、労働人口、食事の傾向、死因などのデータを調べ、市場を把握する。そこから、「野菜摂取量全国第5位の誇り」「適塩県の味名人　肉じゃがランチ」などのネーミングやキャッチフレーズが生まれ、新しい展開や商品の開発も考えられる。

③ 他店の人気メニューをデータとして把握する。カレーライスがよく売れる店があるとすれば、その理由、値段、量、材料、味の特徴、サービス、客層、地域の職業分布や近年の人口動態などから分析する。その中に、自分の店にはないよさやくふうなどを見つけ出すヒントがあるかもしれない。

④ いろいろの調査経験を活かして、直接来店客に声をかけたり、自店以外の利用者の感想を聞いたりして、ニーズをつかむ。このとき、問いかけは「なにかご不満はありますか」などの、マイナス面摘出型にならないようにする。

「このお店を月に何回くらい利用されますか」「よく召しあがるお料理は?」など、背景を把握できるように問いかける。こうしたインタビューは、食生活調査や食事相談にも通じる手法なので覚えておきたい。

このような問いかけはアンケートによっても行なうことができる。利用者が「自分のことを知ってほしい」と思うような問いかけや、自分の食生活の傾向に気づくような問いかけをする。

アンケート例：「朝食は①毎朝、②週に（　）回、③とらない」「外食の頻度は?　月に（　）回」「最愛の人にごちそうするとしたら、どんなお店の、どんなお料理を?」「外食をする理由」など。

 栄養士ならではの利用者のニーズを把握する。

④これまでの経験を活かして、いずれ独立することを考えたとき、なにから準備をすればよいか。

Guide

- 惣菜店や小規模飲食店などは、栄養士でなくても開業することができる。それだけに、栄養士にとってはライバルの多い世界ではある。
- 料理の得手、不得手ということよりも、経営感覚がもっとも重要。
- 栄養士＝「栄養素」「栄養バランス」ではなく、大きく自由な発想を採り入れた自己開発が必要となる。

起業のためのアクション。

飲食店や中食店（総菜や弁当）は、一定のスペースと最小限の資本があれば1人でも開業できる。規模によっては資格も必要ないため、業界で働いたことがない人でも、開業する例は多い。

ここでは、外食業界で働いた経験のある栄養士が、調理人を雇うのではなく、自らが経営者兼調理人という役柄を担うことを前提にして、ビジネスとしてのアクションプランを考えてみよう。プランの際に考えたり見たり聞いたりしたことは、すべて専用ノートに記録することを基本とする。

業態をイメージする。

①外食店、中食店、ケータリング、キッチンカー、事業所や施設（福祉施設、事業所など）の給食を受注するなど、自分が置かれている状況にそって考える。基本的には自分の経験に基づいてプラ

ンニングするほうがムリはない。

②業態が決まったら同業種を数件〜数十件リサーチ。立地、商品、値段、時間帯と客層などを把握・分析する。この間、同業の経営者からアドバイスが受けられれば今後の起業に向けての大きな力となる。情報収集力は今後のビジネス力に通じる能力の1つ。

商品開発をする。

①理念を固める。

「なぜ自分がそれをしなければならないのか。なぜほかの人ではダメなのか」と自分に問うてみて、反論できるのであれば、そこから理念は生まれる。「自分のため」は当然としても、社会にとって、それがどう役に立つのか、などについても考えを固めておきたい。

②リサーチ結果を元に、売れ筋商品を考える。

自分の得意料理や食事から考えるのではなく、なにが求められているかを推測し、それに応えるという順序で商品を考える。この段階では「栄養的価値」や「適塩」などは考えなくてもよい。

③商品を作るシステムを考える。

調理場のスペース、必要な調理器具や食器、保管方法、衛生管理上の問題、コスト計算、1日の販売点数予測など。

④商品のネーミングを考える。

同じものでも、ネーミングによって売れ行きが左右されるところは大きい。

商品のセールスポイントや特徴をしっかり把握し、もっともふさわしいネーミングを生みだそう。

ビジネスモデルを考える。

意欲や調理技術などは不可欠だが、肝心なのはビジネスとしての戦略である。経験不足の人が陥りやすいのは、よいイメージを優先して、ピンチのときの対処法について準備不足になること。経営戦略については、「食」とは関係がなくても、経営にくわしい人のアドバイスは欠かせない。

起業の実現に向けてあらゆる可能性（利点やリスクも含めて）を考えたうえで、ビジネスモデルを構築したい。とくに次の①〜③はしっかりと計画するようにしよう。

①資金の準備にムリはないか。起業してもすぐに回転率がよくなるとは考えにくい。どれくらいの期間で資金繰りがつくようになるか、半年、1年、2年という期間で考えてみる。

②経費：経営において、経費をいかに抑え、売り上げを出すかは重要事項。人件費の有無、自分1人で始めるにしても、光熱費や水道代などの増加分はだれが負担するのか、家族からのクレームは出ないか、などは基本的なチェックポイントとなる。

③屋号：主たる客層のセンスに合ったネーミングをする。屋号のネーミングはどんなに早く着手しても早すぎることはない。候補が浮かんだら書きとめておいて最後に1つに絞る。

外食産業界で活躍する栄養士像。

外食・中食の業界で起業している栄養士は少なくない。きっかけとして多いのは、結婚、出産、家庭の事情、定年など。もちろん、自分なりの構想をもち、途中退職して、という例も少なくない。

以下に、おもに活躍する分野と栄養士像をあげてみよう。

①経営：実際に外食店舗や、弁当、惣菜などの中食製造販売を行なうケース。1人または少人数で販売、サービス、調理、店舗管理等のトータルマネージメントを行なっている。規模は小から中まで各種。得意先は、中小企業、小規模福祉施設、シェアハウスなど。

②企画：この業界での経験を活かして、外食店舗、メーカーに対してメニュー企画・開発を行なっている。プランナーとして、会社方針に基づいたコンセプトや企画提案を行なう。

③スタイリスト：プロジェクト進行にあたっての問題を整理し、宣伝や版元からの依頼に応じて商品の紹介、写真撮影の進行などを行なっている。コーディネーターとも呼ばれる。

④衛生管理：外食店舗の衛生的側面を専門に調査・分析し、改善点を打ち出す仕事。栄養士でこの仕事に従事しているケースは少なくない。

⑤コンサルタント：外食店舗、メーカー、中食販売店に対して、調査結果の分析、問題や課題点の抽出、改善ポイントの提案を通して、発展を促す仕事。

栄養士はとかく「食＝栄養素の補給、栄養バランス」ととらえがちだが、独立・起業するのであれば既成の概念を超えた大きな視野と自由な発想が必要となる。もっている資格やこれまでの経験に基づいたうえで、オリジナリティのある商品、マネジメントを創出したい。

自己開発と経営感覚が独立成功へのヒケツ。

1 「特定保健指導」にかかわる栄養士が、理解しておきたい基礎知識とはどういうものか。

Guide

- 特定保健指導は、糖尿病などの発症を遅らせるために40歳になったら、全国民が健康診査を受けることを義務づけた先進的な保険システム。
- 「健診」で「要注意」とされたからといって「病人」になったわけではない。支援者側は、対象者を病人扱いしないこと。
- 特定保健指導の実施は、多数の管理栄養士が、見えるカタチで健康の最前線に配置された、栄養士の歴史の中では画期的な出来事である。

特定健康診査の目的とは。

糖尿病などのリスクをへらすため。

国（厚生労働省）は、従来の生活習慣病や、がんの早期発見・早期治療の方針をさらに1歩前に進めて、40〜74歳の各種医療保険加入者を対象に「特定健康診査」（以下、特定健診）を実施することを法律化した（2008/平成20年4月）。

その目的は、糖尿病や心筋梗塞などのリスクになる「メタボリックシンドローム」（内臓脂肪症候群）の該当者や、その「予備群」を早期に見つけ出すことにある。

特定健診は、保険加入者が勤める事業所（学校を含む）のほか、健診や医療機関、各地域の保健所などで行なわれる。

ハイリスクのグループを「予備群」と仮称しているが、「かならず病気を発症するグループ」という意味ではなく、「生活改善の仕方では好転する可能性もあるグループ」でもあるので、その人たちを患者扱いすることは避ける。

特定健診の項目。

基本的な項目は、下表のとおり。

健診で内臓脂肪の蓄積が認められた人には「特定保健指導」の案内が通知される。

対象者に応じた支援。

特定保健指導は、対象者（被保険者・被扶養者）に特定健診の結果を伝え、現在の健康状態を理解してもらうこと、生活習慣改善のための目標を設定し、実践するように促すこと、そのことにより対象者が自己

特定健康診査の項目

基本的な項目	○質問票（服薬歴、喫煙歴等）○身体計測（身長、体重、BMI、腹囲） ○血圧測定 ○理学的検査（身体診察）○検尿（尿糖、尿蛋白） ○血液検査 ●脂質検査（中性脂肪、HDLコレステロール、LDLコレステロール） ●血糖検査（空腹時血糖またはHbA1c） ●肝機能検査〔AST（GOT）、ALT（GPT）、γ-GT〕
詳細な健診の項目	※一定の基準のもと、医師が必要と認めた場合に実施 ○心電図 ○眼底検査 ○貧血検査（赤血球、血色素量、ヘマトクリット値）

管理できるようになることなどを目的としている。警告や指示ではなく、現状（健康状態や生活習慣）を正しく理解してもらい、自発的に改善できるように支援する。

対象者のリスクの度合いによって、以下の３つのアプローチがある。支援は医師や保健師、管理栄養士などが担当する。

「特定保健指導」と呼称しながらも、対象者へのアプローチには「支援」というコトバを使う点を心にとめておきたい。

「情報提供」

比較的リスクの低い対象者に対して、面接または手紙、専用のウェブサイトによって健診結果を提供し、注意事項を伝える。改善すべき習慣など、基本的な情報を提供することによって、より健康的な生活習慣の重要性を理解してもらう。

「動機付け支援」

支援の必要度がやや高い対象者に対しては、個別面接またはグループ支援を原則として１回行なう。対象者が生活習慣を振り返り、改善する目標を立てて実行し、継続できるようにする支援。

６か月後には、手紙やＥメール、電話などで状況を確かめ、評価する。

「積極的支援」

さらに支援度の高い対象者に対しては、「動機付け支援」に加え、３か月間以上、定期的・継続的に行なう支援。面接のほか、電話、Ｅメール、手紙などで行なう。６か月後に通信などを利用して評価する。

特定健診と日本人の健康度。

①医療保険者（健康保険組合など）の予算難、対象者の参加意識の低さなど、問題点は少なくないものの、日本人の健康増進、平均寿命・健康寿命の延伸に寄与していることは複数の調査で確認され、関係団体が開く研修会などでも、その成績は発表されている。

②明治時代以降、戦時を除いて、日本の健康増進政策は、学校、市町村、職場、地域コミュニティなど、整ったネットワークを通じて緻密に行なわれてきた。「特定健診」も、こうした伝統にのっとり、さらに病気の先回りをして、発症を遅らせることを目指している。

③「特定保健指導」は、管理栄養士の全面的な参加が前提になっている。管理栄養士の役割の重要性が明確化されており、その意味で栄養士の歴史から見てエポックメーキングな出来事といえる。

「指導」の方法については、実施当初は頻回に研修会などでスキルアップが図られた。そのポイントは……。

●対象者は、高血圧や糖尿病などすでに治療中の者も含まれるが、多くは「患者」ではなく、社会生活を行なう「現役」が主体。そのため、指導色が強すぎると反発されることもある。

●「介入」（生活改善のために対象者と接触の機会をもつこと）の回数が限られているため、少ないチャンスを有効に使って、対象者の自発性を促し、自主的な生活習慣の改善への動機付け（74ページ）がカギとなる。そのためには、管理栄養士の高いコミュニケーション力が必要となる。

●前述の「指導色」を抑え、対象者の自発性を促す手法については、管理栄養士のスキルの未熟さや経験不足などの点が多く見られた。そこで、行動療法やコーチングの手法などをベースに研修会が行なわれた。

 対象者が自発的に生活習慣を改善できるような「支援」が大事。

② 特定保健指導の初回面接をする担当者として、あらかじめ頭に入れておきたいこととは、どういうことか。

Guide

- 相手は現役社会人の場合も多い。こちらも第一線の社会人として、身についたマナーで、しなやかに接したい。
- 来ていただく場合でも、うかがう場合でも、マナーや身だしなみは、健康をカタチで示す絶好のチャンスとなる。
- 相手の職場に訪問する場合、屋外で相手に出会うこともある。バッグのサイズ、コートのデザイン、歩き方などにも心を配りたい。

社会で通用するマナーで接する。

　特定保健指導は、現役の社会人や、重篤な病気のない生活者と接するという点で、病気治療中の人とは異なる接し方が求められる。なぜなら、①相手は「現役」という自信とプライドをもっている。②仕事や現在の生活に軸足があるため、健診結果とは関係なく、「指導」に対して多少の迷惑感をもっている人もいる。③「仕事モード」のスイッチが入ったままで面接を受ける人も多く、言動もビジネススキル的であったりする。

　対面する栄養士・支援者としては、相手のペースに合わせ過ぎて、過剰に仕事コトバを使ったり、相手の仕事の話に引き込まれたり、「申しわけない」という態度になり過ぎたりしないようにする。そして、マ

ナー、身だしなみ、言動において、社会人として、また、「食と健康に関するプロ」として、相手と対等な関係を保ち、互いにスムーズに初回面接を行なうためにも、以下のような点を強化しておきたい。

身だしなみのチェックポイント。

　職場の規程に従い、さらにビジネスマナーとしての清潔感、品位、謙虚さに配慮した身だしなみを整える。

①髪型：髪はかならずブラッシングしておくこと。肩につく長い髪は後ろで結う。ヘアカラーなどは明るすぎない色味がよい。ハネやフケ、顔にかかる髪などには注意。

②メイク：健康的に全体をしあげたい。濃すぎるのも、ノーメイクに見えるのも健康イメージとはならない。眉だけ、口紅だけでは不充分。

③服装：季節感のある、ややカジュアルな色合いのものを。相手の職場を訪問する場合は、その職場に合わせたジャケットを着用。いずれの場合も、黒のリクルートスーツは雰囲気が固すぎて健康を支える仕事のときには適さない。

　胸元のあきの広い上衣、短いスカート丈、強すぎる香水などには注意。

　自分の施設内で、白衣などの制服を着て行なう場合は、シワや汚れがないこと、室内シューズなども各組織の規

程のものを用いることなどに注意。

お出迎えからお見送りまで。

① 面接を行なう相談室や会議室の照明などの明るさや空調が安定しているか前もって確認し、プライバシーを保護できる場所を選ぶ。机やイスは汚れがないかを確かめて整えて並べる。

② 相手に渡す資料や物品、教材を整える。面接に関係のない私物、次の相手に渡す書類などは、来訪者の目に入らないところに置く。

③ 相手が来室する5分前までには、トイレを済ませ、室内の状態や身だしなみをチェックしておく。

④ 部屋の出入り口で出迎え、「ここがすぐにおわかりになりましたか」「お待ちしておりました」「きょうはお時間をつくっていただきまして、ありがとうございます」などとあいさつをし、自分の名前をフルネームで名のり、相手の氏名を確認する。あいさつのあとにおじぎを忘れずに（同時には行なわない）。

⑤ 相手と話すときは、アイコンタクトをとりながら進める。パソコンやタブレット端末を使用しながら面接を行なう場合でも、相手に顔を向けて、アイコンタクトを忘れずに。話し方は「食事相談」の項（140ページ）を参照。

⑥ 面接中は背筋を伸ばし（相手を緊張させない程度に）、よい姿勢を保つ。動作はゆっくり、ていねいに。指をそろえて両手で資料を渡したり受け取ったり、モノを指し示したりする。セカセカした動作は厳禁。

⑦ 面接を終えるとき、「きょうお話した

ことは○○と△△でしたね」などとフィードバック（振り返り、まとめ）を行なう。相手に渡す教材や説明資料などを再度確認し、両手で渡す。

「きょうはありがとうございます」のようにあいさつをし、部屋の出入り口までお送りする。このとき別れ際に相手が振り返ることがあるので、相手が見えなくなるまで見送り、一礼する。

相手の職場で面接する場合。

① 時間を厳守するためにも、事前に相手の職場までのルートを把握しておく。

② バッグ、コートなどのグッズ、そして歩く姿勢にも注意。ビジネス感をもちつつ、それなりのおしゃれ感を保つ。相手と屋外で出会わないとは限らないし、同僚から見られる可能性もある。バッグは、パソコンや資料などを入れるためサイズは大きくならざるを得ないが、体型に調和したものを選ぶ。

③ 相手の職場の近くでの電話は、公私ともに控える。相手や同僚に電話をする姿を見られたくないし、もちろん内容を少しでも聞かれるのは好ましくない。

④ 相手先の近くの飲食店は行きも帰りも使わない。見られて困ることは何もないにしても、メニューの選び方、食べ方などは、（社員食堂に誘われた場合は別として）見せないでおきたい。

⑤ 初めての土地を訪れたときは「空気が澄んでいるところですね」「活気のある町ですね」のように、土地の印象を一言コメントするのは相手に親近感を示すためのひとつのカタチとして好ましい。

③ 特定保健指導において、初回面接をスムーズに行なうには、どんなことに気をつければよいか。

Guide

- 「短い時間にやることが多すぎる」という先入観をもたずに、時間内に効率よく進めるコツをつかむ。実際、ふつうにこなしている栄養士や施設は少なくない。
- 相手の性や年齢、地位とは関係なく、つねに対等に、しかし親近感を大事にして面接を進める。
- 対象者の自発性を促す動機付けの場なので、改善へのモチベーションを引き出すのが初回面接のポイント。

初回面接での実施事項と注意点。

実施事項。

初回面接の実施条件として、次のことを行なうことが定められている。

①個別支援は20分以上。

②なぜ、特定保健指導の対象になったのか、健康診断の結果を説明。

③体重や腹囲の目標値(行動目標)や実践可能な改善行動(行動計画)について話し合いにより設定する。
（保健指導の実施機関によっては、さらに以下のことを行なう）。

④体重や腹囲の測定。

⑤初回面接後の継続支援(電話や手紙など)の予定や内容についての説明。

⑥相手の連絡先の確認。

⑦初回面接後、体重などの測定値を記録

するツール(専用ノートやインターネット上のシステム)、および教材の説明。

実施事項と予定時間を伝える。

①前述の事項を一定の時間内にすべて実施しようと思うと、「やることが多過ぎる」「時間が足りない」などと感じるのは当然である。だからといって、実施事項を機械的に伝えるのでは、指導または伝達であって、とても「支援」とはいえない。

②最初に相手に終了予定時刻と支援項目を示す。相手の態度、こちらの時間的余裕などによって、初回面接のポイントを決める。健診結果の説明に相手が反応を示すようなら、その理由について問いかけるのもよい。また、自覚の強い人であれば、どんな改善プランを立てるか、問いかけつつまとめてゆく。

③栄養士側に時間的・精神的余裕がなかったり、相手の反応を見極められなかったりする場合は、通りいっぺんの、メリハリのない面接で終わりがち。

初回面接をスムーズに進めるポイント。

「人は見た目が9割」などの説があるとおり、第一印象の意味は大きい。前項(72ページ)で述べたとおり、初対面のときの身だしなみ、マナー、話し方などは、この支援が続けられるか、好ましい効果が得られるか、などを左右するポイントとなるこ

とを認識し、ていねいに接する。

その態度は、職業スキルというよりも、社会性の基礎となるものであり、結局は自分の人生を支えることにもなる。

初対面のあいさつのあと、面接は以下の流れで進める。

① 前述のように、終了予定時刻の目安を最初に相手に伝える。これは急用を理由に「早く終わってほしい」という人にも有効な予告となる。また自分の話が長くなるタイプの人には、それを抑止する効果がある。

タイムスケジュールを先に伝えておくと、相手も時間の配分を考えてくれたり、ときにはこちらをリードしてくれたりすることもある。多くの人は社会経験があり、タイムスケジュールで動いているので、時間管理にはシビアな場合が多い。

② 初回面接の内容とゴールを確認する。面接のおもな内容や、相手にお願いしたいことを資料として用意しておき、それを見ながら説明すると効果的。

③ 専門用語や、栄養士どうしでしか伝わらないコトバは使わない。

例：糖質、行動変容、インスリン抵抗性、介入、セルフモニタリング、継続支援、中間評価など。

逆に、相手が専門用語を使ったときは、その意味を確認する。「糖質は控えたほうがいいのですよね」と聞かれたら、「糖質というと、たとえばどんなものですか」のように。その人にとっての糖質とはご飯やパン止まりで、お酒やお菓子などを考えない場合もあるので。あるいは、相手の健康や栄養に対する基礎知識のレベルを知るきっかけ、正しい知識を学ぶきっかけにもなる。

④ 栄養士のほうが年長であったり、相手が気弱な態度であったりすると、気づかないうちに上から目線の話し方、きつい表現になることがある。上から目線は、検査値や質問票の記述が思わしくなかったときなどに出やすい。「これはひどい数値」「食生活が不規則なのでしょ？」などの断定や決めつけをする例もある。

特定保健指導は、現役で働く人が自発的に健康習慣を改善するのを待つ仕組み。相手への敬意を保ち、相手のモチベーションを高めてこそ、改善への第1歩。相手のプライドを傷つけるような態度は、栄養士の社会人としての未熟さを示すことになり、反発や軽蔑を招くことにもなる。

ていねいで穏やかな発声や話し方は、日ごろの生活習慣から生まれるもの。あまりにも粗い言動をしたり、相手の生活習慣を厳しく非難したりしたためにクレームが続出し、担当を外された例は少なからずある。

⑤ 相手からの質問には、回答を急がず、まずは質問の意味を確かめる。相手から「朝食はご飯食のほうがいいんですよね？」と確かめられたときは、「たとえば、今朝でしたら、どんな献立でしたか」とまず内容を確認する。

相手からの質問に答えられないときは「それについては、少し調べてからお答えしてよろしいでしょうか」のように応じる。知ったかぶりは、危険が伴うし、信頼性を落とすこともある。

自発的な改善へのモチベーションを引き出すのがポイントになる。

4 継続支援を電話で行なう場合、どんな点に注意すればよいか。

Guide

- 電話では、相手のタイムリーな状況の確認と今後の行動への強化などをすることができる。
- 電話をかける前に相手の情報を確認し、身のまわりの環境を整える。
- 相手が目の前にいることを想定して電話をする。

電話による継続支援の意義。

① 初回面接のあと、電話や手紙、メールなどを使って、対象者の行動計画の実施状況を確認したり、生活習慣の現状に合わせた支援を行なったりする。その目的は、動機低下の抑止、相手の行動計画の実施状況の把握、実施後に相手が感じた疑問点などへのアドバイスなどにある。

② 「標準的な健診・保健指導プログラム」によると、「初回面接に設定した行動計画の実施状況については記載したものの提出を受けること」となっている。したがって、記載や提出を依頼するための電話やメールのやりとりについては継続支援としてはカウントしない。

また、「双方向による情報交換」を前提としているので、一方的な情報の提供は含まない。(2013/平成25年4月、厚生労働省健康局による【改訂版】)

電話による支援の現状。

① 特定保健指導の実施がスタートした時点 (2008/平成20年) では、今日のようにスマートフォンが普及していなかった。しかし1人に1台という現状では、それにそった対策が必要になっている。

少なくとも支援する側は、固定電話 (おもに職場) を使うことによって、公私混同を避けることが原則。ただし、支援者の勤務条件や希望時間などによっては、所属先から支給される携帯電話や個人の携帯電話、自宅の固定電話を使う場合もある。

② 電話は、初回面接を担当した者が継続して行なうのが理想だが、担当施設によっては、別の担当者に替わる場合がある (リレー形式)。この場合は、正確で、動機付け強化につながる組織内伝達システムを考案することが支援者側に求められる。

③ 電話の対応時間は、月曜〜金曜のほか、相手の要望に応じて、土日や夜間の時間帯もありうる。初回面接時に、ウイークデーの日中に電話をすることにしても、相手の仕事の関係で、そのとおりにいかない場合もある。

④ 相手が望まない時間帯として、会議が設定されやすい午前中や昼食時間などがある。ただし、相手の職種や勤務体

制にもよる。

　また、早朝や深夜などのように、私的な時間帯とされるときの電話は、こちらの勤務時間のことを考え、妥協せずに避けたい。

担当者が押さえておきたいポイント。

①電話をかける前に、初回面接時の資料（情報）や前回の電話、行動計画の実施状況（相手が提出した生活習慣の記録）などを用意し、相手の状況を確認する。電話支援の担当者が前回と替わった場合は、氏名を名乗り、替わったことを伝える。今回の電話相談の目的や内容、相手に伝えたいことや確認したいことなど、ポイントを絞って話し、メモをとりながら進める。

②こちらから電話をかける場合も、相手から電話をもらう場合も、時間厳守。かけるのが遅れること、相手から電話があったとき、こちらが不在ということは絶対に避ける。こちらから電話をして相手が不在の場合は、相手の状況やこちらのマニュアルにもよるが、5〜10分後に電話をする。それでも不在のときは、予定時間終了時刻に再度電話をし、なおも不在なら、この日の相談は不成立とし、別の日にかけ直す。

③初回面接と同様、目の前に相手がいると思って、姿勢を正す。猫背や背もたれに寄りかかりながら、肘をつきながら、脚を組みながらの電話は、声の大きさやトーン、電話の内容にも影響する。身だしなみも、相手には見えないからといって手を抜かない。

　電話は明るく滑舌のよい声でのあい

さつからスタート。早口、小さい声、口癖、馴れ馴れしい話し方などには注意する。また、相手にへつらうように話したり、たいしたことでもないのにこちらが大笑いしたりするのも好ましくない。

④各組織の電話支援のマニュアルには、確認事項として「体調、体重などの測定値、行動計画の実践状況、状況に合わせたアドバイス」などと書かれている場合があるが、一律に「体調はいかがですか」「体重は？」「計画は？」など、毎回同じ順番や内容を問いかけていると、相手はマンネリ感や事務的な対応のように感じる。体重に変化があった場合、または変化がない場合には「その理由はおわかりですか」のように問いかけて相手の説明を引き出すようにする。

⑤机上の整理整頓、環境を整える。これは思わぬ間違いや錯覚を防止するためである。机上の書類やパソコンの画面など、いま支援する相手の情報だけが視野に入るようにしておく。

　複数の支援者が同じフロアで電話をする場合や、電話をしている同僚がいるときなどは、室内で話す声の大きさに配慮し私語を慎む。

⑥相手から折り返しの電話をもらったときは、まずお礼から。「（お待たせいたしました、お電話替わりました）鈴木一子（支援者名）でございます。折り返しのお電話をいただきまして、ありがとうございます。先ほどは特定保健指導の件でお電話させていただきました。このまま5分程度お話ししてもよろしいでしょうか」など。

対象者の状況・情報を確認し、「相手が目の前にいる」と想定して。

⑤継続支援を手紙やメールで行なう場合、どんな点に注意すればよいか。

Guide

- ビジネスレターの書式を参考に簡潔な文章を目指す。ポイントは箇条書きによって読みやすく、わかりやすく。

手紙やメール支援の位置づけ。

手紙やメールでの支援の目的は、初回面接で設定した行動計画の実践状況、健康状態、食生活のあり方などの確認、情報提供、モチベーションの維持・強化にある。

文章による情報交換の利点としては、①印象に残りやすい、②正確性、③反復・持続・保存性、④面接や電話に比べて時間や場所の制約がない、などがある。

最後まで読んでもらう形式。

上記のように、手紙やメールでのアプローチには利点が多いが、読むのをあと回しにされたり、紛失されたり、Eメールなどの場合は着信や受信を見落とされたりするという弱点もある。

そのリスクを軽減させるには、相手の熱意の低さや不注意が原因と決めつけないで、相手の対応意識を高めるような形式や分量を考える必要がある。

①手紙の場合、私信のイメージを抑え、記録を残すためにも、パソコン印字の横書きをスタンダードとし、プリントアウトしたものを郵送する。ビジネスレターの書式を参考にし、相手の氏名

は左上、文頭に。この部分と、文末の小さなコメントは手書きにする人もいる。用紙、封筒は趣味的デザインのものは避ける。

②体裁（書式）を整える。用紙の余白（天地左右）をあける。文字サイズや行間などを読みやすく設定する。話題を変えるときは段落を変える、など。回答を促すためには、部分的にアンケート式に問いかける方法もある。

③文章の分量は、A4用紙1枚程度に収める。用紙は多くても2枚。余白は2〜3センチとする。1行の文字数は20〜40文字とし、改行を多めにする。

④1センテンスは短くする。主語と述語の距離は短く。1センテンスで複数の理由を説明したり、工夫例を提案したりする場合は箇条書きに。「。」の多い文章は簡潔になりやすい。

⑤「多い」「少ない」「だいじょうぶ」「ほどほどに」「控える」など、あいまい表現は使わない。「野菜はなるべくたっぷりとりましょう」は「野菜は1食に1皿以上はとりましょう。1皿の目安80〜150グラム。1日の目標は350グラム」のように具体的に。

⑥手紙やメールには、受信や送信にタイムラグが生じるため、相手のどの事柄に対するコメント、または問いかけなのかを具体的に記す。例：「2月15日にお尋ねした件については……」など。

⑦ていねい表現を使う。例：「ご返信いただき、ありがとうございます」「拝見しております」「お考え」「お食事」「召しあがる」など。顔文字などは使わない。

⑧相手にプレッシャーをかけるような表現はしない。例：「<u>たいへんそうですね</u>」「<u>むずかしいですか</u>」「<u>○○なら簡単にできると思うので</u>、やってみてください」など。相手の気持ちを確認せずに、評価を表わすコトバを使うと、相手にストレスを与えることにもなる。

⑨「行動変容」「行動計画」「停滞期」「情報提供」などの専門用語は避ける。

⑩用字用語を統一する。例：「一杯」(1杯、いっぱい)、「ごはん」(ご飯、ゴハン)、「揚げもの」(揚げ物、あげもの)など。数字やアルファベット、カタカナは小文字、大文字、全角、半角を統一し、1通の文書の中で混ざらないようにする。料理雑誌などを参考にする。

⑪漢字を使いすぎない。例：「御連絡頂き、有難うございます」「御飯」「御味噌汁」など。漢字が多い文章は硬いイメージを与えやすい。文書にも「健康のカタチ」は現われる。ビジネス文書の「用字用語集」などが参考になる。

⑫末尾に次回の予告を記す。次の電話やメールの予定、相手に促したいことなどを具体的に記す。本文中に書いたとしても、まとめとしてもう1度、末尾に書いておくと双方で確認できる。

書いた手紙を読み返すときの チェックポイント。

投函や送信の前に、この手紙やメールをもらって、相手はどのように思うか、一読する。「なるほど！」「へぇ～、そうだった

のか！」「家族や仲間にも教えてあげよう」など、相手の気持ちが動く内容を心がけ、返信してもらえる内容を目指す。

①1通の手紙やメールの内容は1つ（相手からの質問回答を含め、多くても2つ）とする。多くを盛り込まない。

②手紙の見だしやメールの件名には、相手が読みたくなるフレーズをつける。例：「"揚げていないのに"油が多い料理とは！？」「結果が出ましたね！」など。

③定型文例を用意する。各組織や支援者個人向けに定型文例を作るのは普通だが、2年以上支援をしている対象者には、以前と同じフレーズを使わないように注意。過去の文書を見直し、重複しない表現に改める。

④相手の変化やよい点を見つけ、具体的に文章化する。体重や行動計画の実施状況、感想などの中から、相手の前向きな気持ちや行動を表わす語句や表現を見つけて、それを肯定的に指摘する。初回面接から1か月、2か月の実施状況や気持ちなどを比較してもらって、相手が気づいていない小さな変化を「ほめポイント」として記す。

⑤ほめることや励ましばかりで、具体的な内容がない文章はNG！ 例：「いい感じですね」「もう少しで、できるようになりますよ」「お酒だけでもがんばってください。応援しています」など。相手の状況を確認することなく、励ましフレーズを伝えるのはむしろ不信感や誤解を抱かせる。

いずれの場合も、手紙なら封入する前に、メールなら送信する前に、音読も含め2～3回以上は読み返す。相手の氏名、誤字・脱字の確認はとくに入念に。

 読みやすい手紙やメールを書くにはよい文例を参考に。

6 電話や手紙、メールによる支援のために、電話や文章による表現力をもっと強化したいが、どんな方法があるか。

Guide

- 電話も文章も、日々の生活の中で自主トレーニングができる。仕事のためというよりも、自分の人生を充実させるためにも意味がある。
- 相手に失礼な表現や、Eメールの誤送信などを防ぐためにも、自費でマニュアルを買って手元に置こう。

電話や文章の一般的傾向。

電話コミュニケーションの場合。

固定電話中心時代には、事業所勤務の新人には、電話の出方、受け答えなどのマナーなどに関して、専門の講師を招いて勉強させることが多かった。

しかし、携帯電話やスマートフォンの普及によって、電話があまりにも身近で私的な道具となったため、あえてその扱い方、話し方、切り方などについて、講習を行なう事業所は激減した。

いま、電話のかけ方講習を行なうのは、電話による販売や問い合わせ、相談などの業務に当たるセクションなどに限られるであろう。栄養士の場合、特定保健指導に対応する必要から、一定の講習を受けることはあるが、公的な電話コミュニケーションが得意、という人は少ないだろう。

文章を「書く」機会の減少。

通信機器の発達のおかげで、日本では（世界的にも）手紙やハガキを利用する人が年々減少している。そのため、これらについての経験は浅くなるばかりで、手紙やハガキの文章ルールを知らない人はふえるばかりである。

一方、パソコンやスマートフォンの普及は著しく、昔とは比べものにならないくらい、文章を「打つ」人口はふえている。

しかし、デジタル機器による文章は、変換を機器任せにする点、文体は話しコトバであることが多いという点で、この経験が、手書きの手紙やハガキの文章力強化に役立つとはいえない。

以上を前提にして対策を考えてみよう。

「電話力」の鍛え方。

電話のかけ方や電話での話し方だけを指導してくれるところは見つけにくいが、「話し方教室」などで、リクエストするなり質問するなりして学ぶことは可能。

また、インターネットで「電話のかけ方」などのキーワードで検索すると、少なからず情報が得られるので利用したい。

このほか、書店の実用書コーナーで、職場での話し方やマナーについての書物やマニュアルを見つけるという方法もある。

以下に、公私にかかわらず、自主トレーニングをしておきたい基礎的な電話のマナーをあげておこう。

① 電話をかけるときも、受けたときも、姿勢を正す。私用のときもそのようにして習慣化する。

支援の電話をかけたり受けたりする機会が多いときは、職場だけでなく自宅でも、いつでも座れる椅子などを常設したい。また、電話に周囲の人の声や、サイレンの音などが入りそうなときは手で遮る。

②名のるときは、自分の所属や氏名を名のってから、相手を確認する。このときも、同姓の人が出る場合もあるから原則としてその人のフルネームを伝える。本人以外の人が出たときは、こちらの所属をはっきりと伝え、苗字（姓）だけを名乗る。例：「○○支援センターの鈴木と申します」

③電話を切るのは、一般には、かけたほうが先だが、相手が取引先やクライアントなどの場合は、相手が切ってから受話器を置く。切る場合、プッシュボタン式は相手よりも先に切ることがある。その場合、切る音が相手に聞こえたりして、失礼になることも。固定電話の場合は、受話器を置くまで2〜3秒かかるので、これを参考に、プッシュボタンの場合も1、2、3で切ることを習慣にする。

手書きの文章力をつけるには。

書く機会をふやす。

①筆記具をつねに携帯して、思いついたこと、スケジュールなどを手書きする習慣を。これは思考を深め、知的な生活を送るための基本。

②よい文章（エッセイや純文学作品など）を読むこと。年に数冊を目標に。読むことも書くことにプラスになる。

③美しい文章を書写する。原稿用紙を使い、手書きで、400字詰め10枚分くらい。これは年1回を目標に。文字の

筆記能力を高めるのにも有効。うまさよりも、ていねいさを目指す。

④日記を、手書きで毎日つける。3年連用、5年連用などが望ましい。1日にあったことを整理して書くことは、編集力、文章力アップに有効。さらに、何を書くかを無意識的にいつも考えていると、頭が取材モードとなり、観察力、注意力を高めるのに効果がある。

⑤文章の書き方に関する本はたくさん出版されているので、購入する。役立つ文章例のほか、当用漢字、現代かなづかい、「用字用語」などについて学ぶことができる。

⑥手紙の書き方の本も手元に置きたい自主トレ用ブック。文章による健康支援では、時候のあいさつ、頭語、結語などは簡略化されることが多いが、手紙の基本は身につけておきたい。

⑦文章講習会、セミナーなどには、健康支援のためのものは少ないが、直接関係ないように見えても、支援に活かせる基礎文章力をつける場として意味がある。また、人生を豊かにするためにも役立つので、ぜひ活用を。

Eメールの文章力をつけるには。

Eメールの書き方、マナーに関する書物が出版されており、インターネットでもそのポイントを学ぶことができる。

上記の書物やインターネットサイトでは件名の書き方、本文の長さ、返信の仕方、送信するときの注意点などが書かれている。文章の形式は、手紙の書き方に準じることが多いので、ここでも手紙の書き方の本は役に立つ。

電話や文章での「表現力」強化は日常生活で自主トレが可能。

7 支援の記録は、どのような内容を、どのように残していけばよいか。

Guide

- よい支援は、マニュアルの要素もある支援記録形式（フォーマット）に左右されることが多い。必要事項プラス、オリジナリティを心がける。
- あくまでも効果のある支援が目的。記録するための支援ではないことを理解しておく。
- パソコンによる記録が中心になる場合でも、手書きのメモは不可欠。そのためのメモも、ある程度、書式化して。

支援の経過を記録する目的。

特定保健指導においては、対象者と対面、電話、Eメール、手紙などによってコミュニケーションを行なったのち、その記録を各段階で記録し、以後の支援や、支援方法の改善に活用することになっている。その目的として次の点があげられる。

①支援の回数、進捗状況、今後の方針を考える基礎資料とするため。

②複数の支援者とのやりとりの内容を区分することで忘れたり、混同したりしないようにするため。

③対象者が、やりとりの結果を忘れている場合があり、相手から尋ねられたときにも、きちんと対応するため。

④担当が替わるとき、次の支援者が対象者とのやりとりの経過を把握することができるようにするため。

⑤対象者が途中で支援を断ったり、避けたりするようになった場合、支援者側で問題を分析する資料とするため。

⑥管理者が、従業員である支援者の業務評価を行なうとき、医療保険者や関係者による閲覧を受けるときなどの資料とするため。また、スタッフが、ほかの担当者と技術的レベル、実績などを客観的に把握するときの資料にも。

まずは記録のためのフォーマット作り。

①支援者にとって記入しやすい書式を作る。支援者の経験、性、年齢、スキルなどに関係なく、容易に記録できる形式のものをパソコン用、手書き用の2パターン用意する。経営者側が主導し、ベテランが、スタッフの実態、要望などを踏まえて作成する。

以上を、初回面接用、継続支援用など、段階別に作る。フォーマットは各組織のオリジナルなので入手しにくい。

②記録する内容は、初回面接での対象者の発言内容、支援者からの提案、アドバイスした内容、相手からの質問に対する回答など。初回面接当日の対象者の態度、特定保健指導を受けることへの気持ちなども、相手の表現のままに記録しておく。言い換えたり、意訳したりしないほうがよい。

③項目を設けるときは、基礎的な項目の

ほか、独自のチェック項目を設けて親近感を深めたり、オリジナリティを印象づけたりする（食事時刻、生活信条、勤務状況、会食や接待の頻度、余暇活動の内容など）。

④「良好」「やや良好」「変化なし」など、判断基準のない評価などは、パーセントで示すようにして、いくらか具体性を高めるのも一案。

⑤書式作成にあたっての注意点は、対象者のタイプ、弱点、問題点、未達成事項など、あら探し的、否定的、決めつけ的な書類にしないこと。このような形式にすると、スタッフ全員が「ダメ出し型」に感染してしまう。実際には、この形式に傾いているところは多い。

　そのようにはせず、好ましい点を見つけ、それを話題にして、対象者の自発性を促すような形式とする（「肯定的指摘」「好ましい食事相談」などの項を参照。140、142ページ参照）。

⑥書式は箇条書きで記すように作る。またこれを利用するスタッフも、1〜5の箇条書きで記入する習慣をつける。

⑦パソコンやタブレットなど専用システムに入力する場合、チェック項目にない事項、相手から得られた気持ちや状況などメモ欄に記録をしておくと、継続支援や評価を行なうときの有効な情報となる。そのためにも自由記入欄を用意しておきたい。

⑧記入方法については、頻回にミーティングを行ない、好ましい記入の仕方について話し合う。

⑨1度作った書式も、実状に合わせて更新する。完璧なものはないという前提で、更新することを面倒がらない。

記録する担当者が注意したいこと。

面接や電話による支援のときには、会話と記録の同時進行になるが、メインとなるのは対象者とのやりとりであることを忘れないように。

①面接や電話中にパソコンやタブレットなど専用システムに入力したり、専用の用紙に記入したりするが、相手に視線を向けること、相手の話を聴くこと、問いかけることこそが目的であることを忘れないこと。記録をするために「間」（ま）ができることは避ける。ただしときには「これ、大事なことですから記録しておきましょうね」と断って記録することは可能。

②記録に支援者の感想欄を設けることはよいが、そこへの記入にウエートがかかり過ぎないようにする。推測、予想、自分の感情（×「熱意がなくムカついた」）や、相手が話していないことは書かない。医療保険者や、対象者の職場の責任者、保健師などが記録を閲覧する場合があることを忘れずに。

③専用の用紙に手書きで記録する場合は文字を濃く、はっきりと、だれもが読めるように書く。誤字や脱字、文脈の乱れに注意。会話中に個人情報をメモした用紙は、シュレッダーにかけるなどして完全に抹消する。

④面接や電話の時間がなくなり、予定項目にありながら、確認できなかった項目、うっかり聞き漏らした項目などがあったら、次の継続支援担当者がわかるように記録し、確認するようにお願いする（空欄のままにしておかない）。内容によっては、上長にも報告する。

 支援の記録は手書きであっても貴重な公文書となる。

8 特定保健指導の評価をどのように分析し、次にどうつなげていくか。

Guide

- 特定保健指導を実施する事業所、支援者のレベルはまちまち。レベルアップに欠かせないのは継続的な各種評価。
- 特定保健指導の実施前に、評価指標や手段、方法など分析の視点を明確にし、関係者間で共有する。
- 厚生労働省の検討会や各種学会、研修会で発表されている評価方法などを参考にして、自分が所属する事業体のレベルアップを図る。

なぜ、評価が必要なのか。

全国で推定450～500万人とされる特定保健指導対象者に対して、支援を行なうためには、既存の医療保険者（健康保険組合など）や健診センター、医療機関だけではフォローしきれず、民間の事業者にもアウトソーシングしている。これらを「保健指導実施者」というが、これを総括する厚生労働省としては、各都道府県に散在する実施事業者の水準を保つために、定期的に総合的に評価を行なっている。

すなわち、①事業体そのものの適性（必要な人員を確保できているかなど）、②特定保健指導の対象となる人の選定が適正か（医学検査データなど）、③特定保健指導の成果が対象者の心身の状態に現われているか、など、多くのチェックポイントを設けている。

それらのうち、ここでは、実施機関で働く管理栄養士に密接な、前述の③について記しておく。

特定保健指導の多様な目標。

特定保健指導の目的は、国民が生活習慣病の発症を1日でも遅らせること、人生のQOL（生活の質）を高めることにある。「年々増大する医療費の抑制」を重視する視点もあるが、それは二次的なもので、メインのテーマではない。「生活習慣病の予防」という目的でさえ、考えてみれば副次的である。人生は病気予防のためにあるわけではないから、最終目標は、人々が健康でイキイキと暮らし、社会参加ができる日を1日でも長くすることであろう。

それを遠くにイメージしながらも、管理栄養士としては、日々の業務が個々人の健康度をどの程度あげているのかを自己評価し、かつ、部内、部外の客観的評価を受けて、スキルアップのためのモチベーションとしたい。

同じデータでも評価が異なる現実。

①厚生労働省の検討会や研究班による資料によれば、「体重3%以上の減量群において、血圧や中性脂肪など各検査項目に有意な改善がみられた」とある（厚生労働科学研究・津下班「生活習慣病予防活動・疾病管理による健康指標に及

ぼす効果と医療費適正化に関する研究」平成24年度報告書による）。

②一方、各保健指導実施機関による各種学会などでの発表では「平均の体重減少率が3％であったとしても、行動計画の実行度が低い（行動計画だけでは減量や検査値の変化につながらない）」「行動計画以外の生活習慣が改善していない（支援できていない）」などの報告もされている。

体重や検査値などの評価だけでは、本来の問題点や改善方法を見いだすことはできないのが現状。特定保健指導の実施率や体重減少率を高めることや数をこなすことを目標にしているケースもあるという。

質問票から始まる好ましい成果。

特定保健指導に限らず、仕事には「結果を出す」ことが求められる。数値で示しにくい成果も少なくないが、関係機関への報告の必要からも、数値化する工夫を続けることは必要。

しかし、一見、特定保健指導の対象とはならないような数値（自宅での体重測定の時刻、調髪の頻度、帰宅時刻、休日の外出頻度、就寝時刻など）が、特定保健指導の成果とつながってくることがあることも、担当者としては頭に入れておきたい。

①報告のため、データをとるための質問票に傾き過ぎないようにする。対象者のモチベーションを高めるような問いかけは、報告の項目に入っていなくても設定することは可能。

②初回面接での質問票をつねに見直し、更新する。もちろん、基礎的な項目までいじると、年度ごとの比較ができな

くなるので、その点は要注意。

③対象者も支援者も元気が出るようなイキイキとした質問票を作るには、関係者間で打ち解けたミーティングができる環境づくりが重要。

④評価目標を定め、そこから質問項目を作る。選択肢から選ぶ設問では、誘導質問にならないように、冷静に選択肢を作り、スタッフ間で何回もテストをする。

⑤厚生労働省の検討会や各種学会・研修会で発表されている評価方法などの視点を参考に、自ら実施した職場（組織）ではどのような傾向があるか、など比較するのも一法。朝食の欠食や運動習慣の有無、歩数、睡眠、飲酒、喫煙状況などは、「国民健康・栄養調査結果」と比較したり、妥当性や信頼性の高い質問票を活用して類似の集団と比較したりすると、医療保険者や職場の担当者などの関心も高まりやすい。

⑥対象者の職場や自宅の環境をも評価対象とする。自動販売機や社員食堂、仕出し弁当、喫煙所、コンビニ、キッチンカーの所在地など。対象者の改善行動を妨げるような環境があれば、改良点を医療保険者（実施責任者）から対象者の職場に提案するよう報告する。

⑦自分自身の支援を評価し、改善する。対象者の意欲、生活習慣などの行動はどのように変化したか。対象者の目標達成や特定保健指導の満足度などから、支援は的確だったか、改良点を客観的に振り返る。支援スキルをテーマにした研修会の講師が作成している「特定保健指導スキル評価表」などを参考にチェックするのもよい。

特定保健指導の評価対象は質問票以外のところにもある。

1 病院栄養士として自分の仕事とどう向き合っていけばよいのか。

Guide

- 仕事の基本は、栄養関連の業務と給食関連の業務。どんな病院であっても、他のセクションとの連携は欠かせない。それを支えるのは、タフな気力と体力、そして、コミュニケーション力。
- 1日の中でも動的仕事、静的仕事が混在する。さらにコミュニケーションをとる相手も院長であったり、元気のない患者さんであったり。どんな状況にも対応できる「モードチェンジ力」が求められる。
- 患者さんには、病院関係者に対する遠慮がある場合が多いので、元気や明るさだけでは患者さんを支えることにはならない。「心から支える態度」は、長期的に追究したい課題である。

病院栄養士の仕事の多様性。

勤務する医療施設が診療所か、一般病院か、一定の機能を有する病院（特定機能病院、地域医療支援病院）などか、病床数やその規模によっても業務内容は異なるが、大別すれば次のような業務を行なうことになる。

臨床栄養関連業務。

入院診療計画書や栄養管理計画書の作成。栄養サポートチーム（NST）、褥瘡（じょくそう）対策チーム、摂食嚥下（えんげ）サポートチームなどのチーム医療への参加。食事相談（入院、外来）、食事療法に関する各種教室の開催など。

給食管理関連業務。

給食提供作業（献立作成、予算管理、食札管理、調理・盛りつけなど）、献立作成をするための基準作成（院内約束食事箋、年齢構成表、食品群別摂取目標量作成値に対する目標量算定、食品群別目標作成など）、衛生管理（体調確認、水質、食材管理、機器消毒、清掃など）、食材や備品の受・発注、スタッフの勤務状態の管理、利用者さんを対象とする嗜好調査、検食（医師または管理栄養士が行なう）など。

近年は、これらの業務のすべて、または大部分を給食提供専門会社に委託する病院もふえている。その場合は、委託会社との事務連絡、情報交換、ミーティングなどを行なう。

そのほかの業務。

① 院内委員会への参加：感染対策、安全管理、接遇、教育（各種勉強会の企画）、電子カルテ、広報、給食サービスなど。

② 実習生の受け入れ、対応。

③ 自己研鑽：自主的または上長や先輩のすすめなどによって、地域の栄養士会やその他の組織が開催する研究会に参加したり、自分がセミナーを企画したりして、新しい知識や技術を習得するように努める。

以上、どの仕事も、専門的技能やコミュニケーション力、気力、体力、持続力、時間などを要するものなので、心身ともに「タフ」であることが求められる。仕事は自分1人でこなせるものではなく、院内の

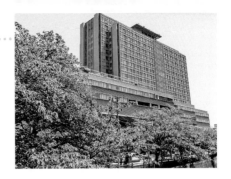

さまざまなセクションとの「協働関係」を築くことがたいせつ。病院の大小に関係なく、院内の全職員で1チームとなり、専門性を活かした治療チームとして患者さんにかかわっていく。そのためにも、コミュニケーション力を強化し続けたい。

異なるステージに対応する
スピード感が必要。

勤務先の病院での仕事に愛着や充足感を得るには、以下のようなことを心にとめて仕事に向かうことが有効である。

モードチェンジを迅速に。

厨房業務、献立作成、各種事務（パソコンや書類と向き合う）、患者さんへの対応（入院、外来）、患者さんの家族への対応、委託会社や出入り業者との打ち合わせ、院内スタッフとのコミュニケーションなど、動と静、立ち仕事と座っての仕事などへの急転換は通常のこと。事務的仕事の数秒後には患者さんと接する、続いて厨房仕事を始めるなどさまざまな業務をスムーズに行なうためにもモードチェンジは迅速に。

具体的には、それぞれの場にふさわしい表情、動作へと切り替えるように心がける。いつもセカセカしている、人とのコミュニケーションを避けたいように見える、心のこもらない態度などには注意。ことさら忙しさを売りにするようなセカセカした言動する人もあるが、要注意。

身だしなみ転換をシステム化。

上記のような場の変化に対応するためには、鏡や簡単な着替えなどを用意しておき、そのときどきに応じて、髪型、お化粧、服装などを整えるなど、すばやく変身したりする。会議にはジャケットを着て出席するくらいの準備性がほしい。

相手に適した話し方を。

病院での人間関係は、院内だけでも医師から各セクションの人まで多種多様。さらに患者さん、外部からの仕事関係の人なども加わり、職業や職種、年代、そして病状の違いなどもあって、その幅がきわめて広い。これらに対応するには、相手との距離の取り方、声の大きさ、敬語の使い方、話題の選び方、あいづちの打ち方などにバリエーションが必要になる。できれば演習などでスキルアップを図りたいが、院内ではムリな場合は、自発的に話し方教室に通うとか、私的にもいろいろの人と交流するとかして会話力を磨き続けたい。

患者さんを支える心。

病院で接する患者さんは、何らかの不安を抱えているのが普通であり、また、病院に頼ることが多いので、病院関係者に対しては身を低くして接する傾向がある。こういう状況を理解し、相手の緊張を少しでも解くようにていねいにゆっくり話す、相手に目の高さを合わせる、やわらかい微笑みを保つ、声は高すぎず小さすぎず、問いかけを多くして相手に発言させるなどが基本。

相手の弱みにつけ込むような強い態度、過度な元気などはつつしむ。

院内の空気として、または先輩の態度が患者さんにやや厳しい、という場合があるとしても、そういう空気に染まらず、自分の「やさしさ路線」をいつも堅持したい。

穏やかな態度は強力な適応力。

② 栄養士がNSTメンバーとしての力を発揮するには、どんなアクションがあるか。

Guide

- NSTを実施していない病院もある。また、実施はしていても、スムーズとはいえないところもある。栄養士にとっては業務に密接するシステムなので、自発的に勉強会に出たり、実施している病院の人から情報を得たりして、少しずつでも採用または改善に向けて貢献したい。

- NSTの主目的は、患者さんの病状を改善すること。形式的な連絡会に終わらせないためには、つねに新しいテーマを見つけ、それをチームで共有し、改善への努力を続けたい。

NSTの意味と目的。

NSTの定義。

「Nutrition support team」の頭文字をとって略語としたもので、「栄養サポートチーム」と訳す。定義は以下のとおり。

「病院内の医師、看護師、栄養士、管理栄養士、薬剤師、臨床検査技師などの専門職がチームを作り、患者の栄養管理を検討し主治医にアドバイスする組織。入院患者の栄養状態を把握し、医療行為上必要と思われる場合は、治療法の効果を上げやすくするために栄養療法の介入を主治医と相談する。近年、NSTを設立する病院が増加している」

（日本栄養・食糧学会編, 『栄養・食糧学用語辞典』建帛社；2007年）。

患者さんにとっての利点。

①病状、栄養状態、食事方針、身体機能などについて、各専門家がいろいろの角度から見ることによって、快復を促したり、対応の不備などを調整したりしてもらえる可能性が高まる。

②患者さんとして「この人には言いにくいが、この人には言いやすい」ということはある（食事についての希望など）。そうしたホンネについても、チームで共有してもらえる。

③入院期間を短縮する可能性や再発のリスクなどを軽減する可能性は、チームによる多様な気づきや対策が結集されることによって高くなる。

栄養士にとっての利点。

①医師、看護師など、専門職の仕事ぶりやコミュニケーション力、考え方などに接し、多角的に状況判断をする能力が磨かれ、キャリアアップにつながる。

②患者さんに対する食事や栄養上の注意点が、栄養士だけの意見ではなく、チームの総意であることを納得してもらえる。

③チームの各員に、自分の見識や着眼を理解してもらう機会がふえ、仕事が進めやすくなる。

④各種ハラスメントの抑止効果ともなる。

病院にとっての利点。

①患者さんの入院期間を短縮するのに効果的。それによって諸経費の軽減につ

ながる。

②患者さんの回復を早め、病院の社会的信頼を高める。

③医療報酬の点数に関して、よい評価を得るためのチェックポイントとる。

患者さんとの信頼関係づくり。

患者さんとの信頼関係づくりのポイントとして、次のようなことがあげられる。

①入院した日にあいさつに行き、相談しやすい関係をつくる。以後も、笑顔で明るく声かけをする。

②指示や注意ばかりをしないように気をつける。体調や気分、希望などを問いかける。ときには、家族やペット、思い出などの問いかけから、親近感を感じてもらったり、食欲が出るきっかけをつくったりすることがある。

③要望への対応がむずかしい場合でも即答はせず、チームの意見を求めてみる。治療方針によって希望に応じられない場合は、その理由をていねいに説明し、代案を提案したり相談にのったりする。

コミュニケーションの促進。

スタッフ間で患者さんの情報共有。

スタッフ間で情報を共有できるよう、院内のシステムを整える。アセスメント（評価）シートやチェック表などをまとめた「専用シート」を作成し、各自が閲読できるようにしておく（すでに整っている場合は、そのシステムを正しく把握する）。

自由な情報交換のできる場。

NSTメンバーどうしが定期的に会議を開き、情報交換をする。一部の人だけが発言する一方的な報告会、自由な意見の出し合いが少ない形式的な集まりにならないようにするには、次のことに心がけたい。

①開始・終了時刻を守ること。

②議長、司会者が進行をスムーズに行なうためには、会議の進め方の勉強や、スキルアップの機会を設けること。

③セクショナリズム（縄張り意識）に気をつける。自分のセクションの苦労を吹聴したり、他のセクションへの注文や不平ばかりを主張したりするのがセクショナリズムの典型。

④ミーティングのときだけコトバを交わすのではなく、普段からあいさつ、そのセクションへの連絡、訪問などを励行する。

事後報告こそ大事。

提供された情報に対してフィードバックをする。依頼された用件の結果について事後報告を忘れずに。自分が依頼したことについては、適当なタイミングで状況を尋ねる。依頼しっぱなしで、あとは知らん顔というのは無責任。

NSTの中だるみを防ぐには。

日々の忙しさや治療が思うように進まないなどの理由から、NSTの一員としてのモチベーションが下がることはある。その対策として次のようなアクションも有効。

①NST実施に必要な技能や資格取得を目指す。たとえば、栄養補給の技法に関してセミナーなどで学ぶ（経口、経腸、中心静脈など）。

②関係のある学会に加入し、定期的に学び、知識や情報を更新する。

③仕事以外の場も必要。余暇活動によって、心のゆとりを保ち、また多種多様な人と接してコミュニケーションスキルを高める。

「みんなの患者さん」としてチームで情報共有・交換。

③ 調理スタッフや給食会社の栄養士とスムーズに連携するには、どんなことに気をつければよいか。

Guide

- 栄養士と調理スタッフの対立が起こりやすいのはなぜか、その理由を知ることで対策も考えられる。
- 明るい表情、笑顔、問いかけなどは、「風通しのよい環境づくり」の基本中の基本となる。
- 委託給食会社の栄養士との連携には、「患者さんの快復を促す同志」との認識をもって、和やかなビジネスライク（事務的・能率的な仕事ぶり）を貫きたい。

連携できない原因を見極める。

病院では、献立を考える栄養士と調理スタッフとの間に対立が生まれることがある。一時的なこともあるし、伝統と呼びたいほど固定化している場合もある。

なぜ対立が起こるのか、いくつかの例を見ておこう。

セクショナリズム。

栄養士と調理スタッフの関係に限らず、技術者と生産ライン、生産ラインと営業部門など、組織内の部門間で対立が起こることは珍しくない。その根源的原因が「セクショナリズム（縄張り意識）」である。

セクショナリズムは、その組織（ここでは病院）の目的や社会的役割よりも、自分の部門の利害や権限確保を優先し、他部門に責任を押しつけたり軽んじたりする一方、自分の部門への指摘には耳を傾けたが

らなかったりする状態をいう。

ねじれ的対立。

調理スタッフの中には、自分よりも年齢、経験、勤務年数が下回る栄養士の立てた献立を受け入れることに反感や違和感をもつ人がいる。実際には、栄養士と調理スタッフとの関係は上下ではなく、ポジションの違いだから、それに反感をもつのは適当ではない。栄養士も、自分のほうが上位であるような言動をする例がないとはいえず、対立の原因となる。

所属長の不在や役割不足。

栄養部門と調理部門に限らず、2つ以上のセクションが連携するには、定期的にミーティングを開いたり、双方の間に入って意志の疎通を図ったりする立場の人が必要となる。それを行なうのが所属長である。しかし、その調整がうまくできない所属長はよく見られる。あるいは、組織の規模が小さいことを理由に所属長を置かない場合もある。このような事情で、調整不足はしばしば起こる。本来は、組織の大小にかかわらず、管理側の役職者は、職場を働きやすくすることにある。

上記のことが単独で起こるとは限らず、いろいろの事情が混在して問題が生じる。それを解消または緩和するには、各部門内での話し合いと意思統一、部門間での話し合い、役職者との話し合いなどを粘り強く続けることである。Ｅメールや電話ですむことでも、ときには直接伝えるとか。

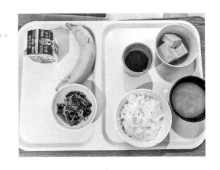

スムーズな連携を図るための原則。

日頃からのよい関係づくり。

　自分と関係のあるセクション、世話になるセクションとだけ仲よくするのではなく、院内のすべての人、セクション、そしてもちろん、患者さんなどともよい関係を築く。その基本は穏やかな表情や話し方、ていねいなあいさつ、声かけまたは問いかけ、自然な笑顔など。

　セクション間で対立が起こったときは、「この仕事の本来の目的はなにか」「患者さんのメリットとはなにか」などについて考えたり話し合ったりすることで、対立を緩和できる可能性はある。

所属長とのコミュニケーション。

　報告、質問、提案、相談などを所属長に対してこまめに行なう。患者さんの感想などを所属長に直接聞いてもらうためには、一緒に病室訪問をする機会をつくる。調理スタッフに対しても、ときどき同行してもらって現状を知ってもらうようにする。

調理関係者との関係。

① スタッフ全員にていねいに接する。非常勤、パート、アルバイトの人たちに対しても、あいさつの仕方などで差が出ないようにする。年齢の上下なども過度に意識せず、だれに対しても「です・ます」口調でていねいに接する。

② しばしば厨房に行って作業を見させてもらう（監視にならないように）。調理工程、盛りつけ方など、勉強するつもりで穏やかな表情で流れを見る。食材、料理、献立などについて改善点を見つけたり、調理スタッフから指摘してもらったりする大事な機会となる。

③ 患者さんからのよい評価などは積極的に調理スタッフに伝える。クレームがあったときは、相談口調で尋ねる。「こんな指摘を受けたのですが、どうお答えすればよいでしょうか」

④ 医師の指示に従った献立について調理現場から指摘があった場合でも、「先生がおっしゃったとおりにしている」と押し通すのではなく、まずは指摘を冷静に聞き、対応策について問いかけたり話し合ったりする。

献立のマンネリ防止。

　「残食の傾向などを正確に把握する」という基本を守り、そのうえで、献立集や雑誌に目を通したり、講習会に出席したりして、つねに新しい献立をとり入れる努力をする。新メニューについては、ミーティングなどによって調理現場の意見を求める。

委託給食会社の栄養士との関係。

　近年は、給食業務の一部またはすべてを外部業者に委託する病院が少なくない。発注側の栄養士としては、依頼先の栄養士と綿密にコミュニケーションをとることになるが、自分が発注側だからといって、上から目線の対応にならないようにつねに自戒に努めたい。

　反対に、栄養士どうしということから、うち解けすぎたコトバづかいになったり、業務上の秘匿事項までも話してしまったりしないように注意する。

 ワンチームの精神こそがよい連携を生み出す。

91

④ 安定した喫食率をキープするには、どんなことに気をつけて食事を提供すればよいか。

Guide

- まずは喫食率を正しく把握する。どんな料理や食材がどれくらい残ったかなどを主観ではなく、重量や個数で正確に記録するシステムを整える。
- 喫食率は、料理の適否以外に、サービスの仕方、天候、病室の雰囲気、トレイや食器の状態などによって変わることも。総合的に状況を見極める視野と洞察力が求められる。
- 栄養士が、一般的な食事の実態を把握していないと、患者さんが求めている「おいしさ」の基準がわからない。外食やコンビニ弁当を軽視する時代ではないことを認識しよう。

喫食率低下の原因を複合的に把握する。

喫食率が一時的に下がったり、低率が常態化したりする原因には、そのおもな理由が供食者側にある場合と、患者さん側にある場合とがある。さらには、コミュニケーション不足や、気候や病室の環境などが影響する場合もある。

栄養士や調理スタッフが替わったり、システムが変わったりした場合（内部から外部委託へ。食堂の移転、縮小など）も、喫食率に変化が生じることは大いにありうる。上記のあれこれが複合している場合もある。ここでは立場別に喫食率低下の原因

を示すことにする。

いずれにしても、まずは現状を見極めることが第1歩。残食の内容（料理名、食材、味、盛りつけなど）、供食の時間、天候などを数日間記録するのはもちろん、ミーティングなどで意見交換をしたり、情報を共有したりすることが基本的対処となる。評価基準が主観的にならないように、あらかじめチェック項目を決め、記録するシステムを採用しているところは少なくない。

供食者側の原因。

① 食事がおいしくない：味つけがうすい・濃い、調理技術が未熟でうま味を感じない、など。

「同じようなメニューの繰り返しで単調」「患者さんの年齢や身体条件に合わない料理を提供している」などの理由で、食事がおいしくなくなる可能性もある。

② 量が不適当：主食や、おかずの品数が多すぎたり、各おかずの割合がアンバランスだったり。

③ 食材のバリエーション不足：コストや仕入れ先の事情、担当者の不注意などで類似の食材が頻回に登場する。

④ 盛りつけがよくない：いかにも貧相、華やかさ、立体感が不足している。

⑤ 温度が不適当：温かいはずの料理が冷めている、冷たいはずの料理がぬるい。

⑥ 栄養士と調理スタッフとの連携不足：栄養士が一方的に献立を押しつける、

調理スタッフがいわれるままに、心を
こめることなく調理をするなどは、か
ならず料理に表われるもの。

⑦供食者の態度に愛想がない、出し方に
温かみが感じられない、など。

患者さんの問題。

①ストレス：病状からくる気落ち、薬の
副作用、入院生活の閉塞感、活動休止
状態などによる食欲減退など。

②家庭で食べてきた食事との大きな相違
による場合（味つけ、食材、料理の嗜好
など）。

③わがまま、不平・不満タイプ：性格的、
生活習慣的に、不満や不平を場所も考
えずに口にする。「ああ、うちのご飯が
食べたい」「入院費の割にはシンプルな
メニューだな」など。

供食者・患者さん双方の問題。

①コミュニケーション不足：病院側と患
者さんの交流が普段から少ない。患者
さんが病院に対する希望や不満、違和
感、批判などを伝えることができず、
自分の中に押しこめておくことで食欲
低下につながるなど。

②供食側と患者さんとの相性の悪さとい
うことも、ときにはある。患者さんが
抱く病院またはスタッフへの不満、違
和感、不平、甘えなどの感情が、供食
者にも反映して、双方が意味もなくよ
そよそしくなったりする場合。

その他、環境などの問題。

①食器やトレイの問題：劣化している、
色つやや柄がよくない、バラエティが
ない、汚れやキズがある、など。

②食事時刻が一般的な時刻と大きく異な
る。多くの場合、早すぎる。

③食堂や病室など、食事まわりがきれい

でない、狭い、室内が暗い、独特の
においがする、など。

喫食率を高めるには。

患者さんの期待を反映させたメニュー。

患者さんが抱く食事への期待を受け止
め、メニューに反映する。季節感、行事、
その地域らしさ、懐かしさや珍しさのある
料理、意外性のある味つけや盛りつけなど
は話題になりやすく、患者さんの気分を高
揚させる要素となる。

調理・配膳スタッフとの連携。

栄養士とのコミュニケーションが不十分
だと、スタッフも心のこもらない食事を、
心のこもらない態度で提供することにな
る。メニューについては調理スタッフの意
見を柔軟にとり入れ、チームとしておいし
い料理を作ることを心がける。

料理名も味の一部と心得る。

院内に掲示する献立表などは、患者さん
の心を支える重要なメッセージとなる。料
理書などをヒントにする場合も、おなじみ
の料理名をあえてアレンジしたりしてア
ピールする。注目してほしい料理には
キャッチフレーズを入れるのも一案。

栄養士の食生活を豊かに。

これらのセンスを高めるには、栄養士自
身の食生活が「豊か」であることが望まし
い。友人とおいしい料理を食べる機会をつ
くったり、料理教室に通ったり。同時に、
多くの人が利用する外食チェーン店やファ
ストフード店、コンビニのお弁当なども利
用して、ポピュラーな料理や味をからだで
理解する。一般の人の食生活を知らない人
が、患者さんから歓迎される食事を提供す
るのはむずかしい。

栄養士の食生活の豊かさが献立にも現われる。

1 福祉施設で働くには、どのような予備知識をもっていればよいか。

Guide

- 「福祉」とは、人間として得て当然の基本的な幸福を支えるための社会的援助事業のことを指す。
- 福祉施設によって、対象者は児童であったり高齢者であったり、障害のある人であったりと、異なる。
- どんな施設であれ、栄養士としては、「食」の多様な目的について深く理解して、それぞれの仕事に従事したい。

「福祉」とは何か。

「福祉」というコトバそのものの意味は、「幸せ」「豊かさ」のこと。日本では、人間として得るべき幸福を支えるための社会的援助事業を指す。事業とは、社会にかかわる大きな仕事や目的、計画に基づいて行なう経済活動のこと。

たとえば、高齢者、障害者、失業者、遺族、それらの家族などに支援資金を提供したり、施設を提供したり、社会的に問題となる事案を予防したりする仕事などが該当する。支援規模の大きさから、国や自治体が担う割合が多いが、民間でも担える範囲で事業化しているのが現状である。

福祉施設とはどういうものを指すか。

福祉施設には、少なくとも次のようなものがあり、その目的、規模・運営者はさまざまである（国や自治体、民間など）。

- 児童福祉施設
- 老人福祉施設
- 障害者福祉施設
- 身体障害者施設
- 知的障害者更生施設
- 精神障害者施設
- 重症心身障害者施設
- 障害者支援施設

これらには「入居型施設」（期間居住、継続居住など）と、「通所型施設」（1日のうち数時間の利用）とがある。また、施設によっては、利用者の家庭を訪問して在宅支援を行なっている。

施設のうち、施設内で主体的に給食サービスを行なうところでは、利用者数に応じて1名以上の管理栄養士を置くことが定められている。

一方、給食の部門を外部業者に委託したり、宅配サービスを利用したりするケースもある。この場合でも、献立立案時や食事提供時に、施設側の管理栄養士や栄養士が食事内容のチェックを行なう必要がある。

各施設に共通する仕事とは。

施設の入居者、利用者によって、栄養士の仕事の内容や注意点などに大きな差異がある。対象者の年齢、障害の種類、必要な介助の度合いに応じて、施設ごとに基本的な方針は決まっている。

各施設に共通する仕事としては、朝・昼・夕の食事を提供する給食サービスが中心となることをイメージしておけばよい。

そのうえで、ほかに以下の仕事がある。

①利用者のニーズに合った献立作成。入居者に対しては、朝・昼・夕の食事、おやつ、行事食などの提供を通じての健康管理。

②通所者または家族への健康・食生活への支援、在宅部門の職員へのアドバイスなど。施設によっては、栄養士が家庭訪問をして、食生活面の支援を行なう場合もある。

③調理スタッフ、その他のスタッフとのチームプレー。

④利用者への食事の介助や話しかけ。

⑤業務委託をしている場合は、契約内容に基づいて委託先スタッフとの打ち合わせ、連絡、食事内容のチェック。

⑥食材の発注、品質管理。

⑦厨房機器や備品の購入修繕計画の立案、予算交渉やその管理など。

⑧施設全体の食事サービス改善と向上、感染症対策などの実施、提案。これらは委員会やチームで行なうのが通常。

⑨入居者、通所者家族や地域住民を対象とした料理教室や講話など。

どの仕事でも、食事は栄養補給だけが目的ではなく、安らぎの補給や情報交換など、多くの目的があることを認識しておきたい（「食の意味」270ページ）。

福祉施設で働く人が忘れたくないこと。

栄養士に限らず、あらゆる職業人は、自分の仕事の社会的意義について考えるもの。「お金をためて旅行をしたい」「収入をふやして生活の質を高めたい」という個人的な願望をもつことは強い動機となるが、これに加えて、「この仕事によって社会に

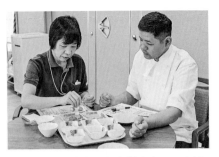

貢献している」という自覚をもつことは、仕事への意欲と適応力を高めてくれる。仕事が辛いと思ったとき、このような社会貢献への自負、言い換えれば使命感は、自分の萎えた心を支えてくれる。

とはいえ、強すぎる使命感は、ときとして自己中心となり、排他的で尊大な態度につながりやすい。

社会福祉の基本は、弱者を強者が助けるという考え方ではなく、「社会の中でそれぞれのポジションを与えられた人が、自分のできること、自分がしたいことをすることによって、社会を活性化し、自分の環境をもよりよくする」と考えること。この考え方が基本にあれば、たとえ相手が弱い立場の人であったとしても、強く当たったりすることなく、対等の関係を保つことができる。

その基本的姿勢は、公私にわたって身だしなみやあいさつに手を抜かないこと、ていねいなコトバづかいを心がけること、などにある。

これは福祉関係の仕事に就く人に限らないが、福祉関係者は、弱い立場の人と日常的に接するなかで、ときにこの原則を忘れ、それが事件になることがある。そのため、つねに相手と自分は対等であると意識し、自問自答や日記を活用するなどして自分を律していきたい。

 すべての人に対等に接する姿勢を保つ。

95

② 高齢者施設に勤務する栄養士として、高齢者の楽しみや生きがいを食の面から支えるには、どんなアプローチがあるか。

Guide

- 食事の提供だけではなく、入居者、利用者と「食コミュニケーション」をとることも大事な仕事。食シーンのプロデューサーとしてのセンスを磨こう。
- 高齢者などの場合、食体験を話題にすることは好ましい。

対象者ごとに異なる高齢者施設。

前項のように（94ページ）、福祉施設にはいろいろのタイプがあるが、本書では、施設数が多い高齢者施設を例に、そこに勤務する栄養士のあり方について考えてみる。その「高齢者施設」にしても、いくつかのタイプがあるので、おもなものをあげてみよう。

養護老人ホーム。

重い病気がなく、介護を必要としない、自立した65歳以上の高齢者。生活保護を受けているか、低所得などにより、自宅では生活ができない人などのための施設。

特別養護老人ホーム。

原則65歳以上の、収入が少なく、身寄りのない高齢者で、自力では暮らせない人を対象とする施設。

軽費老人ホーム。

60歳以上（夫婦の場合は、どちらか一方が60歳以上）で、身のまわりのことはできても身体的に自立した日常生活を営む

ことに不安があったり、身寄りがなかったり、あっても、家庭の事情などで家族との同居が困難な人のための施設。

高齢者デイサービスセンター。

65歳以上で、身体上または精神上の障害があって日常生活を営むのに支障がある高齢者に対して、入浴、食事の提供、機能訓練、介護方法の指導、その他の便宜を提供する施設。

高齢者施設における栄養士の仕事。

入居型施設の入居者は、365日の食事のほとんどを施設内の同じ場所でとることになる。このように変化の少ない生活は、人がもつ行動意欲を減退させ、生きるモチベーションを弱める可能性がある。施設で働く栄養士としては、「食の面から入居者の生きがいを刺激する」という使命感をもって業務に当たりたい。そのためのポイントは……。

生活のリズムをつくる。

①入居者に限らず、1日3回の食事は生活にリズムを与える大事な要素となる。食事時刻を中心に、洗顔→身支度→朝食→薬を飲む→歯磨き→トイレ→リハビリ→テレビ観賞→昼食→介護士さんとの会話→入浴の後の夕食……のように他職種のスタッフとともにタイムスケジュールを作っていく。

スタッフはそのつど、大きな声で、

その時間が来たことを告げるが、とも
すれば声に心がこもらなかったり、ワ
ンパターンの言い方になったりしがち
なので注意したい。

②栄養士の守備範囲でできることとして
は、食事時刻を知らせる声かけやBGM
に変化をつけるなどがある（「お食事で
す」を「さわやかランチタイムです」とす
るだけでも期待感が増す）。

③毎食というわけにはいかないが、とき
にはメニューを2パターン、あるいは
イベントなどに際して複数用意して入
居者に好きなものを選んでもらうよう
にする。「選ぶ」というのは考える作業。
楽しみでもあり、入居者の考える能力
を引き出す意味もある。

季節感、地元感を演出する。

①どの施設も、食事に季節感を出すこと
をくふうしている。ストック食品以外
にも季節の食材を使うのは当然として、
それを入居者にコトバで伝えることを
大事にしたい。方法として、入居者の
誕生日（ときにはスタッフの誕生日）、
夏祭りや敬老の日、お正月などの行事
食は、音声や掲示で伝える、メニュー
の料理名に含める（「夏祭り　ワッショ
イちらし」）などがある。

②行事食などの情報は、事前に入居者や
スタッフが共有したい。給食担当者の
一人舞台にならないように、事前にス
タッフと話し合うこと、楽しいポス
ター、メッセージカードなどで予告す
ると、全員の期待が高まるだろう。

③施設のある都道府県や近隣で生活して
きた人にとっては、親しんできた産地
の食材や料理には親近感を抱くもの。
そんな人には、産地を伝えて生活のモ

チベーションを高めてあげたい。

供食前後のフォローポイント。

上記の施設に所属する栄養士の仕事の中
心は、食事摂取基準に沿った食事の提供で
あるが、それに付随して、以下のフォロー
が必要となる。

①毎回の食事を残さず食べているか、食
べにくい食材や料理はないか、介助す
るスタッフの負担が大きくないか、喫
食者の心身の状況に合った食事となっ
ているか、満足度を評価する一定の基
準を持って接しているか……など。

②入居者の食事に対する期待度は、概し
て高い。生活にメリハリをつけるため
には、栄養的充足だけでなく、食材、
味つけ（甘い味つけが好まれる傾向な
ど）、季節感、彩り、盛りつけ、料理名
などで変化を出すことが望ましい。

もちろん、それが調理スタッフの負
担を大きくするものであってはならな
い。この点において、栄養士は食シー
ンのコーディネーター、またはプロ
デューサーとしてのセンスを磨きたい。
私的なホームパーティーなどの経験が
活きてくる。

③直接、入居者と話し合うときは、栄養
補給の大切さとか、食塩制限とかの、
栄養士らしさを前面に押し出すような
会話ではなく、入居者の食体験などに
触れるような話題にしたい。

豊かな食経験に敬意を示しつつ、「さ
つま芋の思い出って、ありますか」「く
だもののうちで、いちばんお好きなも
のはなんですか」のように、記憶を蘇ら
せるような話題は好まれるし、認知機
能を高めることにもなる。

栄養士は食シーンのプロデューサーでもある。

Guide

- 他部署のスタッフや入居者の家族とより
  よい人間関係を築く基本は、やわらかい
  表情と、身だしなみがたいせつ。
- 食事や施設への要望やクレームは、1人
  だけでは聞かず、ほかのスタッフなどと
  2人以上で聞くようにする。

関連スタッフと連携を図る ためには。

施設には、介護職や看護職、調理師、理学療法士、作業療法士、歯科衛生士、歯科医師、医師、生活相談員、ケアマネジャー、事務職（経理、総務）、運転手、設備関係、清掃関係などのスタッフがおり、その他、施設に出入りする業者などと一緒に仕事をする。

少数派になりがちな栄養士としては、ますますこれらのスタッフとの和やかな連携なくしては仕事を進めることはできない。

和やかなチームワークを促進するためのポイントは、多くの職場にも共通する以下のような点である。

笑顔と、ていねいなコトバ、表現を保つ。

栄養士はサービス業、健康支援者であることを忘れない。だれに対しても笑顔やほほえみを見せてあいさつをする。会話は「です・ます」表現を保つ。

身だしなみを整える。

厨房の仕事をはじめ、作業着を着るよう

な畑仕事や片づけ仕事などのあとは、そのつどお化粧を直し、髪を整え、身だしなみを整える。

入居者およびその家族、施設内スタッフや外部の業者さんたちの氏名や仕事内容、経歴などを正しく覚える。

施設内で会ったときのちょっとした声かけにも、笑顔やていねいな態度やコトバが現われるようであれば好ましい。「〇〇さんは（南国生まれの方なので）このくらいの暑さは慣れていらっしゃる?」「（〇〇さんの仕事場は）北向きのお部屋だから、きょうは寒いのではありませんか」などと。

入居者やその家族とどんなに親しくなっても、馴れ馴れしい口調で話すことは避ける。「食べた?」「おしっこ出た?」などはNG。

入居者のうわさ話や悪口を避ける。

どこの職場でも、愚痴っぽい人や陰口が好きな人はいる。栄養士の居場所が1人部屋だったり、廊下の隅だったりして陰口をしやすい場所である場合、ヒソヒソ話も出やすい。こんなときは、話を合わせようとしないで、話をそらすか、軽くあいづちを打つくらいにとどめておく。

公私にわたって"問いかけ姿勢"を。

「食コーチング」（268ページ）では、食事相談のスキルとして、ダメ出しや即答を控え、問いかけによってクライアントの思考や生活の背景を把握することをすすめている。この考え方を基調にする本書では、

各項目でこの点を強調している。

しかし、福祉施設のように、職場と入居者の居住区域とが隣接しているところでは、公私の区分がしにくく、問いかけの原則を忘れる可能性がある。「医務室はどちらですか」には即答しなければならないが、「お食事を残してしまったのですが、ごめんなさいね」には「そうですか。いいですよ」というわけにはいかない。「あら、どうされたのですか?」と、応じたい。

スタッフとの会話も同様で、「〇〇さんってクレーマーで困るのよね」のような愚痴っぽい話しかけにも、「どんなクレームですか」「どんなときにおっしゃったのですか」のように返し、自分からは同意や評価を簡単にはしないように注意する。

仲間内の話でも、身近に接している入居者からは読み取られる可能性は高い。

ただし、即答が必要な相手の問いかけに対して、あまりにも答えに時間がかかると、意見のない人、優柔不断の人と評価されるので、適切な判断が大事。臨機応変な態度をとるようにしたい。

ミーティングや会議は、職場環境をよくする大事な場と位置づける。

会議などに出席するときは、身だしなみを整え、開始時間前までには着席し、終始、姿勢を崩さずに保つ。自分に直接関係のない議題であっても、顔を参加者全員に向け、表情で参加意識を示す。発言すべきことは、あらかじめノートに書き出しておく。ここでも、問いかけ姿勢を忘れずに。たとえば、発言者のわかりにくい内容を確かめたり、ある意見に反対意見を述べたりするときも、「それは、こういうことですか」と、確認の問いかけから発言すると、誤解や強い対立が避けられる。

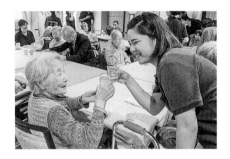

入居者の家族と接するときの基本。

入居者や家族からは、食事への感謝や要望から派生して、施設のサービスへの要望や不満が出ることは少なくない。食に関しては、「〇〇が好きだから出してほしい」とか「(夏場に)お刺身が食べたい」とかの要望が出ることも例としてある。

こういうケースへの対応の原則をあげてみよう。

①クレームや要望の話になりそうなときは「同僚と一緒にお聞きします」といって、できれば関係のある立場のスタッフに声をかけて2人以上で話を聞く。こういうときのためにも、普段のコミュニケーション習慣が大事。

②1人でヒアリングするときは、メモをとって、正確を期す。1人で答えを出すことは避け、「担当者と相談してみます」「上長にお伝えします」のように応じる。夏場に刺身の是非などは、ミーティングの議題にして、医師や看護師、その他の職員と話し合う。

③慎重さは大切だが、なんでも防御姿勢になるのは適切ではない。変化の少ない入居者の健康度をあげるためには、なるべく要望に応えられるような姿勢で臨みたい。

 入居者からのクレームや要望は2人以上のスタッフで聞く。

④ 福祉施設で働く栄養士が、健康を保ち、イキイキと過ごすには、どんなことに気をつければよいか。

Guide

- 福祉施設で働く人の中には、健康的な活力が感じられない人がいる。そう見られないためにも公私のモードチェンジをしっかりし、両方を活性化させる。
- 家に帰ってから寝るまでの時間を見直す。1時間でも、予定した自分の楽しみを行なうことを習慣化する。
- 「仕事が忙しい」と思っている人の中には、プライベートライフの空白が原因の人も少なくない。

福祉施設で働く栄養士の環境の傾向。

福祉施設で働く栄養士に限らず、あらゆる栄養士、さらにはビジネスパーソン、学者、プロスポーツの選手など、どんな職業の人にとっても、自分の時間（余暇）の充足は優先したい重要事項。健康のためという以上に、人生を楽しむためのベースとして重要なことである。

「栄養、運動、休養」は健康維持の基本中の基本。それを熟知している栄養士としては、それを実践してこそプロのライフスタイルである、といえる（健康の3大要素、6大要素については269ページ）。

福祉施設で働く人の中にはこんなタイプがある。いつもユニフォームなどを着ていたりして身だしなみに無頓着、だれと話をするときでも声が小さい（または大きすぎ

る）、上から目線の話し方や乱暴な話し方、説明が長くなりがちで、端的な表現ができない、高齢者を支える歩き方が習慣になり、私生活でも歩幅が狭く、すり足で歩くようになるなど。このような行動が自分のキャラクターの一部になるほど、公私の区別なく染みつく場合がある。

これらが福祉施設職員の健康度を下げる方向に影響するとしたら、ほかの職業以上に、公私の差をつける必要がある。

その対策の一部を以下にあげよう。

公私の境をこう切り替える。

①入居者にとっては、施設は生活のすべての場となるが、職員は勤務者である。入居者のペースに合わせ過ぎて、勤務時間を超えてかかわることがないように注意する。

②内規で決められている場合が多いが、入居者やその家族に、自分の電話番号や住所を教えたり、お中元やお歳暮を受け取ったり、私的な外出につきあったりはしない。

③仕事を効率的に行なう。出勤時刻、退出時刻を守り、勤務内に仕事を終わらせる。残業も持ち帰り仕事も避ける。

④「生産性の高い」仕事をする。日本人の仕事ぶりは「生産性が低い」といわれる。残業時間が多い割には収益があがらない、ランニングコストがかかる、職員が疲れている、休日は寝て過ごす職員

が多い、転職・退職者が多い……など
は低い生産性と評価される。生産性の
低い仕事を続けていると、その影響は
かかわる人の健康、快適度、文化的レ
ベルにまで及ぶ。

　福祉施設のように、入居者に対する
サービスの範囲を決めにくい職場では、
生産性を度外視して働く人を生み出し
やすい。その抑止法として、職員が私
生活においても、自分の居場所を複数
もつことが何よりも必要なことと意識
しよう。

⑤生産性の向上は経営者側が率先して行
なう課題でもある。光熱費を抑える、
残食をへらす、人件費を抑えるといっ
た、金銭で計るだけではなく、入居者
も職員も、すがすがしく過ごし、かつ
費用対効果もあがるといった環境を生
み出すような生産性の向上を目指そう。

プライベートの生活を充実 させることも仕事にプラス。

　福祉栄養士のプライベートライフの活性
化ポイントを以下にあげてみよう。

①勤務地のネットワークに所属し、継続
的に参加する。職場のある地域、市区
町村、都道府県内など、広い視野を
もって組織を見つけ、活動などをする。

②地域の栄養士会に所属し、「年に何回以
上」と決めて研修会などに参加する。参
加しても得ることが少ないと思ったら、
自分から「お手伝いすることがあれば」
と申し出る。自分を「その他おおぜい」
の中に埋没させておかない人生を歩む
ためにも、小さなことでも積極的に参
加しよう。

③趣味や学習、ボランティアなど、私的
な生活を充足させる余暇活動をもつ。1
人でできる学習や趣味でも、できれば
グループに参加して続ける。

④以上の活動の中から気の合う人を見つ
けて交流をしたい。理想的には自宅や
職場とは離れたところに住む、同業以
外の人がよい。複数の親友が得られれ
ば、性別や年代、職業などにも変化が
出て情報源が多くなり、楽しさのバラ
エティも得られる。

⑤帰宅後、食事のあとから寝るまでの時
間の過ごし方をくふうする。「疲れてな
にもする気になれない」のであれば、効
率の悪い仕事ぶりが原因なのか、やり
たいことがないのか、生きる目標が定
まっていないのか。それらをノートに
書き出して「セルフカウンセリング」を
試みるのも意味がある。そして、毎日
少しの時間でも自分の楽しみを行なう
ことを習慣にしよう。

⑥1年に1回以上は宿泊を伴う旅行をす
る。自分の計画、家族、自分の仲間と
楽しむ旅行として行ないたい。実家へ
の帰郷や仕事の出張は別と考える。

　上記以外のケースとしては、プライベー
トの生活がないため、仕事に"逃げる"傾
向の人もいる。仕事に熱心なのはよいこ
と。しかし、心身の健康を維持してイキイ
キとした生活を送るためには、公私の区別
が大事。それができてこそ、仕事もプライ
ベートも充実したものになり、長く続ける
ことができる。「自分のライフスタイルを
今後どんなものにしていきたいか」その点
から、仕事や生活を一度見直してみるのも
よいかもしれない。

公私の区別をすることは心身の健康度UPにつながる。

10 研究 「研究職」という職業センスを活かす。

1 将来、研究機関で働きたいと思う栄養士は、どんなイメージを描き、どんな心構えをもてばよいか。

Guide

- 研究機関・研究職を「地味で、1人コツコツする仕事」というイメージでとらえるのは大きな誤りである。

- 研究職のセンスのうち、ここでも重要なのはコミュニケーション能力。すぐれた研究は、ディスカッションで育ってゆくものであるという意識・自覚をもち、日頃からコミュニケーション能力を磨くようにしたい。

アクティブな研究も多くある。

ひとくちに研究目的といっても、その内容はさまざまである。

研究目的には大別して学術、教育、ビジネス、行政サービス、公的・私的な業績などがある。

さらに、研究目的によってさまざまな職務が存在する。たとえば、食材を調理し、それを味わう、人に試食をしてもらう、食材や商品の選定・購入、産地でサンプルを収集する、試験動物の飼育・観察、コンピュータで研究データを解析するなど、その範囲は限りなく広い。

食品などの成分分析。

食品の成分や呈味成分の分析、保存による変化、変質・腐敗の速度、競合他社の製品分析などをおもに行なう。企業のほか、行政に属する食品の品質検査機関なども含む。

疫学研究。
（えきがく）

食事や食べ方などが健康状態にどう影響するかなどについて、地域、職域、年代別に対象集団を作って調査する仕事である。調査は研究者自身が行なうこともあれば調査員に依頼したり、「国民健康・栄養調査報告」などの資料を用いたりすることもある。解析はコンピュータによるが、データ収集の段階ではさまざまな人とディスカッションを行なうことも多い。行政、病院、民間機関などでは、調査結果は公開したり、依頼主や患者に提供したりする。

商品開発。

食品、飲料、器具、調味料などのプロジェクトチームの一員として、新商品開発の基本計画から製作、テスト、官能検査（味覚や視覚、嗅覚などの五感を利用して品質特性を評価する検査）など、多様でダイナミックな開発プロセスにかかわる。食品では栄養素や生理効果などに関するチェックを行なうほか、調理器具では、試作品を用いて何百回と調理するなどにより、その商品の耐久性や品質評価を行なうことも研究業務の一環とされる。

メーカーなどの場合は、参考商品、競合他社の商品の分析なども業務となる。

これらの研究では、研究者（または社員）に強い秘匿義務が課される。その際、家族などの近親者にさえ他言を禁じられたりすることも珍しくない。

この義務の背景には、研究（仕事）に対する「責任」が存在する。このことはほかの業種や職種でも同様であるが、他社と競合する研究では、会社の存亡にかかわるほど重大な責任が伴う。

将来、栄養士として研究機関や研究職に就くことを希望するならば、早いうちから責任の意識と自覚をもったほうがよい。

栄養士養成校などの研究室での研究。

学生、大学院生などに教育目的で栄養分析などを実習する研究室での仕事。業務としては学生、大学院生の研究を支えるほか、自らテーマをもって研究し、学会で発表することなどがある。

フィールドワーク。

「フィールドワーク」とは研究室外の実地調査、野外研究のことをいう。文化人類学や動物行動学などでは、この活動なくして研究は成り立たない。栄養学の分野でも、食事の生態研究にはフィールドワークが必要だが、食事記録表に見られるように、被験者に記入をしてもらうアンケート方式が多い。しかし、これではシビアな実態把握には限界がある。フィールドワークでは、対象者の家に一定期間宿泊し、朝・昼・夕の食事を克明に記録するなどが基本とされる。

栄養学の世界でも、こうしたフィールドワークによってユニークな研究発表がされることを期待したい。

研究機関で働く人に必要なセンスとは。

多様な能力が必要。

研究者には研究テーマを見つけるアイディア能力、スタッフとディスカッションを行なうための言語能力と論理的思考、1つのテーマを追い続ける緻密さと粘り、試行錯誤に対応できる柔軟性、研究に対する理念と信念などが求められる。ここには、スポーツ選手にも共通する集中力と行動力とが必要となる。

積極的な参加意識。

「いわれたからやる」という、従順というよりは受け身の態度ではなく、疑問点を自ら確かめたり、アイディアをふくらませたりといった、研究に対する積極的な参加意識やパイオニア精神をもちたい。日本の組織集団においては、個人のそのような態度は「マイペース」「独断専行」ととられかねないが、質の高い研究を追う姿勢として、いずれは理解されると信じてテーマを追うことである。それも研究者の1つのカタチといえる。

柔軟性とコミュニケーション力。

依頼者や先輩、同僚の考え方や方法を吸収するのは当然だが、ほかのセクションや業界の人、外部の研究者、私的な人的交流を図るなどして多様な感性を磨き、研究者としての柔軟な思考方法とコミュニケーション能力のスキルアップに努めたい。

論文を読み、研究発表の場へ参加。

類似、または異種の研究論文のチェックのためには、速読力をつけて多くの論文を読む習慣を。また、学会や研究会などの研究発表の場にも参加するように努める。

仕事から人生に広がるキャリアアップ。

以上のことは「仕事だから」ということだけではなく、自分のキャリアアップのためにも意味をもつ。それは人生を豊かなものにするうえで大きな意味をもつばかりでなく、ときには自分の研究成果が人々の暮らしを豊かにし、それが何十年も続くことも珍しいことではない。

 研究は人生のキャリアアップと充実につながる職業。

② 社会的ニーズのある研究テーマは、どこで、どのようにして見つければよいのか。

Guide

- 個々の立場によって、社会的ニーズ優先の研究テーマなのか、もしくは斬新なアイディアに基づく一種の一発狙い的な要素を含むものなのかは異なる。また、研究の動機や目的も違ってくる。
- 「ないものねだり」から研究のアイディアが生まれることはよくある。
- コミュニケーションによって生まれるアイディア、深まるアイディアがあることを認識しておこう。

研究の動機と社会的ニーズ。

　研究テーマには、最初から「社会の役に立つ」ことを目的にはしていないものも少なくない。ニュートンの万有引力の法則も、ダーウィンの進化論も、「社会的ニーズ」を考えて行なった研究成果とはいえない。彼らの研究を活用するか、しないかは、後世の社会の選択に委ねられる。それでも、一般的に研究の背景には何らかの動機があるのがつねである。

　研究の動機は、個人的なものと組織的なものとに大別できる。さらに、組織的な動機にも、企業または組織をあげて取り組むべきものと、あるセクションだけに限定されるものなどがある。

個人的な研究動機の例。

①研究テーマを考えるのを好むタイプの人が、自発的に行なうことが多く、分野は統計や調査、化学的な実験など限りなくある。その動機は発表のためというよりも、もともと研究が好きで、知的好奇心による場合が多い。

②上のケースと研究テーマは同じでも、その動機として「社会や組織に貢献したい」「組織内で自分をアピールしたい」「同僚に差をつけられる」「地位や名をあげたい」など、目的意識がある場合がある。

組織的な研究動機の例。

①組織として定期的に学会または社会に向けて何らかの研究発表を行ない、研究者としての存在感を示す必要がある場合など。

②組織が行なう定期的なイベント（教育機関なら学園祭など）に発表するための、比較的小規模の研究を行なう場合。

③企業などで、競合他社の商品に対抗して、それに匹敵するもの、またはそれを超えるものを販売する方針を決定した場合。

④企業の収益アップや方針転換のために、多角的に商品群を開発する要望が示された場合。

研究テーマとアイディアはどのように見つけるのか。

　研究テーマは、所属する組織によって異なるが、アイディアは、（ときに同僚などに盗用されることがあるくらいに）貴重な

知的資産である。そのことを前提に、研究テーマとアイディアを見つけるためのいくつかのポイントを以下にあげておこう。

強い動機を抑えつつ研究に臨む。

アイディアとは、一種の発明である。それは、スポーツでいうところのスタンドプレー、芸能界でいうところの「受け狙い」にも通じるところがある。そのアイディアの背景に「この研究で一発、当ててやろう」「これで有名になれるかも」という動機があったとしても、そのことを他人が非難することはできない。なぜなら、その成果が人類の未来を変えることになるほどのものとなることもあるし、ときには組織のため、社会のため、身近な人の困難を救うためなど、その動機はあまりにも多様で複合的であるから。いずれにしろ、強い動機がないと根気のいる長期に及ぶ研究はなかなか持続できないのが現実である。

ただし、その強い動機を態度としてあからさまに出したら、その人は「いやな奴」になってしまう。熱意や着眼点を内に隠して淡々と研究に臨む——それこそが一流の研究者といえる。

"ないもの"を求める。

研究の動機は、「こんなものがあったらよい」というような、一種の「ないものねだり」や「この状況をなんとかしたい」のようなピンチ打開策であることも多い。

たとえば、「朝、パンが食べたいけれど、まだパン屋さんは開店していない。家で食パンを焼くことはできないだろうか」「電熱器の売れ行きが鈍ってきた。この状況でわが事業部はどう存続すべきか。この電熱器の仕組みを利用して、家庭で食パンを焼く器具ができないだろうか」などという事情からパン焼き機が生まれることもある。

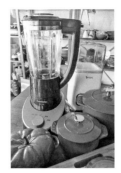

このような発想を生み出すためには、栄養士であれば、日本人の食生活や家庭、健康状態などの実態を五感で把握することが基本となる。しかし、個人でできることには限度がある。そのため、文献や各種データを参考にしたり活用することも必要。

「ないものねだり」の原点は、いま「あるもの」を見極め、「なぜそれがあるのか」を問うことである。「あるものの」存在意義を深く認めることで、「ない状態」が見えてくることがある。そこから新たな研究テーマとアイディアが生まれることもある。

コミュニケーション力も必要。

研究職にとっては、研究テーマを黙々と考えだすプロセス以外に、調査や取材、ディスカッション、プレゼンテーション、ミーティングの司会・進行、話題や問題点を板書やパワーポイントで明確にする、などのコミュニケーション力を強化することも有効。これによってアイディアが浮かんだり、深まったりすることもある。

なかには、1人のほうがアイディアを生み出しやすいというタイプもあるが、組織に属している場合は、研究仲間やほかのセクションと研究の方向性やスケジュール、研究費などについて「すり合わせ」を行なうことも必要。

「なぜ、こういうものがないのだろう」という疑問からアイディアが。

③ 研究職にある栄養士は、どんなライフスタイルを心がければよいのか。

Guide

- 日常生活において「研究者らしさ」を装う必要はまったくない。むしろ、職業的カラーに染まらないように、頭もからだも多様に使い、柔軟性のあるライフスタイルを目指したい。
- 職業的カラーに染まらないように注意しつつも、「プロ意識」はもちたい。公私にかかわらず観察力を発揮し、仕事のアイディアへと活かしていこう。
- 研究職を続けることに迷うときもあるかもしれない。その予防策として、仕事・生活の両面において長期的なライフデザインをもつことがたいせつ。

「職業的カラー」に染まらないための心得とは。

「研究職だから、ライフスタイルもそれらしくしなければ」などと考える必要はないし、考えるべきでもない。むしろ、そういう「職業的カラー」に染まり過ぎない程度に、それとなく注意する。

職業的カラーが、その人の姿カタチ、言動に現われることはよくある。専門職の人に往々にして見られることだが、生活に多様性がないと（職場と自宅との行き帰りが中心の生活をしているなど）、より仕事の色が染み込みやすい傾向がある。

これに対して、余暇活動（趣味やボランティア、学習など）が生活の一部になって

いると、頭やからだがいろいろの角度から刺激されるので、「職業的カラー」は分散され、ライフスタイルも柔軟性のあるものとなる。疲れで固まった筋肉をマッサージでもみほぐすのに似ている。

また、研究職の栄養士にとって、ライフスタイルの多様性は、研究テーマを見つけ出す環境としても有利となる。「アイディアは、研究室だけで生まれるものではない」ということは、実際に多くの研究者が述べている。

研究職を一律に「静的な仕事」と見るのは正確ではない。しかし、集中力を要する、1人の時間が多い、部屋にこもりがち、立ち通し、危険を伴う、などが顕著な仕事の場合は、前述のような余暇活動（サークル活動、運動、アウトドア活動など）の効用は、より大きい。

「プロ意識」を行動によって定着させる。

「神経質そう」「冷たい感じ」「人づきあいが苦手そう」など、研究職について周囲からマイナスイメージで見られるのは避けたいが、だからといって仕事への愛着や熱意、そしてプロ意識をもち続けることには遠慮はいらない。

プロ意識は、職場によってニュアンスの違いが出ることもあるかもしれない。ひとくちに職場といっても、企業（大手・中小）、研究機関、行政、教育機関、個人な

どとさまざまある。また勤務形態も正規・非正規雇用などがあり、そのこともプロ意識の程度に影響を与える可能性がある。しかし、どんな職場や勤務形態であっても、プロ意識を定着させるために共通するのは、「いまの仕事は確実に自分のキャリアの1つになる」という点である。

そのためにも目の前の仕事に一生懸命に取り組むことは、以後のキャリアの実績となり、今後の質のよい人生を下支えする行動となることは間違いない。

研究職の栄養士のプロ意識を定着させるための行動例として以下にあげる。

①企業で商品開発にかかわっている場合、自社製品や競合他社の製品がある場所（スーパー、コンビニ、デパ地下、給食施設の厨房など）を機会あるごとに（それとわからないように）視察し、現状を把握する。このとき、製品が他社か自社かという先入観なしで、利用者の立場で観察するのがポイント。そのうえで必要な成分、数値、形状などを正確に記憶し、別の場所で記録しておく。

②企業に属している場合、テレビコマーシャルや新聞、雑誌の広告などに気を配り、商品のコンセプト、開発プロセスなどを洞察し、分析する。

③所属に関係なく、自分の専門とする研究などを扱う専門誌、専門図書、学会誌などを自費で購読または購入する。高価な場合は、図書館、職場などのものを閲覧するのも一法。

④自分の研究とかかわりのある学会に所属し、研究発表や勉強会などのイベントには努めて参加する。

⑤職場であれば先輩研究者、近くに先輩研究者がいなければ、学会で人脈をつくったり、母校の恩師からアドバイスを得たりして、研究についてのより高い視点や考え方、方向を目指すように心がける。

⑥自分の専門や専門以外の分野の研究成果がテレビやラジオ、新聞などで報道されたときは、記録や切り抜きをするなどして研究情報を蓄積する。医学や栄養学なら身近な話題として、大脳生理学や素粒子物理学のような話題についても、無縁とは思わずに関心を示すようにしたい。

長期的なライフデザインをもつことが大事。

栄養士で研究職という立場の人がどれくらいいるのか正確な数字は定かではないが、現実的に多いとはいえない研究職の中には、現職を続けることに迷う人がいる。その理由として、「同業の仲間が少ない」「ほかの栄養士と話が合わない」「病院栄養士や食事相談のほうが、やりがいを感じられるように思える」などがある。

このような現状では、本格派の研究者の新たな誕生はむずかしいだろう。

本来、「仕事」とは自分を輝かせてくれるものではなく、自分が仕事を輝かせるものである。そのことは栄養士や研究者に限らず、すべての職種に共通する。

傾向として、プライベートに変化がない人は仕事に充実感をもてなかったりする。

研究職としての緻密さ、分析力、行動力は、人生を楽しむための有利なベースにもなるはず。そのためにも、仕事と生活の両面において長期的なライフデザインをもつことを常日頃から心がけたい。

 本物のプロは公私の生活が充実している。

1 栄養士養成校で働く栄養士は、次の世代の栄養士を育てるために、どんな意識をもって仕事をすればよいか。

Guide

- 栄養士養成校の使命は、管理栄養士資格の国家試験合格率を高めることだけではない。学生自身の健康度および社会の健康度をあげるという、より大きな使命を忘れてはならない。
- 栄養士の使命は、食を通じて人々の健康度をあげることではある。しかし、健康は食事だけで支えるものではないことを学生たちに伝えたい。
- 教職員の理念の高さや明るさ、謙虚さなど、センスのよい言動は、学生のモチベーションアップにプラスに働く。

健康度の高い学生を生み出す条件。

資格取得が最終目標ではない。

栄養士養成校で働く人の職種のポジションは、大別して、経営側と教員、職員とに分けられるが、仕事の分担は多種多様であり、学校による差異もある。

経営側としては、学長または校長、常任・非常任理事、評議委員などの役職があり、学長は教員を兼ねる場合もある。

教員は、教授、准教授、講師、助教、助手などの職階のほかに、常勤、兼任、非常勤、パート、アルバイトなどの勤務形態がある。栄養士は、上記のうち、ほとんどの分野で仕事をしている。

どんな立場であれ、栄養士養成校の責務は、多くの分野にでも適応できる栄養士を育成することであり、その人たちを通じて、国民の健康レベルを向上させることにある。管理栄養士の国家試験合格率を上げることや学生たちに栄養士以外の資格も取得させることなどは、学生の職業選択の多様性を担保するためにも、学校の評価を高めるためにも重要なことではある。しかし、それは最終目標ではなく、その先には、より大きな、「国民の健康レベルの向上」という目標があることを忘れてはならない。

教職員の「健康のカタチ」

国民の健康度をあげるためには、国家として、また、各種の健康支援者としての高い理念と方針が必要となる。その成果は、国民1人1人の健康意識の高さや、健康寿命・平均寿命の延伸、国民の活力などに現われる。

栄養士は、これを食の面から支える職業であるが、同時に、食事や栄養だけで健康を支えることはできないことも学生を指導・育成する立場として認識しておきたい。「健康の6大要素」（269ページ）のうちの、食以外の一部も栄養士が支えるという自負と広い見識、さらに適切なスキルを学生にもたせたい。

意識の高い栄養士を養成するには、養成校の全教職員自らが高い健康意識をもつことが望まれるが、現実には、直接健康教育にかかわる人は一部である。この点は、経

営陣の責務が大きい。つねに教職員のモラルアップを図る必要がある。

　ここでいう「健康」とは、医学的な検査値に現われるものだけを指すのではなく、日々の生活の中で「カタチ」となって現われる健康をいう（24ページ）。理念がなく、講義に魅力がなく、教職員の姿勢や表情に活気のない養成校からは、希望に満ちた、健康度の高い栄養士が生まれにくいのは当然である。

栄養士教職員のあり方。

　健康意識の高い栄養士を養成する養成校における運営者、教職員のあり方について、ポイントをあげておこう。栄養士の所属ポジションは多様なので、ここでは養成校全体の問題としてあげる。

経営陣のあり方。

①少なくとも栄養士養成校部門の経営陣は、健康教育、栄養士養成教育のあり方を追究し、理念を掲げ、それを教職員に伝えたい。また、モチベーションをつねに持続させることはむずかしいので、しばしばミーティングを行なって教職員の意識の維持と連帯を図る。

②資格試験の合格率は、入学希望者数の増減に関係するが、そのことと、栄養士の社会的使命や理念を示すこととは矛盾しない。長い目で見ると魅力に欠け、結果として学校の信頼性を弱めることになる。

栄養士教員・職員のあり方。

①栄養士養成校は、「栄養素士」（111ページ）を養成するところではない。卒業後、家庭人としても、どんな職業に就いたとしても、接する人々の健康行動を促し、生きることへのモチベーショ

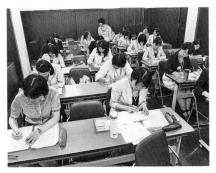

ンを高めるプロを育てていることを心にとめておきたい。

　栄養士養成校といえども、経営陣の全員が高い健康意識をもっているとは限らない。意識のある者から見ると、学生のやる気をそぐようなことが目につくかもしれない。しかし、それで自分のモチベーションを下げてしまうと、栄養士としての使命を果たせないばかりか、自分の人生の質を下げることにもなる。健康を説く者が大事にしたいのは、あしたへの希望であり、将来の計画である。それらは「理念」や「健康」の土台のようなものである。

　理念のある人の表情は明るく、姿勢がよく、声は小さすぎず、だれに対してもあいさつをきちんとし、身だしなみが整っている傾向がある。それは健康環境として学生たちによい影響を与えるはずである。

②学生に対しては、将来、どんな職業に就きたいのかを問いかけたり、いま学んでいることは「将来、こんなときやこんな場面で役に立つ」と指摘したりして、将来のイメージを、より具体的なものにしてあげたい。将来のイメージを描くことは、学生にとって強いモチベーションになりうる。

　「食事（栄養）＋α＝健康のカタチ」の実践者を目指す。

② いま、栄養士に求められる知識や技術、栄養士としてのセンスを、学生たちにどう伝えていけばよいのか。

Guide

- 栄養士の資格だけでなく、その他の資格を取りたいと希望する人がふえている。その意志を尊重しつつも、一生ものの食のセンス（健康観や食生活の多様性などについての認識）も身につけさせる。

- 「栄養士」という名称から、食を栄養素の補給としてだけその職務をとらえる傾向がある。しかし、栄養士は、「食の面から人々の健康意識を高め、人生へのモチベーションを上げる職業」という認識をもたせたい。

資格を得ること、プラスアルファ。

まずは国家試験の合格率を上げること。

栄養士養成校である以上、教員には管理栄養士の資格取得試験に必要な知識を伝えることが優先される。管理栄養士の国家試験についていえば、社会・環境と健康、人体の構造と機能および疾病の成り立ち、食べ物と健康、基礎栄養学、応用栄養学、栄養教育論、臨床栄養学、公衆栄養学、給食経営管理論など、さまざまなカリキュラムを実施することが必要となる。

前項（108ページ）では、栄養士養成校の目的は、学生を管理栄養士としての資格試験に合格させることだけではないと述べた。しかし、少なくとも管理栄養士の資格を取らせることができなければ、養成校の意味をなさない。そのためには、全教員が、学生の意欲を高め、合格に必要な情報を提供するよう努める必要がある。

資格への過度な期待を抑制する。

近年、「資格ビジネス」が盛んになっていて、それらの情報も多い。また養成校によっては、学生の進路の多様性を考慮して、栄養士以外にも臨床検査技師、介護支援専門員（ケアマネジャー）、フードスペシャリスト、野菜ソムリエなど、いくつかの資格を取るためのカリキュラムを組んでいるところが少なくない。そのような現状があるからこそ、学生に対しては、「資格さえ取れば万事うまくいく」というような安易な期待をもたせないように注意したい。むしろ資格はスタートラインであって、そこから有資格者どうしの社会への適応性レースが始まることを伝えておきたい。

また、個人がもっている資質や希望を伸ばすことを教員自身が忘れ、資格に過度な期待を向けさせることがあれば、むしろ学生の可能性を狭めることになる。

資格を尊重しつつも、それに寄りかかり過ぎないようにする。そのバランス感覚を学生が養うには、担当教員の見識と指導力が求められる。

資格試験問題集にそった講義の中で、資格以外の能力の重要性など栄養士のセンスアップを図る話題を取り込むことは容易ではないが、教員の重要な努力目標としてつねに念頭に置こう。

調理技術は「健康観」をも養う。

　調理技術は、資格取得の絶対条件とはならないこともあって、近年、養成校では調理実習の時間をへらす傾向がある。しかし、家庭人として家族の健康を守る役割、食ビジネスの世界で働く可能性などを考えると、調理技術を磨く機会は公私にわたってふやしたい。そのことは、食品への知識や感謝、食文化への関心、食事や料理、摂食に伴う美意識、もてなしの心、そして健康観（23 健康管理、216ページ〜参照）などを養うことにもつながる。

　他の教科との関係で、授業時間をふやせない場合には、学生に経済的、時間的余裕があれば、個人的に料理教室へ通うことをすすめるのも一案。

「栄養士」という
肩書きからくる錯覚。

「栄養素士」にさせないように。

　養成校の関係者が心しておかなければならないのは、「栄養士」という職種名からくる思い違いである。それは、人の食行動を過度に栄養素と結びつけて考えたり話したりする傾向である。

　たとえば、ビタミンB$_1$の特徴を説明するとき、欠乏症や脚気の事例を出すことは有意義だが、「だから、食事は玄米中心にするとよい」とまでいってしまうと、栄養素寄りの説明となり、特異な食生活のすすめとなってしまう。それが仕事の中心であるかのように思い込むと、多くの人たちに、食生活やライフスタイルのたいせつさよりも、栄養素の利点を強調し、その多少を問題点とする「栄養素士」が誕生する。

　少なくとも日本においては、食は安らぎ

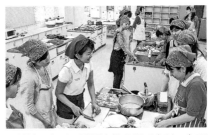

の補給であり、情報交換の場であり、もてなしによる好意の表現などいろいろの意味があるから、視野を広くもった栄養士を育てたい（270ページ）。

　食の多様性、食の楽しさ、豊かさに目を向けず、栄養素だけで語ることは、人間の感性や知性を軽視することになる。結果として、話題の展開が単調で退屈になり、対象者の共感を得るのはむずかしくなる。

「栄養指導」から「食事相談」へ。

　栄養士の職業的使命は、栄養知識の普及にとどまるものではなく、「食行動を通じて人々の心身の健康意識を高め、日常生活へのモチベーションを高めることにある」との考え方も広がりつつある。こうした考えにそえば、「栄養指導」「栄養相談」などの表現のうち、「食事相談」と言い換えたほうが適切な場面もふえている。この点については、いま、指導者のセンスアップが求められるところである。そもそもセンスは、机上や教室内だけで伝えられるものではない。むしろ、日常的な生活の中から伝わるものが多い。たとえば、あいさつ、身だしなみ、会話、食事のしかたなど。

　教員に部下（助手やアルバイトなど）がいる場合には、その人たちへの接し方にも注意を払う。上下関係を意識し過ぎて、冷たい関係をつくることは、健康・食事相談においても「相談型」というよりも「指導型」を継承させる環境になりうる。

心身の健康意識を高め人生のモチベーションUP！

③ 栄養士養成校から 講師の依頼を受けたときは、 どのように対応すればよいか。

Guide

- 自分になにを期待して、だれが、そのポジションをすすめてくれたのか。その流れを把握し、関係者からの依頼意図を正確に聞き取る。
- ほかの講師の講義の様子を見学させていただくことは、大いに有効である。
- 教室内のザワザワした雰囲気は学生の問題というよりも、各教員の学生に対する無関心や注意不足が原因の場合が多い。

依頼を受けたときの確認事項。

　栄養士養成校に限らず、講義を担当する場合、その学校の助手や、その他の業務に就いていた人が、経験に応じて講師を任される場合と、外部から招かれて（直接または知人から）講師になる場合とがある。

　内部の人が昇格するカタチで講師になる場合は、先輩講師の講義法などをある程度、見聞きしていると思われるので、本項では、外部で別の仕事をしている栄養士が講師を依頼された場合の対応策を示す。

　講師には常勤と非常勤とがある。常勤の場合は、外部から入る人にとっては再就職に当たり、以後、養成校（専門学校、短大、大学）教員として長く働くことを意味する。再就職に当たっては、雇用条件などについて詳細な確認が必要となるが、これについては、雇用問題を扱う専門書に譲る。

　非常勤の場合は、現在の仕事を続けなが

ら、可能な時間に養成校などの学校におもむいて担当する講義を行なう。その場合の対応策のポイントを次に示す。

①依頼を受けたときは、自分が受け持つ学科名、講義の目的、対象となるクラスの学年、講義回数、人数、男女比、学生の特徴（入学の目的、地元ならびに他地域からの入学者の割合など）、学生の将来の志望や就職先の傾向、受講態度などの基礎的情報を聞いておく。「私にできるかしら？」という消極的な対応はとらず「自分の経験があればできる」という信念をもって応じる。

②推薦者が知人であれば、なぜ自分への要請なのかを聞いておくのもよい。

③可能であれば、関係のある学科の授業風景を見学させていただくとよい。同時に、前年度の担当教員のシラバス（講義内容をまとめた冊子またはパソコン上のデータ）に目を通し、どのような授業が行なわれていたかを確認しておく。入学案内なども入手して読んでおくと参考になる。

④新設科目の場合は、その科目の新設理由、講義に対する希望なども、前もってくわしく聞いておく。

⑤学校側が、講師の適性を見るために、講義形式のプレゼンテーションを求めることがある。学校側としては、講師が務まるかどうかをチェックしておきたいと思うのは当然である。

例としては、関係者数人に対して、講義形式で自分の得意分野（専門分野、健康観、食事論など）や、これまでの経験から得たこと、依頼されている講義と関係のある業務経験などについて、30分程度話をする。教員や経営者を相手に講義形式で話をするのは、だれでもとまどうが、自分の現在の仕事を紹介することならばできるはず。努めて大きな通りやすい声で、経験から得た感想や理念、哲学（こうあるべきである）などを語ればよい。

最初の講義からビシッと。

①どんな教科であっても、教員は、身だしなみも「商売道具」と心得て、整えて臨む。とくに栄養士養成校では、栄養の知識や調理技術だけでなく、身だしなみや話し方、感性などを含めた「健康のカタチ」を講師自身が実際に見せることが大事なポイントとなる。

②一般に、学生はうしろの席から座るので、前方の席に空席が目立つ。それを黙認しないで、全員にあと1〜2列、前に移動するように促す。指示は毅然とした態度で行なう。

③教員は、大きな声で、うしろにいる学生にも聞こえるような声で話す。マイクを使うときは、声が適正にのるように配慮する。コトバづかいはつねに「です・ます」体を保つ。

④最初の授業では、自己紹介をていねいに行なう。ここをしっかり行なうかどうかは、その後の学生の受講態度を左右するポイントとなる。

⑤経歴などの自己紹介に続いて、自分がどんな思い（理念）のもと仕事に臨んで

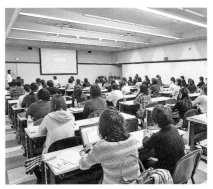

いるのか、この講義が学生の将来の職業やライフスタイルにどうかかわっていくのかについて話しておく。自己紹介は事前に下書きをして内容を固めておく。自慢話にならないように。

⑥母校の場合は、学生時代の学内の風景や勉強の仕方、先生の思い出、アルバイトや部活の経験、自分の趣味などを話すと学生の親近感を引き出せる。

⑦授業中、私語が多い学生には強く注意をする。いよいよとなったら、こんな警告の仕方もある。

「授業も商品の1つです。みなさんは学費を払ってそれを買っているのです。1回の授業がいくらになるか、計算してみなさい。それをその場で放棄するのは個人の勝手ですが、人の買い物を邪魔する権利はないと思います」「私語は、講師にとっては営業妨害をされたことになります。お店の前で入り口をふさがれているのと同じです」

それでも聞かないようなら、「まじめに学ぶ人の邪魔をしている」という理由で退出させるのもやむを得ない。基本的に私語の多い、ザワザワとした教室の責任は、学生にではなく、教員の側にあることを肝に銘じたい。

 「自分の経験があればできる」という信念をもって。

④ 学生たちから「栄養士への道を選んでよかった」と思ってもらえるような講義法や、教員としてのあり方とは、どういうものか。

Guide

- 学生とアイコンタクトをとりつつ話すことは、親近感を保つために、教員の基本的スキルの１つ。
- 自分の得意分野ではない講義を任されることもある。どんな分野でも、教科書や関連書物を読みこめば、「濃い」内容で、オリジナリティのあるものにできる。
- パワーポイントの使用を考える前に、板書（黒板やホワイトボード）でイキイキ授業を！
- 学生に対して一方的に講義をするのでなく、読ませたり書かせたり、問いかけたり答えさせたりする。

教員に共通する態度や行動。

幼稚園から大学院まで、教育機関の教員のあり方として共通していえるのは、次のような点であろう。

①服装、髪型、履物などに気配りがあって清潔感がある。

②表情が穏やかで明るい。

③姿勢がよい。教室への出入り、教壇での立ち方がシャキッとしている。椅子は原則として使わない。

④話をするとき、室内の全生徒、学生に顔や視線を向ける。

⑤上から目線の話し方ではなく、ていねいで温かみのあるコトバづかい。

⑥授業内容が正しく伝わっているか、ときどき確かめたり、意見を求めたりする。

栄養士教員としてのフレッシュな姿勢。

栄養士の資格をもつ教員の場合は、これらに加えて、

①現代人は生命維持や栄養補給のためだけに食事をとっているのではないことを深く理解し、食の多様性を機会あるごとに説く（270ページ）。

②健康や食についての思想が建設的でかたよっていない。「栄養素士」ではなく（111ページ）、フードファディズムを助長するような話題がない（130ページ）など。

③専門知識が深く、栄養学の基本をふまえつつも、現在の日本人の食生活をもよく分析している。

④食生活が安定している——欠食や暴飲暴食、好き嫌いなどがなく、特異な食事観をもっていない（菜食主義、○○はからだによい、伝統食偏重など）。

⑤食事をするとき、食べ方がきれい——箸や食器の持ち方、口の動かし方、食後の食器がきれい、など。

講義の進め方の基本と学生を飽きさせないためのポイント。

では、どうすれば学生を引きつける講義ができるのか、基本から考えてみよう。

講義は立って進める。

まず、基本的に教員は立って講義をする。せいぜい数時間のこと、それで疲れるようでは健康を語る資格はない、と心得

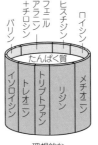

理想的な
アミノ酸バランス

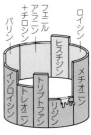

小麦粉

たんぱく質を構成するアミノ酸は各食品ごとに組成が異なり、人間にとって、互いに補完的に有効性を発揮する。そのことを桶にたとえて示した例。

る。しかし、休みなく歩き回ると学生にとっては落ち着かない。大半は教壇にいて、ときどき教壇を降りて各机に近づいて学生に話しかけたり問いかけたりする。

板書を多用する。

今日ではパワーポイント形式の講義が主流になっているが、よほどユニークな資料を使う場合は別として、学生はすぐに飽きる。本来、講義は教員中心で進めるものであり、板書が基本となる。おもに使うのはホワイトボードや黒板。そこに大事な点や、覚えておきたい事項、用語などを書く。板書の多用により、講義に動きと臨場感が出る。

漢字を書くときは書き順、外国語を書くときはスペルに注意する。

得意分野ではない教科の場合。

たとえば、給食の現場に勤務していた人が「実践栄養学特論」を担当してほしいといわれた場合や、フードスペシャリストの受験対策の授業を担当してほしいとなった場合などである。

得意分野ではない教科を担当する場合、すでにある教科書や前任者が使っていたテキストなどを読み込んで、講義プランを立てる。教科書を読むだけの講義にしないためには、ポイントを箇条書きにして用意した自作のテキスト（A4サイズで1、2枚）を作って配布するのもよい。また、試験問題の例題を提示するなどによってオリジナリティを出すことができる。

飽きさせない講義をするには。

単調な話し方や、アイコンタクトのない講義では、学生でなくても退屈する。その対策として、以下の方法がある。

①講義の中に適度に事例やエピソードを入れる。ときに「脱線」などといわれるが、脱線は話が関係ないところに移って戻ら

ない状態をいう。これに対して事例やエピソードは、講義内容に関係のあることを身近な例を引いて説明し、印象を強める方法である。たとえば、たんぱく質の説明をするとき、「必須アミノ酸」の効果を、桶にたとえ、それを板書して説明するなどの方法がある。桶からの連想で「風が吹くと桶屋が儲かる」ということわざの説明をすると、脱線の直前ながら、必須アミノ酸の効果を記憶する一助となるのでなんとかセーフといえるだろう。

②学生の作業に変化をつける。学生にとって、「聴く」「納得する」「読む」「見る」「考える」「答える」「質問する」「笑う」などができる多様な場面をつくる。

一方、教員の側は「話す」「読んで聞かせる」（用意した資料など）、「問いかける」「考えさせる」「書かせる」（ノートのほか、前に出てきて黒板に）、「見せる」（図表や写真、パワーポイントなど）、「笑わせる」などを織り交ぜる。

③現物を見せる。「1日350グラムの野菜」といっても、栄養士でも目測できない人が多い。実際に野菜を用意して、学生に目測で選ばせたものを実測してみせるなどは効果的。卵やくだもの、魚介類の実測も体験させておきたい。

「先生のようになりたい」といわれる教員を目指そう。

⑤ 教員ということに加えて「輝きのある栄養士」としても、学生から尊敬される「カタチ」とはどういうものか。

Guide

- 「輝き」の原点は、身だしなみと、だれに対してもていねいなコトバづかい。そしてもちろん、だれにも負けない魅力的な講義のスキル。
- 同僚や上長からの指導や助言が少ない職業に甘んじることなく、セルフチェックで自分を鍛え続ける。

講義が魅力的であることが第一条件。

どんな理想をもっていても、教員である以上、講義そのものが魅力的でなければならない。前項（114ページ）でもふれたが、そのポイントは……。

① 講義は立って行なう。ときどき教壇から離れて、後方の学生のところまで足を運ぶ。座りっぱなしは避ける。

② 講義に活気があり、緩急のあるテンポとバラエティ、適度のユーモアは欠かせない。1つのテーマについて事例を示したり、将来の職業選択のヒントになる話をしたりする。

③ 講義中に、適度に問いかけをすることを忘れずに。「この説についてどう思いますか」「こんな経験したことがありますか」などと参加意識を高める。

④ 学生の前途について希望的な話題を選び、モチベーションが高まるように仕向ける。先輩たちがどんな思いで職業を選択したかについての話題は学生が好むところ。「病院で働いている私の同級生は……」「私もファミリーレストランで働いたことがあるんだけれど……」「アルバイトも職歴の1つになります。その経験は貴重です」。

⑤ 身だしなみを整えて、いつもさわやかに。ファッションリーダーとまではいかなくても、人並み以上に髪型、化粧、服装、香り、そしてもちろん表情、姿勢、歩き方などに気を配る。

⑥ コトバづかいをていねいに。学生を呼び捨てにしたり、「君」や「あんた」で呼んだりしない。語尾を「です・ます」で表現する。親しくなっても馴れ馴れしいコトバづかいをしない。

教室内でのこんな言動は輝きを減ずる。

大学や専門学校、各種学校の教員は、1度、その職につくと、講義内容や教授法について他者のチェックを受けることはほとんどない。そのため、いつのまにか「一匹オオカミ」になり、魅力のない講義を十年一日のごとく続けている、などというケースも珍しくない。そのようなことがないように、次のようなセルフチェックを習慣的に行なって自分を鍛え続けたい。

① 栄養士資格や、その他の資格への批判や、「そんな資格は無意味」というような指摘は、どんな場所でもしない。

②学校の好ましくない評判や、学校の方針、ほかの先生の批判や皮肉交じりの評価などはしない。それを聞いた学生のモチベーションが下がる可能性があるし、SNSで拡散される危険もある。

③調理技術を軽視するような発言はしない。人間は毎日食事をとっているのであって、栄養素をとっているわけではない。外食や中食も含め、自分またはだれかが調理した食事をとっているのだから、その技術を軽視することは、食生活を軽視することにつながる。

④講義中に私的な仕事はしない。学生が筆記や黙読、実習の準備などをしているとき、スマホを見たり、持ち込んだ雑誌を読んだり、私的な書き物をしたりすることは厳禁。

⑤教室の内か外かに関係なく、全教職員に対して、性別や年齢を問わず、つねに、ていねいなコトバづかいをする。

プライベートライフとの関係。

人の「輝き」を次のように定義してみよう。「心身の健康度が高く、公私の生活によく適応し、『あした』や『週末』『来月』を含む将来の予定や計画、希望があり、建設的な友人・知人を複数もち、それらによる幸福感が表情をはじめ言動に表われている状態」。これを前提にして公務とプライベートとの関係を考えてみよう。

①教職に限らず、職場と自宅との往復だけの生活が長く続くと、表情や身だしなみのバリエーションの幅が小さくなり、活気が減退しがち。職場で同僚との競合が少なく、いわば身の安全が保障されるほど、マンネリに気づかない傾向がある。この視点で見たとき、教員という職業はどうだろうか。

②どこの養成校でも、非常勤の教員が少なくない。学校や教員にもよるが、非常勤の教員のほうが話題は豊富で、講義にも活気があると、常勤教職員が指摘することがある。もしそうだとすれば、生活のバラエティが、話題や活力を支えている可能性がある。

③専任教員でも、余暇活動を行なう時間や機会はあるはず。登山やスキー、音楽サークル、ボランティアなどのプライベートライフを楽しむ栄養士教員は少なくはない。学生たちは、そういう教員に親近感を抱く傾向がある。そんな教員に輝きを感ずるからだろう。

④ただし、教職以外の職業や、プライベートの生活、余暇活動の世界のほうに価値があるかのような言い方、「自分には本業があって、講師は副業に過ぎない」などと受け取られるような話し方には厳重注意。

「将来、先生のようになりたい」といわれたときの対応

講義の内容や進め方やフィーリングが学生のニーズやセンスに合ったとき、「先生にもっと早くお会いしたかった」「私も将来、先生のようになりたい」などの感想を伝えられることがある。自分がどう生きればよいか、まだ定まっていない学生にとって、講師を通して身近な「お手本」を見いだしたときの喜びの表現である。

「自分は特異な存在なのかもしれない」などと過大に考えずに、「ありがとう。いま、ここでお会いできたことを喜びましょうよ」「期待を裏切らないように、ますますがんばります」と、軽く受け止めておこう。

 教室でもプライベートでも全力で臨んでこそ「輝く栄養士」になる。

① 「スポーツ栄養士」になるためには、どういうことを知っておく必要があるか。

Guide

- 公認の「スポーツ栄養士」という資格は2008年からスタート。
- 「スポーツ栄養」は、選手や関係者に栄養素の大切さだけを説くものではない。コトバの意味をしっかり理解することから始めよう。
- 有力なアスリートは、資質やトレーニングの質と量、コーチやその他の恵まれた環境、そしてリズミカルな食生活などによって支えられるもの。

「スポーツ栄養」というコトバ。

日本では1970年代中ごろから登場。

　日本では、1970年代中ごろから、書籍や雑誌の中でスポーツ選手や運動をする人の食事のあり方などをテーマにした記事が現われるようになった。だれが最初に「スポーツ栄養」というコトバを使ったかは不詳だが、その肩書で仕事を始めた人は存在した。

　2008年には、「日本栄養士会」と「日本スポーツ協会」の共同認定による「公認スポーツ栄養士」という資格が設けられた。

　現段階では、この資格や特定の資格の有無にかかわらず「スポーツ栄養士」と名乗って活動している人は少なくない。

「スポーツ栄養士」の定義。

① 神奈川県立保健福祉大学保健福祉学部栄養学科教授鈴木志保子氏は、スポーツ栄養を「運動やスポーツを行なうために必要な物質を、その身体活動の状況に応じてタイミングや量を考えて摂取し、これを体内で利用すること」と定義している。

② 前項にあげた「スポーツ栄養士」の定義は、「地域、広域スポーツセンター、各競技別のトレーニング拠点などにおいて、競技者に対する栄養管理業務全般を実施することができる知識とスキルを身につけた管理栄養士」としている。

③ 「スポーツ栄養士」の考え方の基本は、スポーツの種目や、選手の試合時・練習時に応じた栄養補給の方法を提示することにある。たとえば、格闘技のようなスポーツでは、良質なたんぱく質の補給が重要であり、栄養補助食品利用の効用などについても触れている。

　「スポーツ栄養」という場合、文字どおり「栄養」の補給を中心とし、「食事」や「食生活」についての言及は多くはない。「栄養」中心の考え方は、各種栄養補助食品の普及とあいまって、プロ、セミプロからアマチュアのスポーツ愛好者に影響を与えている。

「スポーツ栄養士」の方向性。

　「スポーツ栄養」や「スポーツ栄養士」という呼称には注意すべき点がある。どんな種目のスポーツ選手でも、その能力は個人の資質やモチベーション、適切なトレーニング、コーチの支え、ライバルの存在などによって伸びるものであって、栄養素の摂取のしかたによって決定されるものではな

い。「栄養」や「栄養素」は無視できないが、それを考慮した適量の食品や食事を定期的（リズミカル）に、そして継続的にとることがもっとも重視されなければならない。

現在は「スポーツ栄養」というコトバが普及していて、容易に言い換えはできないが、この仕事を目指す人は、心の中では「スポーツ選手食」または「選手食」と言い換えて対応するように心がけたい。選手に限らず、人は栄養素そのものではなく、食事をとることによって、からだと心を養い、休息をとり、人とのコミュニケーションを活性化していることを軽視してはならない。選手に対しては、選手である以前に、健全な社会人（子どもを含む）としての食行動のセンスと「食事力」を養う方向で接する（46ページ）。

さらにいえば、現役選手でなくなっても（引退しても）、継続できるような食習慣を身につけるようにサポートしたい。

どんな活躍場所があるのか。

スポーツ競技は、オリンピックに参加するものだけでも30以上あり、全種目ともなると300以上にもなる。プロ、アマを問わない競技人口でいえば、国民の数十パーセントにも及ぶだろう。このほか、趣味や健康法、リハビリテーションとしてのスポーツ人口はさらに多い。

これらのうち、「選手食」の必要を感じる可能性のあるスポーツ組織は、おもに以下のところだろう。
①プロや企業チームおよび地域のジュニアチーム。
②企業内サークルや同好会。
③地域や愛好家のチーム、団体。
④教育機関の部活。小学校～大学。

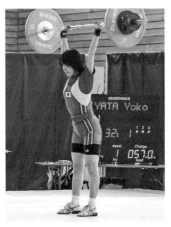

⑤栄養士養成校で行なっている、自校や他校への食事サポート。
⑥スポーツに関する研究をしている施設や企業。
⑦スポーツクラブや地域の健康増進センター。
⑧スポーツ外来や整骨院などの施設。
⑨そのほか。

これらのうち、専任または不定期に栄養士が関与をしている組織はごく一部と推測される。必要を感じていても経済的またはその他の事情で採用または契約ができない組織が大半である。

「日本スポーツ栄養学会」の調査によると、147人の調査対象者のうち、資格を活かして仕事をしている人は77人（52.4%）、補助的に活かしている人は57人（38.8%）、資格を活かした仕事をしていないという人は13人（8.8%）となっている（2017年10月現在）。

しかし、前述のように、「スポーツ栄養士」の資格をもたずに、スポーツチームまたは選手個人のサポートを行なっている栄養士は、未確認ながら、相当数存在していることは推定できる。

選手である以前に健全な社会人としての食行動を養う。

② 「スポーツ栄養士」を名のって 仕事をするためには、どのようにして クライアントを見つければよいか。

Guide

- 「スポーツ栄養士」の認知度はまだまだ 高まったとはいえない。この状況を打開 するには、栄養士の側からのアクション が必要。
- 自分をアピールするには、自分の仕事の 基本方針、まずはコンセプトを考える。
- 選手の食生活支援だけで一定の収入を得 るのはむずかしいのが現状。ボランティ アでも仕事を見つけ、実績を重ねること がニーズを高めてゆく。

「スポーツ栄養士」の現状。

「スポーツ栄養士」という専門職の認知度 はかなり高まってはいるが、スポーツチーム の管理者、関係者、選手個人などの、ス ポーツ栄養士に対するニーズが高いとはい えないのが現状である。必要を感じながら も、経費の問題や、関係者の理解が得られ ていないなどの事情で依頼に踏み切れない チーム関係者もいると思われる。また、チー ム関係者が、必要を感じてはいても、どんな 支援を受ければよいのか、どんな効果があ るのかなどについて、具体的に考えるきっか けがなかったり、スポーツ栄養士に接触す る方法がわからなかったりして、判断が先延 ばしになっている場合も考えられる。

このような問題に共通するのは、売り手 (この場合、スポーツ栄養士)のアピール 不足、または売り込み方法が不適切である

という点。資格を認定した組織でも、ア ピールをしているだろうが、個別対応まで は手が回らない。まずは、スポーツ栄養士 自身が、自分の活動可能な範囲でクライン ト(依頼人)を探し、アピールをし、その チームの実情に合ったサポートを提案する ことがもっとも効率的である。

仕事をスタートするための アクションプラン。

アスリートを食事面から支える仕事をす るには、具体的には、次のようなプロセス が考えられる。

① 「スポーツ栄養士」(有資格者)または選手 の食事支援者として、自分はどんな仕事 をしたいのか、「コンセプト」を固める。 コンセプトとは「基本となる考え方、簡 単には変更しない大方針」のこと。ス ポーツはどの種目を選ぶのか、栄養素を 重視するのか、普段の食生活を重視する のか、特殊な食事法を示すのか、アス リートの心のケアこそ大事とするのかな ど、人によって得意とするポイントは異 なる。自分の得意を「売り」にするには、 どういうキーワードがよいかを考え、そ れをキャッチフレーズ化する。

たとえば「栄養素ではなく、食事で強 くなる食生活デザイン」「選手生命は食 事力で決まる」など。キャッチフレーズ には、自分だけのオリジナリティとア ピール力がほしい。

②コンセプトが決まったら、「屋号」を決める。屋号とは、会社なら社名のようなもの。ただし、個人で仕事をする場合、すぐに仕事内容がわかるようなネーミングをする必要がある。

たとえば「スポめし　プランナー」「食サポート　ダッシュ」「格闘技　パワフル食サポーター」「アスリート食人」など。屋号を肩書にするのもよい。

③ここまでくれば、名刺を作成できる。「栄養士」「スポーツ栄養士」など、認定資格を名のるか、それとは別に、「屋号」を前面に出すか、コンセプトによって判断する。

④商品カタログに当たるチラシ（A4判、1〜4ページ）を作って、対象となるスポーツチームや関係者に送るか、手渡しする。送るときは先方の了解を得てから送る。新聞の折り込みチラシのように、相手かまわず送っても効果はない。コンセプトのアピール掲載を忘れずに。

⑤ホームページやSNSでの発信を考える。こちらもカタログを作るときと同じように、コンセプトをアピールする。ホームページ作成の際には、くわしい人のアドバイスを得て質のよいページに仕上がるようにする。

クライアントを見つけるには。

①一定レベルのチーム（組織的な活動をしているチーム。アマチュアを含む）の試合を無心で観戦する。そこで頭に浮かんだことを書きとめておく。出入りのできるスポーツクラブがあれば、しばらくは練習や試合を見物させてもらい、食事面でかかわる可能性、先方のニーズなどを見極める。こうした行動の中から現実的なアイディアが生まれる。また、人脈ができる可能性もある。こうしたリサーチには、少なくとも1年はかけたい。

②スポーツ選手やチーム関係者に知り合いがあれば、あるいは、人を通して接触ができれば、チームの状況について尋ねる。話し合う機会ができたら、「売り込む」ことよりも、チームの現状についていろいろと尋ねる。そんな中から、相手の気づきを促すことができれば営業力に期待できる。

③いきなり「スポーツ栄養士」として仕事をすることを考えずに、まずはボランティアなどのカタチでチームのお手伝いをするのも一法。グラウンドやトラックの整備、給水係、差し入れなど、マネジメントをしつつ、自分の存在意義を認めてもらう。

④アドバイザーをつける。1人で企画し、アクションを起こせる人はよいが、そういうことが苦手な人は、適切なアドバイザーがいると心強い。スポーツ仲間、同級生など、こちらの意図がツーカーの速さで伝わる人がよい。ビジネスというよりも友情協力くらいのところからスタートするのがよい。こういうとき、日頃からの人脈がものをいう。

⑤いずれにしても、「スポーツ栄養士」として一定の収入を得るには時間がかかる。まずは選手やチーム関係者と気心が知れた関係を築き、存在感が増していけば、そこから仕事への突破口が開ける可能性がある。

⑥専門雑誌に、栄養士としての意見を投稿し、常連投稿者として知名度を高める方法もある。それには、ユニークな見識、提言する力が必要となる。

まずはコンセプト。それから自信をもってアピールする。

③ 「スポーツ栄養士」として仕事を続けてゆくには、どのような考え方でやっていけばよいのか。見習うべきモデルなどはいないのか。

Guide

- お手本もないし、参考資料も少ない。勝つための支援方法には、公開できない秘策があるのは当たり前と考えよう。
- 栄養素の説明をするだけでは、この仕事は広がらない。選手のモチベーションを高める、選手時代が終わってからの生きがいを見つけさせる――そういう支援が必要である。

ビジネスモデルが少ないこれだけの理由。

栄養士が「スポーツ栄養士」と名のって仕事をするようになってから40年以上はたっているが、いまだに「ビジネスモデル」になるような仕事のカタチは一般化されていない。この仕事をしている人が少ないうえに、以下にあげるような事情が絡み合っている点が理由として考えられる。

勝つための対策を隠したい心理。

オリンピックチームや選手にかかわった人、会社や組織のスポーツチームにかかわる人の場合、立場上、仕事の内容を公にしにくいという事情がある。勝つことを目的としている以上、手の内を見せたくない、という心理が関係者内にあり、それが暗黙の秘密主義を生んでいる可能性がある。

かかわり方のバリエーションが多い。

スポーツの種類、依頼主からの依頼内容などによって食事支援の内容は異なる。球技と格闘技、トラック競技など、競技種目によって支援方法は異なり、かかわり方もオフのとき、合宿時、試合前などでの違いがあるため、支援スキルを一律に論じることはむずかしい。

経験・理論・ネットワーク不足。

スポーツ栄養士として仕事をしていても、仕事の量が少ないとか、経験不足とかと考える人が多く、確かな信念をもてないうえに、理論を固めるまでには至っていないという場合が多い。

また、支援内容について発表する研究会や専門誌も普及していない。さらに、お手本となる先輩などから学ぶ機会は少ない。

支援の成果が認知されていない。

よい成績をあげたアスリートを支えた一因として、スポーツ栄養士の存在があったことを、メディアがとりあげる機会は以前に比べると多くなった。しかし、深く掘り下げることはなく、「あの選手はカレーが大好き」「焼肉は欠かせない」という程度の話題で終わってしまう。メディアを含め、選手の食生活について、まじめに関心を寄せる社会環境は未成熟である。

このように、悲観的な状況にはあるが、「スポーツ栄養士」の資格制度ができたことにより、また、そのネットワークを通じて情報ネットワークも広がることによって今後に期待が持てる。

アスリートを支えるスキルを
パイオニア精神で創り出す。

　上記のような現状を打開するプロセスと方法をあげてみよう。

食生活全体を支援する。

①別項でも触れているが、選手の競技能力は、資質、モチベーションの持続、適正なトレーニング、コーチや監督の資質、彼らとの相性、チャンス、ライバルの存在、リズミカルな生活などによって支えられる。これらの話題を得意としない支援者は、ますます栄養素中心のサポートをする傾向がある。

②ある食品、ある料理をとると、にわかに選手の競技力がアップする、ということはない。しかし、普段の食生活に問題がある場合（それが多い）、それを改善することで競技力がアップする可能性はある。ベースとなる食生活の見直しこそ、選手支援の大原則であるため、まずはそこから着手する。

③家族に支えられている日常の食生活を見ることなくアドバイスをするのは、むずかしい。

　まず必要になるのが支援者のコミュニケーション力である。チーム全員の支援を依頼されているのなら、コーチに交渉して、全員に数回のレクチャー（講話）をする機会をつくってもらう。そこでは、「1日に、なにを、どれだけ食べるか」（271ページ参照）、定刻に食事をとることの意味、外食や中食の選び方などを伝える。

④個人または数人の支援であれば、家族と接触を図り、前述の「1日に、なにを、どれだけ食べればよいか」などの食生活

の基本を伝える。

モチベーションアップを図る。

①選手には食事のことだけではなく、次の出場への抱負とかアイディアとかについて問いかけたりして話題にするのもサポートのカタチ。

②スポーツ選手の食事支援にも「健康の6大要素」（269ページ）がベースとなる。すなわち、栄養、運動、休養に加えて、ストレスコントロール、よい人間関係の維持、生きがいである。

　栄養、運動、休養は、ボディというマシーンのメンテナンスに当たる。後半の3要素は、心のメンテナンス、および心理的エネルギーの補給と強化を意味する。これからの栄養士は、心のエネルギー補給のしかたにもくわしいプロフェッショナルでもありたい。

③競技のためのモチベーションを図るのはコーチの仕事だが、食生活支援者としては、心身の健康を維持するためのモチベーションアップに貢献したい。その支援は、選手である以前の、一個人の人生を支えることにも及ぶ。私的な生活のリズム、選手生命を延ばす条件、選手時代が終わってからの健康生活のあり方などの話題は、けっして選手力を下げるものではない。むしろ、選手本人が人生の意義を深く考えることで、自らの社会性をも強化し、それが選手としてのプライドと人格を向上させることになるだろう。

④それには、支援者自身、自分の仕事に対する高いモチベーションと理念を維持する必要がある。「人生を支える」ことにポイントを置けば、選手からの信頼も増し、よい相談相手にもなれる。

 パイオニア精神で支援スキルを創り出す。

④選手の健康や食生活について、選手自身や指導者、家族などの理解を得られないときは、どのように対応すればよいか。

Guide

- 相手の理解が得られない原因を対象者側だけに求めるのではなく、栄養士自身の考え方や知識、アプローチのしかたに問題がないか、まず振り返ってみる。
- サポートの役割を担うことになったときは、事前に首脳陣と意見のすり合わせを充分にしておく。また、選手や家族には、最初に説明会などを開くなどして自分の方針などを伝えておく。
- チームの一員として、栄養士自身が現場でエキサイトすることが健康や食生活についてのいちばんの改善策となる。

理解を得られない問題点。

食生活は人の生活習慣の中心となる部分であり、アイデンティティの一部として、1人1人を支えている。その習慣について人から指摘されるのはだれもが好まない。ましてそれを短期間に変更するとなると、さらにむずかしい。自分のアプローチの方法に問題がないか振り返りつつ、半歩ずつでも、長期的にサポートを続ける。

こうした原則を念頭に置いて、個々の事例について見ておこう。

栄養士のかかわり方の問題。

①選手の食事支援を引き受けるときに、監督やコーチなどの責任者とは事前に意見のすり合わせを充分に行なう。その点をおろそかにして、意見交換をし

ておかなかったために、あとになってから、「そこは違う」というような行き違いが起こったりすることがある。

②選手や家族、関係者との親近感が深まる前に、食生活のあり方を一方的に説いたり、問題点を数多く指摘して、相手に反感を抱かせたり、とまどいを感じさせたりする。

③栄養素の話や医学的な知識など、専門的な話が中心となり、相手が理解できなかったり、改善点が多すぎて、やる気を引き出せなかったりする。

④関係者の理解を得るための情報提供が充分でないときも原因となりうる。たとえば、栄養士側の説明の仕方がぎこちなかったり、ミーティングやチラシなどを用いて情報を提供していなかったりする場合。

選手や家族の側の問題。

①すでによい成績をあげている選手の中には、実績に自信をもっているため、「いまさら食事のことなど関係ない」という反応を見せることがある。

②選手や家族が食事のたいせつさについての認識が浅く、実行するための意欲が低い場合。

③家族が忙しかったり、ほかのことに関心があったりして、食生活や、アスリートとしての子どもや家族に関心が薄い場合。

④選手などが独自の健康観や食事法を

もっていて、それ以外の方法には従わず同意しない場合。また、国籍や宗教と関係する場合もある。

監督やコーチの問題。

①トレーニング第一主義で、「朝練（早朝のトレーニング）のときは、朝食をとってはいけない」などと指示したりする。

②独自の、または誤った食事観をもっていて、ある食品をとるようにすすめたり、逆に、あるものはとらないようにと指示したりする場合。

③「選手は自分が掌握したい」という考えがあり、ほかの人が選手に接することを本心では好まない場合。

理解を深めるためのアクション。

監督、コーチらの理解を深めるには。

①なによりも1回目の打ち合わせをしっかり行なうことがたいせつ。問いかけて希望や注文をどんどん出してもらってそれを記録し、最後にそれを復唱して確認する。ただし、あとから「あのとき、こうおっしゃったじゃないですか」などと反論の道具にはしない。

②栄養士が自分の意見を押しつけてはいないか、まず振り返る。自分の存在感を示そうとして意見を言いすぎたり、批判的な態度をとったりすれば、相手の反発を招く。また、相手の予想以上の情報を提供しようとするとよけいに話がこじれる。

③監督やコーチとの意見の違いが明らかになったときは、その程度にもよるが、立ち話的な調整ではなく、しかるべき場をつくって意見を聞く。最終的には、首脳陣の意向にそう必要があるが、反論よりも、問いかけによって打開策を探る余裕はほしい。

④栄養士と選手との一体感があれば、日ごろの接触の中で、首脳陣の理解を得るための適切な対応法が見つかるもの。その視点から、自分が選手に寄りそった接し方をしているかどうか、振り返ってみる。

選手や家族の理解を得るには。

①選手の健康や食生活について栄養士としてどう取り組み、改善していきたいかを知ってもらうため、最初に説明会を開いてもらうのが理想。その機会がなかった場合でも、後日、ミーティングを開いてもらう。そのほか、公的な印刷物によって、食生活の大切さ、選手のコンディションと食生活の関係などについて情報を提供することは有効である。

②トレーニングや試合を実際に観察する機会をふやす。こうした機会を通じて、依頼者との一体感を保つ。そもそも選手も関係者も、一流のアスリートを目指しているのであって、よい食生活を目指しているのではない。そのことを栄養士自身が深く理解し、現場では、ときに熱烈に、ときに落胆し、ときに笑って、現場の雰囲気を体験する。その際メモなどはとらず、見学、観戦に没頭する。

③「自分は栄養のプロ」と理論や知識を振りかざすのではなく、チームをサポートする一員であるという態度をつねに示す。試合などでは水分補給の仕事や弁当の配給などを率先して手伝ったり、食事の配膳や後片づけなどを手伝ったりして、選手との距離を縮めてゆく。

チームの一員として謙虚な姿勢で長期的サポートを。

1 栄養士としての特性を活かして マスメディア（マスコミ）で働きたいと思ったとき、 どんな分野を考えればよいか。

Guide

- 「マスメディア」には、テレビやラジオなどの電波媒体、新聞や雑誌などの印刷媒体がある。近年はこれにソーシャルメディアが加わり、従来の「マスメディア」の存続を脅かしている。

- マスメディアでは、あえて「栄養士」と指定して企画・採用する媒体は少ない。しかし、豊かな食生活や健康生活に必要な情報提供者として栄養士は適任であることをアピールしていく余地はある。

「マスメディア」とはなにか。

「マスメディア」の意味。

一般に広く使われている「マスコミ」というコトバは、かつては「マスコミュニケーション」、すなわち「大衆伝達」と訳されて流布していた。現在は略して「マスコミ」というが、これは日本だけに通用する略語なので、近年は、世界に通じる「マスメディア」を使う人がふえている。「マスメディア」とは「多くの対象者（テレビ・ラジオの視聴者、雑誌や書籍の読者）をもつ媒体」のこと。ちなみに「マス」は「大衆」や「多くの」を意味し、一般には「マス」を省いて「メディア」ということが多い。

一方、「マスコミ」に対して「ミニコミ」という日本語がある。これは、おもに少部数発行の新聞や雑誌を指す。「マス」と「ミニ」の境界として特に明確な数値の基準は

ないが、「ミニコミ」については、発行部数が数千以内または、一定の地域、特定の読者を対象とするメディアというイメージに近い。

ラジオ、テレビについては、都道府県内や一定地域内を放送圏とする場合、「ローカル」「ローカル局」などという。

なお、テレビ、ラジオなどを「電波媒体」、雑誌や書籍などを「印刷媒体」「紙媒体」という言い方もある。

「ソーシャルメディア」との比較。

近年はインターネットの普及により、「マスメディア」に対して、「ソーシャルメディア」が急速に普及した。

ソーシャルメディアは、大きく2つに分けられる。1つは、ツイッターやフェイスブックなどのSNSのように、次々に情報がネット上を通じてさまざまな人の間を流れていく型（フォロー型・拡散型）。もう1つはホームページやYouTube、電子出版のように情報がネット上に蓄積されていく型（蓄積型。印刷媒体と同じパターン）。

ソーシャルメディアは、情報のスピード、ライブ感、多様性（動画、色彩、音響、双方向性など）などにおいて、従来のマスメディア（電波媒体や印刷媒体）を大きく上回っている。そのため、マスメディアの存続が危ぶまれた時期もあった。しかし、印刷媒体については、媒体としての経験の蓄積、制作システムの緻密さから生まれる情報の信用性、読み手が感じる物質感など

によって、メディアとしての力、存在価値は健在であると見る向きも多く、けっして悲観的な状況ではない。

ちなみにここでいう物質感とは、紙面の文字組み、デザイン、レイアウト、手に持ったときの質感、香りなどの具体的な要素のほか、ページを折ったり、マーカーでシルシをつけたりすることができて、「自分の所持品」という安心感や愛着、その印刷媒体（本など）から得た知識・情報を自分のものとしてもつことの誇りなど、精神的な要素をも含めた意味をもつ。

媒体別に見る、栄養士の活躍が期待できる分野と場面。

栄養士がかかわる仕事のおもなものには、栄養、料理、健康、食事相談、食育、食材の選び方、食生活、医療、食べ歩き、スタイリングなどに関する「情報提供」がある。

食に関する企画の際、マスメディアが「栄養士」を指定して採用するケースはまだ少ない。しかし、専門的な知識やエビデンス、経験によって食生活や健康生活を豊かにする情報提供者として、栄養士は適任である。そのことを栄養士自身が各メディアにアピールし、活躍できる分野を広げる努力が今後ますます必要になるだろう。

以下、媒体別に栄養士の活躍の可能性がある場面とポイントをあげる。

電波媒体。

料理番組、健康番組などの企画や料理作り、食シーンのスタイリングなど。「スタイリング」とは、使用する食材や食器の準備、食卓の設定などで、企画意図にそって映像シーンに適した場面を制作すること。一般にはディレクターや料理研究家の意向にそってアシスタント的に働くことが多い。

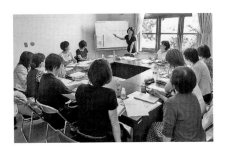

印刷媒体。

雑誌や書物の版元（会社のほか学校や諸組織）、新聞では、料理や健康、飲食店、食品などの情報を扱うものが多く、これらに栄養士がかかわることが可能である。

また、出版・制作関連業界の仕事として企画、編集、取材、校閲、校正、リライト（読みやすく書き直すこと）、レイアウトなどがある。レイアウトのようにデザイン力を問われる分野もあるが制作についての実務経験やノウハウの蓄積により、どの仕事も栄養士の活躍が期待できる。

インターネット。

多種多様なウェブサイトがあり、飲食店の紹介、健康相談、食事診断、食事相談、レシピ紹介などのページがある。それらで栄養士がかかわるものは少なくない。

ウェブサイトは比較的低予算で立ち上げることができるため、参入する者が多いが、情報の質の点では、優劣差が大きい。また、サイトが持続しないものも多い。

インターネットを活用して栄養士としての情報提供を行なう場合、継続的な運営や掲載記事の企画などをあらかじめ考慮に入れ、閲覧者を飽きさせないくふうをしつつ取り組むとよいだろう。またSNSなどをじょうずに活用すればフォロワーを通じて一気に知名度が高まり活躍の場が格段に広がる可能性もある。

栄養士は食や健康などあらゆる分野の「情報提供者」として適任。

② 栄養士がマスメディアで 「食や健康に関する仕事をしたい」と思ったとき、どんなアクションがあるか。

Guide

- 「マスメディア」にも大小があり、その下には大小の制作や編集などを請け負う関連プロダクションがある。栄養士としての専門性が活かせるのは、かならずしも企業としての規模の大きさや知名度が基準ではないことを知っておこう。
- 現実問題として、栄養士を求めるメディアはまだ少ない。だからこそ、栄養士側から新鮮な情報を提供して、メディアの健康観を変えていく方向を考えたい。

就職先としての マスメディアとは。

マスメディアの世界について、基本的に次の点を認識しておこう。

新聞の発行元。

新聞には日刊、週刊、月刊、隔月刊、旬刊(春夏秋冬)などがある。それらの発行元は、次のように分けられる。

① 新聞社：全国紙と地方紙がある。企業としての規模は大手から中小まで各種存在する。

② 業界紙の発行元：食品メーカー、食品流通、水産加工会社など、事業体向け、または専門家、個人向けの新聞社など。

③ 機関紙、組織内新聞の発行元：全国または地域内の組織 (医師会、農業協同組合、宗教団体、各種保険組合、ほか)、会社、組合、大学など。発行元のすべてが「会社」ではなく、学校法人や公共団体などの場合もある。

④ 上記①〜③の組織から編集や取材、リライト、校正などの仕事を依頼されている会社、非営利事業体や個人など。一般的にこれらは「プロダクション」と呼ばれることが多い。

雑誌・書籍の発行元。

雑誌や書籍にも、新聞と同様にさまざまな種類および規模の事業体がある。

① 出版社：全国の書店などに置かれる出版物 (一般向けの月刊誌や週刊誌、シリーズ書籍など) の発行。購読者 (事業体もある) に直送する仕組みも。

② 新聞社：新聞とは別に出版社または出版部をもって雑誌、書物を発行。

③ 大学出版部：国公立、私立の大学が各専門性のある雑誌や書籍を発行。

④ 業界向け雑誌・書籍の発行元：出版プロダクションなどに発注して雑誌や、不定期的に書物を発行する形態が多い。

⑤ 編集プロダクション：上記の新聞発行元、または出版物の版元の依頼を受けて企画、編集、取材、リライト、校正、デザインなどを行なう会社または非営利団体、個人などのこと。版元側から見て「外注先」となる。

テレビ・ラジオ。

テレビ局には、NHK (日本放送協会) のほか、民間放送 (民放) の日本テレビ、フジテレビジョン、TBSテレビ、テレビ朝

日、テレビ東京などの大手「キー局」があり、さらに各地域には「ローカル局」がある。キー局は、主要なニュースや番組をローカル局などに配信（販売）している。

これらのキー局に対して、ローカル局もある。これは地域や放送内容が限定的。さらに企画や取材、制作などを請け負うプロダクション（番組制作会社）がある。

ウェブサイト。

複数のウェブページから成る情報の集合体。今日では、ホームページと同義に使われることが多い。

栄養士関連では、食品や製薬会社、サプリメント販売、健康情報提供サービス、健診機関や各種学会、財団、個人などが開設し、運営しているものがある。

企業や健診機関などでは、スタッフ（常勤、非常勤）の栄養士が原稿作成に携わるほか、外部のライターに執筆依頼している。今後、栄養士がライターや編集者として参加して、ウェブサイトの質の向上と正しい情報発信のための改善を図る余地は大いにある。

待たずに攻める
アクションプラン。

現状としては、スタッフを新規採用するにあたって、「栄養士」と指定して募集することは、ごく一部の専門の新聞や雑誌、およびそのプロダクションを除いてほとんどなく、さらに定期採用の可能性も低い。

なぜか。一般的なマスコミ業界では、制作にあたり、内部に栄養士を置いて、栄養や食事、健康に関する企画をするほどの必要性を感じていないのが現状。外部の専門家やプロダクションと相談し、制作するというカタチが多い。

このような状況下で、栄養士がマスメディアで働くためにはどのように対処すべきか。

① 大手のマスメディア（新聞社や出版社など）の定期採用を待つのではなく、こちらから目標とする会社に連絡をとって、「こういう仕事をする栄養士はいらないか」と売り込む。その際には、事前にその会社の制作しているメディアの傾向を把握したうえで、相手のニーズに合ったアピールをする。

② 知人などのコネクションを利用して、小さな版元やプロダクションにまず入り、そこで仕事を通じて自分の知識や技能を活かす分野を見つけたり開発したりする。時間はかかるが、①の方法よりは可能性がある。

③ 新聞やテレビなどの投稿欄や視聴者の声欄などに投稿したり声のメッセージを送り続けたりする。その際に大事なのは、内容の独自性。ユニークな内容で編集部や担当セクションにアピールすれば、その縁でスタッフと近づくことも可能。ウェブサイトなら、直接、連絡をとってみる方法もある。

④ ③の方法で栄養士としての独自の視点や情報などをアピールしたり、内容について意見を述べたりして存在感を示す。現に雑誌などでは、投稿や投書から、栄養士が情報提供者または執筆者になった例は少なくない。

栄養士にとって、マスメディアは仕事の幅を広げる可能性のある業界といえる。今後は栄養士自身がマスメディアに向けて積極的に食や健康に関する情報を発信し、正しくて新しい健康観の提供・確立を目指したい。

栄養士のほうから情報提供をしてメディアの健康観を変えてゆく。

③ マスメディアで働く栄養士が、怪しい健康情報を提供する状況になったとき、どのように対処すればよいか。

Guide

- 食品と健康との関係を過大に結びつける論法を「フードファディズム」という。人は、本能的にその種の情報を好むところがある。
- 怪しい健康情報の流布は、メディアの世界で働く栄養士にとっては強いストレスになりうるが、「怒りすぎず、冷めすぎず」というスタンスをとるのが現実的。
- フードファディズムを批判する識者や情報をリストアップしておいて、いざというときに役立てる。

怪しい健康情報が流布するこれだけの理由。

　テレビなどのマスメディアで「怪しい健康情報」がもっともらしく放送され、一般の人々がその情報を信じる傾向がある。これらの情報はなぜ流布するのか。まずは冷静に分析してみよう。

① 食にからむ怪しい健康情報のことを「フードファディズム」という。その意味は「食や栄養と健康との関係を過度に結びつける、科学的根拠がうすい、バランスを欠いた・思考・意見」のこと。ちなみに「fad」は、「気まぐれな」「物好きな」の意味がある。

② 人類の歴史は自然環境の中から食物や医薬品、香辛料などを見つけ出す歴史でもあった。そのため、食品に健康効果を期待するのは本能的ともいえる。

③ 「うなぎと梅干し、すいかと氷の食べ合わせはよくない」「柿が赤くなると医者が青くなる」（柿を食べると風邪を引きにくくなるので医者が困るという意味）、「腹八分に医者いらず」「医食同源」など、民間療法的に言い伝えられてきた格言は多い。これらは日本だけの現象ではなく、どこの国にもある。

④ これらの格言を好む心理には、「健康志向の現われ」という側面もある。

⑤ 日常会話では「食事は栄養バランスが大事」というような専門的でカタい話では楽しくない。半信半疑程度の、もっともらしい話題は、レクリエーション的な効用がある。

⑥ 栄養士自身も、ときには「野菜はヘルシー」「カルシウムは骨粗しょう症予防にいいですよ」というような言い方をすることがある。しかし、これらは科学的、論理的に不備のある発言。食品は適正にとる限りにおいて「ヘルシー」でないものはないし、カルシウムをいくらとっても、適度の運動をしなければ骨粗しょう症は予防できない。このように、栄養士が自身の仕事や言動においてフードファディズムを広げていないか、つねに確認する必要がある。

⑦ 近年の傾向として、医師がマスメディアで栄養学の分野について発言をするようになった。たとえば「微量栄養素を

とることで老化を予防する」「1日に1食で若返る」のような説が書物や放送で流布されることが多くなっている。

メディアにみられるフードファディズム。

　一方、メディアが"積極的に"フードファディズムを流布するケースもある。

①広告主（「クライアント」という）が食品や特定保健用食品（トクホ食品）、医薬品などの企業である場合、根拠が薄弱、もしくは根拠を過大に強調した宣伝や広告を行ないがち。

②情報源となる人物（医師、栄養士、食関係者、健康ビジネスの関係者など）による原稿やコメントに、見識に欠ける思想や見解がある場合、それを依頼者がチェックできずそのまま発信される。

③雑誌や書籍などでは広告主へのサービスとして、広告主を喜ばせる記事や商品紹介を編集部が書いたりする（「ちょうちん記事」という）。記事広告という方式もある。

④フードファディズム的な情報のほうが、実際には読者や視聴者の興味を引くことを制作者側が経験的に知っている。したがって、利益や売り上げの増加のために、情報の誤りや科学的根拠のうすい内容と知りつつ発信している。

メディアで働く栄養士の対応。

　読者や視聴者に健康についての正確な情報を伝えたいと思っている栄養士にとっては、自分が所属するメディアが、怪しい健康情報の発信源となった場合、相当の精神的苦痛になる。そのストレスをどう緩和すればよいのか、考えてみよう。

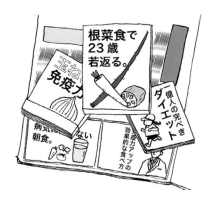

①企画会議で、フードファディズム的なプランが出たときには、それを反証するだけの書物や記事、資料などを示せるように普段から準備をしておく。

②この種の情報は一過的で、すぐに忘れられる傾向がある。実害のあるような情報は関連機関からクレームが出て、是正されるので、深刻に考えすぎないようにする。「怒りすぎず、冷めすぎず」というスタンスをとる。

③フードファディズムを抑えるような見解をもつ識者をリストアップしておいて、いざというときにはコメントをいただいたり、原稿依頼をしたりする。

④どうしても黙認できない情報が発信されたときには、事後にはなるが、知人・友人に頼んで、情報の不正確なことを投書やEメールでメディア（自分の勤め先など）に伝えてもらう。もちろん、自分が仕掛け人であることが悟られないように細心の注意を。

⑤職場やメディアなどでの経験を重ね、地位が上がるのを待って、企画などへの発言権を得てから、フードファディズム的情報発信をへらしてゆく。

 怪しい情報には「怒りすぎず、冷めすぎず」。

④ メディアで働く栄養士には、どのような資質や使命感が求められるか。

Guide

- 「使命感」は、仕事への熱意やプライドを維持するための「心のエネルギー源」となり続ける。
- 使命感をもつことは大事だが、振りかざすとけむたがられるので要注意。
- 施設などの「給食だより」や「献立表」などでは、栄養士こそ編集長。使命を具現化する絶好のチャンスととらえよう。

「使命感」をもつことの意味。

「資質」の定義。

「資質」とは、ここでは「そのことをするのが楽しく、長く続けても飽きないモチベーション」ということにしておこう。その観点からすると、「資質」や「素質」を「生まれつきのもの」とするのは適当だろうか。人は、勉強の成果や外界からの影響で「やる気」を強化するという側面をもつ。その意味で、「生まれつき」とするよりも、さまざまな刺激によって強化される「モチベーション」と考えたほうがよいのではないか。そして、モチベーション（ここでは資質）は使命感と強い関係をもち、相互に影響しあうといえる。

「使命感」の定義。

辞書でみると「使命」とは「与えられた任務をやりとげようとする責任感」（『広辞苑第七版』）とある。

これに従えば、自分になんらかの役割を命ずる他者が存在するのが本来である。しかし今日では、特定の命令者がいなくても、状況を察して、自分に「使命」を課したり、自発的に「使命感」をもったりすることが多いのではないか。

その意味で「使命感」とは、人それぞれがもっている「目的」や「目標」の、より強いもの、と考えてもいいだろう。

同時にまた、使命感は社会にとっては大きな財産ともなる。自分の思いつきであっても、それをいったん他者（仕事、家族や祖先、故人、神など）に預け、そこからの命令のように考えることで、その成果を社会に還元しようとするからである。

それがまた、個々人の生きるモチベーションになり、人としてのプライドを育み、健康度を高め、結果として人類の繁栄を生み出すことになる。健康長寿も、使命感によって助長されるところが大きい。

"振りかざさない"使命感。

使命感は、上記のように尊いものではあるが、それを誇ったり、人に求めたりすると「嫌味なヤツ」と敬遠される。本物の使命感をもった人は、むしろそれを隠す謙虚さをもって責務に対処している。そのことがその人の人間性を高めることにもなる。

使命感はないより、あったほうがよい。そこで、ひとつの方法として日記や私的な記録を書くことをおすすめする。そうしておけば、そのコトバの重みもわかり、自分の中のモチベーションとして内側から自分

を支えてくれる拠り所となる。

メディアにかかわる栄養士にとっての使命感。

栄養士という資格所持者に共通する使命感といえば、「食の面から人々の健康度を高めること」であろう。

メディアで働く栄養士にとっては、そのことをなんらかのカタチで「情報化」できたときには、十二分に使命を果たした、と実感できる。

以下に、栄養士としての使命感を果たす際のポイントをあげてみよう。

自分の健康観をもつ。

栄養士だからといって、いつも栄養に関する情報を扱うとは限らない。ときには、食から離れることもあるかもしれない。どんな情報発信をするときでも、心身の健康向上に資するものにしたい。

そのためのキーワードには、「建設的、肯定的、積極的、論理性、寛容人類、問いかけ、ライフスタイル（248ページ参照）、生活習慣、実行力、食生活、清潔感、笑顔、アクティブ、ハッピー」などがある。現実には、シリアスな情報もあるが、あまり悲観的にならないように心がけ、バランスのとれた健康観の発言に努める。

企画会議、編集会議を大事にする。

「好ましくない情報は元から断つ」。会議のときには、栄養士としての信念とプライドをもって発言し、できうる限り精度の高い情報にするよう闘う。

「給食だより」の編集者として。

給食の献立表や「給食だより」、施設内の各種印刷物などに栄養士が深くかかわることは多い。1人で作る場合は編集長そのものである。このような立場であれば、使

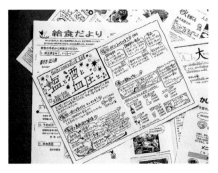

命感を貫きやすい。その場合のポイントをあげておこう。

① 企画や内容のオリジナリティを大事にする。新聞やテレビ、ネタ本からの二次情報に頼らず、その学校、その施設、その地域の現状をよく見る。そして、取材やインタビューを頻繁に行なうことを大原則にして記事を作成する。それこそが世界に2つとないオリジナル情報となる。

② 子ども・居住者向け、保護者・家族向けなど、読み手（読者）を意識した文章で内容やテーマを書き分けるようにする。同様に文体、文字の大きさなども対象となる読み手を意識して作成する。

③ レイアウトや編集作業時、パソコンの機能に頼りすぎない。パソコンは便利な反面、さまざまなフォントを使ったり、写真やイラスト、色を使いすぎたりして、散漫な印象を与えるものとなることが多いので注意。

④ できれば編集の講習を受けたり、経験者のレクチャーを受けたりする機会をもつ。編集入門の書物も出ている。

⑤ 1人編集の場合、小さなこと（aかbか）で迷うことも。いつでも相談にのってくれるアドバイザーがほしい。人脈は編集をする人にとっては最大の戦力。

政治、経済の記事であっても健康度はある。

1 「フリーランス栄養士」と「開業栄養士」とでは、どんな違いがあるのか。

Guide

- 「フリーランス栄養士」を名乗って仕事をしている栄養士は少ないが、昔からフリーで仕事をする栄養士、会社を起こした栄養士は少なくない。その人たちの活動内容を見てみよう。
- 「開業栄養士」は「開業医」との関連から提案されたとされるが、そう名乗って仕事をしている人は少ないのかも。

「フリーランス栄養士」とは……。

　日本語では「フリー」、英語では「フリーランス」（自由契約の作家など）のこと。近年、日本でも、組織に属さずに個人で仕事をするカメラマンやジャーナリスト、ライター、デザイナーなどの中に、自らそう名のる人がふえている。

　栄養士にも個人で仕事をする人はいるが、あえて「フリーランス栄養士」と名のる人は多いとはいえない。

　「フリーランス栄養士」を定義するならば、「組織と雇用関係で結ばれることなく、自由な立場で栄養士としての業務を請け負う仕事のカタチ。一般には勤務時間や勤務地を設けず、仕事相手を固定しない仕事のしかたをいう」となる。

　この場合、アルバイトやパート勤務、求職中につなぎのような仕事、不定期にときどき仕事をするなどは該当しない。

「開業栄養士」とは……。

　「開業栄養士」については、1990年代末ころから、日本栄養士会や一部の専門誌の提案などによって、このネーミングが流行した。その理由として、「開業医」からの連想や個人で開業している内科や歯科、眼科などの医院のように、「食事相談」などを主な業務とする「開業栄養士があってもよいのではないか」という願望があったのかもしれない。

　当時の社会背景には、女性の起業（法人として会社を興し、仕事を始めること）を促進する社会的機運があった。

　しかし、当時も現在も、「開業栄養士」と名のって仕事をしている栄養士の存在は知られていない。

栄養士が主体となるビジネスの例。

　「開業栄養士」という名称が話題になる数十年前から、栄養士が個人として、または法人格（株式・有限会社）の形態で仕事をしている例、NPO法人を起こして仕事をする例などは、多いとはいえないが、存在している。

　実例の一部をあげてみよう。別々に示すが、1人の栄養士がそれぞれの業務を重複して行なっている場合が多い。

料理教室（個人、非法人）。

①自宅や公共施設などを拠点にフリーとして開業。自宅の場合は、「クッキング

スタジオ」などの看板を出して集客。また、メディアからの依頼で料理写真の撮影、食や健康に関する原稿執筆、テレビ、ラジオ番組出演、講演などを受注する。著書も多数ある。

②栄養士など専門家を対象としたサロン的料理教室。毎回テーマを決め、その料理の歴史や由来、食材の知識、料理教室の開き方、運営法、指導方法などを話題にして進める。

（テーマの例：「日本型　パンの朝食」「加熱野菜に強くなる」など）

セミナーなどを中心としたフリー活動。

①新しい食コミュニケーションスキルを開発し、それを伝えるために栄養士、健康支援者を対象にしたスキルアップセミナーをはじめ、各種セミナーなどを開催している。大学の非常勤講師、専門学校講師、諸組織からの講演依頼などにも応じている。

②食育、離乳食、子育て中の母親の支援に関する講演、セミナー講師、サロンのコーディネーターなどを行なっている。

料理・健康情報提供の会社設立。

①自社のフロアで定期的に料理教室、サロンなどを開催（料理を学び、試食をしながら健康について語り合う）。依頼を受けて各地でも料理教室を開催するほか、メディアからの依頼で料理の作成と撮影、テレビの料理・健康番組に出演、講演。そのほか健康・料理関連の原稿の執筆、料理コンテストの審査員、スポーツ選手の食生活サポート、料理の栄養計算、書物や雑誌記事の企画、企業の広告制作の仕事、ウェブサイトへの情報提供、大学の非常勤講師、食事相談など。

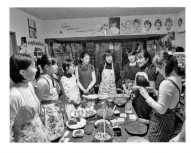

②高齢者施設の給食サービスの受注（小規模から大規模まで）。

③組織の給食献立や健康管理に関するコンサルタント、食事相談、健康相談など。

④その他、防災料理教室など各種。

起業を考えるときの考え方。

①栄養士が中心となって仕事を始める場合（起業）、フリーでいくか、法人格にするかは、仕事の内容によって決める。法人にするのは、相手先に対して社会的信用と責任を示す必要がある場合など。「最初に会社（またはNPO）ありき」ではなく、仕事の方向性で決める。

②フリーで活動するにしても、すでに仕事を引き受けた実績や能力の証明ともなる人脈、独自のアイディアやスキルがあるなど、なんらかの「売り」が必要。「いまの職場が合わないから」という程度の動機では成功の可能性は低い。

③少なくとも5年先くらいまでのアクションプランを書き出して、それをフリーや起業の業務経験のある人にチェックしてもらうなどして決断したい。

④フリーで活動する場合も専門性がわかる屋号をつけたい（例：「食サポーター」「食・健デザインラボ」）。

⑤定年後のフリー、起業活動については136ページ参照。

「フリー」か「起業」かは仕事の方向性を考えて決める。

② 起業するか、フリーランスになるかして、栄養士活動をするには、どのような準備をすればよいか。

Guide

- 最初に「起業ありき」「法人化ありき」ではない。フリーあるいは起業でやっていける実力、「売り」(栄養士としての「商品力」)の有無をセルフチェックすることから始める。
- 先輩栄養士の成功例を観察し、どういう進み方があるかを、数か月以上かけて調べることで方向性が見えてくる。
- いまの仕事についていけない「現状逃げ出し型」の独立は、意欲や準備不足のためにうまくいかない場合も。

なぜ「独立」を考えるのか、分析してみる。

ここでは、起業とフリーランスとを合わせて「独立する」というコトバを使って話を進めよう。以下に、独立を考えた栄養士の事例をあげる。この中には、一度は考えながら実行しなかったもの、実行はしたが長く続かなかったものなども含まれる。

①いままでの栄養士としての勤務経験から得た知識やスキルは、組織の中だけでは発揮できないと考え独立して、思いどおりの仕事をしてみたかった。

②定年退職後、いままでやってきた仕事をフリーのカタチでやってみた(給食業務、食事相談厨房アドバイザーなど)。

③いくつか勤めをしてみたが、どこでも「仕事が楽しい」と思ったことがなかっ

た。フリーになって、たとえば「食事相談などをやってみたい」と思った。

④料理が好きなので、独立して料理教室を開いてみたかった。

⑤結婚または出産後、勤めには出にくくなったので、家を拠点にして仕事をしたかった。

⑥「文章を書くのが好き」「インターネットにくわしい」など、情報発信が自分の特技だと思ったので、食や健康に関する情報を提供したいと思った。

以上は事例の一部に過ぎないが、これらをベースにして、自分の場合を考えてみよう。漫然と頭の中だけで考えるのではなく、親しい人と話し合うとか、自分の考えを書き出してみるとかして、自分の意志をコトバとして見える化して、客観的に分析してみることが望ましい。

「現在の仕事についていけない」「人間関係がうまくいかない」などをおもな理由とする「現状逃げ出し型」の独立というのも少なくないが、このケースでうまくいく可能性は高くはない。

自分の「売り」を確認する。

「独立してから仕事を考える」というのではなく、まず、「どんな仕事をするのか」「自分はどんな仕事ができるのか」「クライアント(取引先)はあるのか」——などを確認するのが先決。資金がある、好感度が高い、話力がある、インターネットにくわし

い、人脈がある、知名度が高い、リーダーシップがある、語学力がある、数字に強い……などは起業やフリーを支える力にはなるが、栄養士として働く場合、「商品（売り）」そのものにはならない。

では、具体的に「売り」とは何か。以下にごく一部だが、実例を紹介しよう。

①病院勤務をする中で、ときどき、行政から依頼を受けて料理教室などを開催してきた。その間に「指導を受けたい」という人も少なからずいたので、独立。料理研究家、管理栄養士としての活動をはじめ、栄養計算、食関係の本の企画・制作など、いろいろな仕事を現在まで続けている。

②専門誌を発行する版元（出版社など）で、パート社員として栄養計算の仕事をしてきた。編集長の交代を機に独立し、いくつかの版元に売り込んで、以後、長期にわたりその仕事を続けている。

③いくつかの仕事をしてきたのち、病院勤務。その間、いろいろな講習を受けた。その中で、コミュニケーション関連の講座が自分に合っていたので、それを自分なりにアレンジしてオリジナルなスキルにした。その後は病院時代のクライアントを中心に仕事をし、いまは栄養士にもそのスキルを伝える仕事をしている。

このほかにも、著名な栄養士の経歴などを調べてみると参考になる。

上記を含め、「売り」になると考えられるものとして、調理技術、執筆力、外国語を使っての食事相談、栄養計算、摂食障害の治療、タレント性（容姿、食や健康に関する話力）、特殊な職業人に対する食事相談（スポーツ、芸能人、難病や障害のある

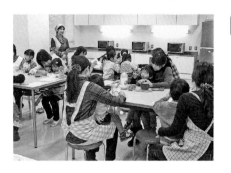

人、ハードな肉体労働者）、商品開発力などがある。

そのうえで欠かせないのは、こうした「売り」を将来のクライアント（取引先）に届けるための栄養士自身のセールス力やアピール力である。

スキルアップを図る。

「自分にはこれといった『売り』がない」と思う人の場合、食や健康に限定せずに、いろいろなセミナーに参加してスキルアップを図ることをおすすめする。そこでヒントを得たり、自分の「売り」が見つかったり、人脈ができたりするケースもある（ただし、経営や経理などのセミナーは、事業プランのない段階での参加は、実効性が少ないかもしれない）。

フリーになるか、起業するかの判断は、仕事の内容が決まれば自然に方向性ができてくる。法人化することを急ぐ必要はない。フリーでスタートしても、必要に応じて法人化することは可能。

独立といっても、企画や打ち合わせなどから人との共同作業までがあり、場合によっては人を雇用することもある。そのとき、人とていねいに接するマナーや人間性が強く求められる。

栄養士としての自分の「売り」と成功例の研究・分析をしてみる。

③「フリーランス栄養士」や「起業栄養士」が、仕事を維持・発展させるには、どういうことに気をつければよいか。

Guide

- 栄養士としての技能は欠かせないが、同時に人との接し方、コミュニケーションのとり方などが、仕事を下支えする大事な要素となる。
- どんな仕事にもピンチはある。それを前提に、自分を支えてくれるアドバイザー（コーチ）などと契約しておく。

成功者から学ぶこと。

ここでは、長年「フリーランス栄養士」または「起業栄養士」として活躍している人の仕事ぶりを見ることにしよう。

得意技能をもっている。

栄養計算、料理、論述（講演や執筆など）、食シーンのスタイリング、食事相談などの得意分野をもち、それをアピールする意欲と実力を兼ね備えている。

マナーが身についている。

話し方がていねいで、敬語の使い方などにも著しい不備がない。親しくなっても馴れ馴れしいコトバづかいをしたり、偉そうに振る舞ったりしない。

コミュニケーション能力がある。

仕事に必要なEメールや書類（礼状、企画書、覚書、報告書、請求書、領収書）などを適切な書式と表現で書き、タイミングよく送信または提出する。自分が不慣れなことはスタッフに任せたり、くわしい人に尋ねたりしている。

そして、1つの仕事が終わったときには相手先にお礼やねぎらいを伝えたり、評価を求めたり、振り返りや反省を行なったりして、次の仕事への改善点やヒントを探す努力を怠らない。

態度が前向きで身だしなみもOK！

タイプは明るく、肯定的。前向きな態度で仕事をしたり人と接したりする。身だしなみのセンスもよく、仕事への熱心さ、人間関係をたいせつにする人柄などを感じさせる。

スタッフや協力者にやさしい。

スタッフ（常勤、繁忙期に限定して頼むパートなど）との接し方がていねい。

なかには「お山の大将」になって威張り散らすタイプもないとはいえないが、そういう人や組織には人が寄りつかなくなったり、うわさが外部に伝わったりして、ビジネスにも影響が出る場合がある。

ホームページがいつも新鮮。

ホームページを開いている場合、営業的なPRは抑えぎみで、新鮮でユニークな話題がつねに提供されている。

ピンチに耐える準備と対策。

仕事には、時にピンチがくることもある。そんなときにどのような準備と対策をしておくとよいか。

最悪のピンチを想定しておく。

独立に全力を尽くしても、実務が始まると、イメージと異なる現実に直面することが多い。こんなピンチを想定しておこう。

①受注する仕事が思ったより少ないため、経済的にピンチになる。

②相談相手がいないため、仕事の進め方や会社の将来について迷ったり、不安になったりする。また、企画や提案などがマンネリに陥ったり、アイディア不足になってしまったりする。

③栄養学的に怪しい、流行の健康法や食事法、商品などを肯定するコメントを求められて、栄養士としてのプライドが揺らぎ、強いストレスとなる。

④仕事をしたのに、クライアントから支払いがない、遅い、もしくは契約よりも金額が少ない。

⑤自然災害（地震、洪水、疫病など）による被害や営業的ダメージを受ける。

このようなピンチのときの基本対策として、次のようなものがある。①待っていても仕事はこない。企画を考え、クライアントへ提案しつづける。②ビジネスのルールを本やセミナーで学んでおく。③いつでも相談できるアドバイザーかコーチと契約しておく。④災害対策については地域の防災イベントに参加して、どんな状況にも耐えうる準備をしておく。

専門分野の勉強を続ける。

独立しても栄養計算、料理教室、食や健康サポートなど、現在のビジネスを強化するためにも勉強を続けることは欠かせない。仕事の要領がわかったからといって、勢いだけで仕事をしていると、新鮮味がなくなり、取引先からのニーズも低下する。

相手のニーズを先取りするために努力することは、メーカーが日夜「商品開発」に全力を注ぐことと同じことである。日々の仕事に追われるばかりで、商品開発を怠ると、仕事は先細りする。売り物がなければ

商売は成り立たないのは、あらゆるビジネスに共通する原理である。

仕事の内容別の強化点。

以下に、仕事の内容によって強化すべきポイントをまとめたので紹介する。

①栄養計算：頼まれた仕事以外に、料理の調味料の分量をチェックしたり、その料理を使うシチュエーション（施設内の献立表、出版物など）を事前に想定し、ひとくちメモや季節の提案など、食生活を豊かにする話題を提供したり。

②料理教室：毎回、新しいメニューを提案するだけがニーズではない。参加者が、人との出会いや話題の交換なども楽しめるような快適な環境を提供することこそが最大のニーズであるということを念頭におこう。

③食事相談：会社の健康保険組合などをクライアントとして特定保健指導を仕事としてゆく場合は、従来型の「指導」ではなく、クライアントのライフスタイルを支えるという姿勢で接することに主眼をおく（140ページ参照）。

④講演や執筆：多くの人に食や健康についての正しい知識や健康観を伝える際に、警告、ダメ出し型（149ページ参照）、俗説型、フードファディズム（130ページ）などの切り口やテーマ設定では新鮮味がなく、幅広い層の支持を得られない。新しい知識を学ぶのはよいが、トレンドを追いかけるような、その場限りの軽い内容の仕事も避けたい。プロの栄養士として「食とはなにか」「健康とはなにか」ということを考えつつ、幅広い層に届く内容とコトバで講演を行なったり論述していったりする姿勢を貫きたい（158、179ページ）。

ピンチを想定し、セーフティネットを用意しておく。

1 栄養士の基本スキルの１つとなる「食事相談」（栄養指導）をじょうずに行なうためにはどんな心得が必要か。

Guide

- 一般には「栄養指導」というコトバが広く使われているが、本書では「食事相談」というコトバをそれに替わる用語としている。理由は本文参照。
- 食事相談は、時と場合、相手によって目的も進め方も異なる。そのときどきの目的を正しく把握することがなによりもたいせつ。

「栄養指導」ではなく、あえて「食事相談」とする理由。

今日、広く使われている「栄養指導」というコトバを、本書ではあえて「食事相談」とする理由は以下のとおりである。

① 各所で行なわれる「指導」や「相談」の多くは、栄養素の話ではなく、食事や食生活、さらにはライフスタイルの話が中心であるから。

② 栄養士がクライアント（患者、来談者）に対して情報提供をする場合、一方的な情報提供ではなく、相手の状況に応じた対応をするのが適切なはず。この関係は双方向の対話だから、「相談」と考えたほうが実態に近い。

③ 「食事相談」というコトバを使うことによって、対応する栄養士が、栄養素の話ばかりしたり、指導的な態度になったりするのを抑止する効果がある。

④ 病院によっては、治療にかかわる栄養

知識（たんぱく質や食塩制限など）を患者さんや家族などに伝えるときは「栄養指導」「栄養相談」とし、日常的な食生活を中心とした話題のときは「食事指導」と使うところがあるという。

いずれにしても、「食事相談」というコトバは栄養士の世界でまだ一般的とはなっていないが、本書では以上のような理由から「食事相談」を使う。

時と場合で異なる目的と「相談」のカタチ。

食事相談を「じょうずに」進めたいと考えるとき、念頭におきたいのは、食事相談の目的は、相談者（患者さん、来談者）の要望や場面などによって異なる、という点である。それを場面別に見ると、少なくとも次のようになる。

入院患者に対する場合。

① 食欲の有無、体調など。

② 治療中の食事内容、そのポイントなど。

③ 退院後の食事のあり方など。

外来患者に対する場合。

① 食生活のあり方、注意点など。

② 食材の選び方、調理技術、献立のあり方、外食のとり方など。

特定保健指導の場合。

① 検査値の意味と対策。

② 食生活のあり方、メタボリックシンドローム対策（"メタボリックシンドロームは、病気そのものではない"という考

えを理解してもらい、生活習慣改善をともに行なう)、肥満対策、「食の地図」(271ページ) など。

③仕事やライフスタイルについての内容や考え方など。

保健所の場合。

妊産婦、乳幼児をもつ親、高齢者ほか、地域住民からの食事相談や健康相談。

スポーツ施設などの場合。

ベストパフォーマンスのための食生活やライフスタイルのあり方、栄養補助食品、体調管理などについての考え方など。

セミナー会場の場合。

講話、講演後の質疑応答。

学校・保育園などの場合。

①園児、生徒、学生に対する「食生活指導」および相談。

②保護者からの質問(食事、アレルギー、好き嫌いなど)、保護者への問いかけ。

その他。

①家族、友人、知人、同僚などからの食事、食品、健康などの相談。

②食や健康に関して、メディアからの質問やコメント、取材依頼など。

多くの食事相談に
共通するポイント。

以上は、食事相談の場面の一例。栄養士は相談者のタイプや状況を把握したうえで、その要望をくみ取り、適切なカタチで相談を進めることが求められる。各場面で相談を望む人の性、年齢、職業、地位、そして相談内容は異なる。したがって、対処法も、その日、そのときのものとなり、いつも同じとは限らない。

しかし、食事相談に共通するポイントはある。食事相談をじょうずに行なうための対処法をあげてみよう。

名前の確認と自己紹介。

相談時は相手のフルネームを口頭で確認し、同時に自分の名前もフルネームではっきりと名乗る。このとき、ネームプレートを示して確認してもらえばなおよい。

対等の関係を保つ。

相談相手が女性か男性か、年長か、同年代か、年下かなどによって態度を大きく変えない。「相談にのってあげる」という姿勢で臨まない。へつらったり、突き放したり、決めつけたりせず、つねにていねいで穏やかな表現を心がける。

伝える前に問いかける。

相手が「血圧が高めなのですが……」というのに即応して「塩辛いものがお好きなんですね?」などと先回りしない。相談内容やライフスタイルなどを確かめるためにも、まず問いかける。「数値はどれくらいですか」「その数値はいつごろからですか」「先生 (医師) にはご相談されました?」などと、まずは問いかけて状況を把握する。

相手から「卵は食べたほうがいいのですか」と尋ねられたときなどにも即答はせずに「いまは召しあがっていらっしゃるのですか」と尋ね、「ときどき」との答えならば「週でいえば何回くらいですか」のように確かめ、さらに「1回に何個くらい」などと確認しつつ、相談を深めてゆく。

不実行やリバウンドを想定する。

相手に伝えたことがすべて実行される、持続されると期待しすぎないこと。あまり欲張らず、相手の自発性を引き出しつつ、実行・持続することが可能かどうかを確かめたうえで、目標を1つか2つかに絞って提案する。

 相手に合った目的を正しく把握する。

② 食事相談をじょうずに行なうための コツやトレーニングの方法はあるのか。

Guide

- **食事相談は、卓上ゲームやスポーツゲームなどに比べると、ルール化されていることは少ない。予想外の展開に対処するトレーニングは日常生活の中で。**
- **「問いかけ」は問題解決の第一歩。相手のライフスタイルを明らかにする内視鏡のようなもの。**
- **じょうずな食事相談の、だれにもできる「自主トレ」は、日常会話をていねいに、かつ積極的に行なうこと、楽しむこと。**

「食事相談」の守備範囲の広さ。

食事相談では、スポーツのようなカッチリとしたルールが、少なくとも栄養士とクライアント（相手）という両者間で確定していない。相談内容によって、相手の仕事、家庭環境、余暇活動の有無、交友関係、夕食後の過ごし方など、いろいろのことが話題になる。そこで、栄養士は問題点を探る目的で、いろいろの問いかけをする。たとえば肥満の要因を探っていく段階では、「栄養と食事中心に」と栄養士のほうが考えていても（ルールを決めていても）、実際の相談の場では話題が予想できない方向へ発展することはしばしばある。

食事相談における「問いかけ」は、相手のライフスタイルを明らかにするドローンのような役割をする。思うところへ飛んでいって全体像を見渡し、そこから対応への方向性やヒントを得る。

ボールを使うスポーツにたとえれば、ボールがファウルゾーンに行ってしまったら、ゲームを中断せざるを得ないが、食事相談の場合は、クライアントの相談内容が栄養士にとって守備範囲を越えるものであろうが、場外への飛球であろうが、ボール（話題）から目を離すことはできない。「そこは守備範囲ではない」と栄養士が思ってしまったら、相手の期待にそえず、サポートはできない。「問いかけ」のトレーニングは人生のどんな場面にも応じられるプレイヤーへの道に通じる。

「問いかけ力」をつける。

食事相談には、以上のような多様性があるため、簡単に要領がわかるコツは見つけにくい。そこで、可能であれば、スポーツのトレーニングのようにコーチについて特訓を受けることが望ましいが、食事相談は原則として1対1で行なうので、ほかの人の現場を見学をすることはできない。これを前提にして「問いかけ」を基本とした「自主トレ」的な対策をあげてみよう。

① 「問いかけ」とは、相手のニーズをつかむため、さらには、問題点を見つけるため、本人の気づきを促すため、自発性を促すための基本中の基本スキル。

たとえば、あるスポーツ選手から「スポーツドリンクは飲んだほうがいいのですか」と聞かれたとき、「必要ないで

すよ」と即答しない。「どなたかにすすめられたのですか」と逆に質問をして相手がなぜその質問をしたのかを確かめる。「糖質ってなんですか」と聞かれれば、栄養士としては即答したくなるが、こんなときでも「糖質というコトバ、どこかで話題になったのですか」と問いかけてみるなど、相手の真意を探る余裕をもつようにしたい。

②日常生活では、聞かれれば答えるのがマナー。「このへんにコンビニはありますか」と聞かれれば、当然即答する。しかし、食事相談では、上述のように、あえて即答を控え、相手の知識や意識を確かめるために、問いかけを行なう。ただし、なんでも問いかければよいのではなく、問いかけつつ、会話の方向性を考えてゆく。アドリブで相手に問いかけてはいても、頭の中では全体像や次への展開などのシナリオを描きながら、ときには相手のコトバを使いながら食事相談を進めていくのが一流のワザ。

③トレーニング法としては、日常生活で初対面の人に名刺をもらったとき、「○○興業さんは、どういうお仕事の会社なのですか」と尋ねたり、ある会場で隣に座った人に「この会にはよくおいでになるのですか」のように、問いかけてみたりする。こういう問いかけから話題を広げられる。実際にこういうトレーニングを定期的に続けている栄養士グループもある（「食コーチング」スキルアップセミナー／影山なお子主宰）。

肯定的な指摘のトレーニング。

「ダメ出し栄養士」と陰口されるような、

相手の弱点ばかりを指摘する方法は、相手のモチベーションを下げることが多く、実効性は低い。それよりも、小さな利点を指摘し、相手に自信と誇りを感じさせるほうが、自発的な改善を促すのに効果があることはさまざまな分野で認められている。

これを「肯定的指摘」とよぶが、これは「ほめる」こととはややニュアンスが異なる。「そのネクタイ、きれいですね」は、ほめること。シャイな日本人が多いので、当惑する人もいる。「きょうの青空のようなネクタイですね」は肯定的指摘。空の色とネクタイの色の関連を指摘しただけで、ほめたわけではない。だが、指摘された人の気分は悪くはならない。

これらは、ぶっつけ本番で試すのではなく、ある程度のトレーニングを積んで身につけることが必要。一般的には「自主トレ」しかないが、前述のセミナーなどでトレーニングを受けることは可能。

日常会話こそ最適の「自主トレ」。

食事相談や健康相談、カウンセリングなどは、やや特殊なコミュニケーションスキルではあるが、それでも、日常会話の延長線上にあるスキルでもある。「問いかけ力」のある栄養士、食事相談をじょうずにできる栄養士には日常会話が円滑な人が多い。

日ごろ、家族、近所の人、子ども、同僚などに明るくあいさつすること、軽い会話を交わすことなどができている人は、会話の「基礎体力」をつけているといえる。

また、初対面の人、あまり親しくない人に、こちらから語りかけるトレーニングは、「仕事のため」というよりも、自分の好奇心を強め、知識をふやし、人脈を広げるためにも意味がある。

最適な自主トレは「日常会話」。積極的な活用を。

③ クライアントが、「食事相談」を望んでいないように思えるとき、どんな対応をすればよいか。

Guide

- クライアントが「食事相談」を望まない理由には、栄養士の接し方に問題がある場合も多い。
- 栄養士に「叱られる」という先入観をもつ人がクライアントの中には少なくない。こういう先入観を与えてしまったのは、だれの責任なのかを自問したい。
- 「食事相談」の基本に戻り、「問いかけ」によって、クライアントの心をほぐしてゆく姿勢を忘れずに。

食事相談を避けるクライアント側の理由。

考え方の基本として、クライアントが食事相談を受けることを心から望むことはけっして多くないことを認識しておきたい（理由は後述）。

栄養士にしてみれば、食事相談を受けることによって、その方の食習慣が改善され、健康度があがるのだから、それを避けるクライアントは、「やる気のない人」に思える。

このように、両者の認識の違いから大きなギャップが生まれる。

では、クライアントが食事相談を望まない理由としてどんなケースがあるのか。栄養士としては次の可能性を考えておく。

①過去の経験から、栄養士からは食生活上の好ましくない点を指摘される、「叱られる」という先入観や、好ましくない点を指摘されるという警戒心がある。

②実際に、①のような経験をしている。

③医師や看護師、家族から食事相談を受けるようにいわれてしかたなく来た。

④仕事やそのほかのことが優先事項で、余計なことに時間をとられたくない。

⑤前回の食事相談を受けた結果、実行してみたものの、なんとなくその方法や考え方などになじめない、またはあまり効果を感じていない（理由は後述）。

⑥すでに食事相談を受けた経験があるが、いわれたことを実行できない。

⑦栄養士に女性が多く、食事相談に見えた男性の中には、女性と対面することに生理的、心理的に息苦しさ、照れくささを感じる人がいる。あるいは、相手が栄養士であっても年下の女性のときは、その言動を軽んじ、ちゃかしたり、ふざけたりする場合もある。そのため、食事相談に身が入らない。

栄養士側のこんな問題点。

栄養士の対応のしかたに問題があってクライアントを食事相談嫌いにさせてしまう例が少なくないことも知っておこう。

①栄養士の態度がよくない。上から目線、高圧的、偉そうに振る舞う、お説教調、否定的、表情が暗い、身だしなみに清潔感がない、コトバづかいが粗い、馴れ馴れしい。——これらは食事相談以

前の問題といえる。

②アラ探しをする。よくない点を指摘するばかりで、クライアントのモチベーションを下げるばかり。

③気をつけることを一方的に話しまくり、クライアントは聞きたいことを切り出すタイミングがつかめない。

④「代謝のことを考えて」「糖質だけの問題ではない」「インスリン抵抗性の問題かもしれない」など、一般人にはわからない専門的なコトバが多い。

⑤雑談的で、時間がかかる割には、なにをすべきかがはっきりしない。クライアントにとっては「時間のムダ」と感じられ、身が入らない。

⑥「朝食は召しあがるのですか」「栄養のバランスは考えていらっしゃいますか」など、ていねいに聞いてはくれるけれど、今後どうすべきかの具体策や結論がはっきりしない。

⑦声が小さくて聞きづらく、半分は聞こえないので、話しているのがつらい。

これらをひとことでいえば、食事相談の技量が低い、ということになる。

のり気が感じられない クライアントには。

以上のような理由が複合する場合があるとしても、とにかく自分の前にクライアントが来てくれた以上、次のような点に注意して接しよう。

①初対面であれば、フレンドリーな態度で自分の名前をフルネームで名乗ってから、軽い問いかけをする。「ここがすぐにわかりましたか」のように。相手の氏名を確認してから、食事相談の基本にそって始める（140ページ）。

②再面談の場合は、前回よりもウエルカムな態度で接し（といっても極端な変化は逆効果）、次のような問いかけをする。「前回は2か月前でしたね？」「実際になさってみて、わかりにくいことや実行しにくいことはありませんか」など。

③相手が乗り気ではないように感じられたら、「食事相談はお好みではありませんか」と、単刀直入に問いかけてみるのも1つの方法。また、栄養士にとって痛いところを突かれた場合には、素直にその非を認め、「ご指摘、ありがとうございます。以後、気をつけます。未熟ですみません」と素直に詫びる。

別の栄養士についてのクレームであった場合には、その栄養士を非難するのではなく、問いかけて具体的にその話を聞いてみる。非が認められる場合は「それは私の問題でもあります。私も気をつけますから、どうぞお許しください」と誠実に相手へ伝える。

④「問いかけ」は、無口の人、態度を硬くしている人、関心が弱い人の口を開かせる数少ない発話促し方法。「体調はいかがですか」「この時期、お仕事は忙しいのではありませんか」など、相手が発言するチャンスを多くする。自分の話を聞いてくれる相手を嫌う人は、そう多くない、と信じて問いかけよう。

⑤食事相談の終了時には、「きょうはいかがでしたか、ご不明の点はありませんか」「きょう、お話しした結果について、次回、ご報告いただくのを楽しみにしています」などの声かけをする。普段から、こういうまとめ方をしていれば、食事相談嫌いのクライアントはそれほどふえないはず。

「問いかけ」でクライアントの心をほぐしてゆこう。

④ 同僚や先輩などと異なる「食事相談」の 考え方やスキルをもっているとき、 それを職場でどのように実践していけばよいか。

Guide

- 「栄養指導」には歴史があり、広く普及もしているので、多くの職場では、別の新しいスキルを受け入れるだけの準備ができていないのが現状。

- 新しいスキルを学ぶときは、しばらくは1人静かに行動する。学んだ知識やスキルを息せき切って伝えようとすると、かえって反発されることを予測する。

- あいさつや身だしなみなどのような、人に寛容でヘルシーなコミュニケーションスキルは、態度に現われるようになったとき「身についた」といえる。
コトバだけで説得しようとしたり、周囲の無理解を嘆いたりしているだけでは環境は変わらない。

新しいスキルは抵抗されやすい。

歴史的にも地域的にも「栄養指導」というコトバが主流になっている今日、本書で使用している「食事相談」というコトバや、そのコンセプトである「対象者の人生を支援する」という「食コーチング」の考え方は、たとえば、水を張ったナベに1滴の油を落とすようなもので、水（従来の栄養士の業界や考え方など）に融合することなく、表面に浮いてしまう（周囲の栄養士から浮いた存在となる）可能性がある。

それは、同僚の年齢が高いか低いか、キャリアが長いか短いかということではな

く、一般的に新しい思想やスキルに対して、人は違和感を覚えたり、疑ったり、抵抗したりすることがよくある。また、安全や安定を望むのが生物の本能だから、それは自然な反応ともいえる。

しかし、「栄養指導と食事相談とどこが、どう違うのか」について別項でも述べているように（140ページ）、「人間は栄養素をとっているという認識はなく、食事を楽しんでいるのである」という視点、「食生活にはその人の生活習慣、人生観が大きく反映するものである」という観点が、将来、全面否定される可能性は低い。すでに上記の「食事相談」の考え方を前提とした食事や食生活を支援するスキルは普及しつつある。今後、「栄養素こそ大事」とする考え方へとあと戻りする可能性は低い。

このような現状を踏まえたうえで、新しいスキルを現場で受け入れてもらうには、具材を弱火でゆっくり煮込むように、ある程度の根気と慎重さが必要になる。

身だしなみや表情から 環境を変えてゆく。

「食事相談」の考え方を職場に浸透させる方法として、次のような手順が考えられる。これはもっとも慎重な対処法。各職場によって適宜、アレンジする。

① 「食コーチング」の本を求めたり研修を受けたりする場合、予備知識のない同僚や先輩には当面、内密にしておく。

②学んだことをすぐに同僚に話さない。職場での「栄養指導」の考え方や進め方が、学んだことと比べて異なっていても、それを批判することも控える。

③「栄養指導」でクライアントと接するときも、職場のいままでの方式やマニュアルに従う。しかし、クライアントへのあいさつ、自己紹介、いくつかの問いかけなどについては、時間が許す限り学んだ知識やスキルの実践を試みる。髪型、表情、身だしなみなども、学んだことから少しずつ実行する。

④しばらく続けると、その効果が、同僚やクライアントから指摘されるようになるはず。その段階でも白状はせず、「友だちの影響かな？」くらいにボカしておく。ただし、あまり隠し過ぎると同僚の反発を招くので、小さなエピソードから少しずつ披露する。例：「このあいだ、こんな本を買ってみたの」「友だちにすすめられて『食コーチング』というコミュニケーションスキルの講義を受けてみたの」など。

⑤これらと並行して、同僚とのあいさつをよりたいせつにし、話し合うときには、相手の話に対する断定や否定的発言をへらしてゆく。さらに、少しずつ「問いかけ」（142ページ）の頻度をふやしてゆく。

⑥ミーティングや会議の席で、食事観や「栄養指導」「食事相談」などについて発言する機会があれば、控えめに自説を披露する。反論があれば、その理由をていねいに問いかける。あくまでも論争は避ける。

あるいは、それにふさわしい書物や印刷物を用意しておいて、必要な部分を読みあげるなどして披露する。

以上のアクションプランは、半年以上かけてゆっくり慎重に進めよう。それでも職場や同僚からの強い抵抗がないとは限らない。そのときは、自分のスキルにとどめて実行する。やわらかい表情、ていねいなあいさつ、整った身だしなみなどについてさえも、批判がないとはいえないが、1歩下がって1歩半前進をするような戦略と根気をもって前進を続けたい。その成果は仕事以外のところで先に現われることもある。

身についたスキルは態度に現われる。

これらの手順を踏んでも、周囲の抵抗があるとすれば、それは周囲の問題というより、あなた自身に、新しいスキルが充分に身についていないか、その魅力を態度やコトバで伝えるだけのコミュニケーション力がついていないかの可能性がある。

こんなときは、さらに勉強を続け、自分のスキルアップを図る。食事相談の研修会は定期的に開かれているので、スキルアップを続けられる。そういう場では、多くの仲間と交流する機会もあり、「食コーチング」的なセンスが自然に身につくだろう。実際、そこで交流する人も、そのようにしてスキルアップをしてきた人たちである。

センスは机上の勉強だけでは身につきにくいところがある。

周囲の理解や賛同を得るための道のりは険しい。しかし高山を踏破するためには、慎重で綿密な計画と強い実行力が必要。それは食事相談の場合も同じ。焦らず1つずつ、コツコツと取り組んでいくことで、いつしか知識やスキルは自身の魅力として仕事や人生そのものを輝かせてくれるはず。

⑤ 研修会や書物などで学んだ 「食事相談」の考え方やスキルを、 同僚や上長にどのように伝えればよいか。

Guide

- 組織を代表して、研修会に参加した場合は、テーマや講師の氏名など的確な報告をする義務があるし、そのほうがコミュニケーション環境はよくなる。
- だれが、どんな研修会に参加したときでも、報告会を開催するなどして、新しい知識やスキルを学ぶ機会としたい。
- コミュニケーション環境は、コトバによるものだけではない。身だしなみなども、結果的に、コミュニケーション環境をよくする大事な要素となる。

会議や朝礼、報告会などで伝える。

別項（146ページ）でふれているように、職場の「栄養指導」の方法と、新しく学んだ「食事相談」の内容や考え方などに大きな差異があるときは、報告を控えるか、報告するなら慎重に周囲の理解を得ていかなければならない。しかし、職場を代表して参加したり、同僚の同意を得て参加したりした研修会であれば、「食事相談」に関する研修に限らず、報告の義務があるが、それがない場合でも、努めて報告の機会をつくって、その情報をみなで共有したい。報告のしかたには、以下の方法がある。

会議やミーティングで伝える。

定例の会議のあと、議長には予告しておいて、研修会の報告をする。各職員が研修会や各種イベントに参加することはよくあるので、1コーナーを設けて報告し合うような機会をつくりたい。

報告は端的にポイントだけを述べる。ポイントとは、日時、場所、研修会またはイベント名、主催者、講師名、概要など。評価や感想は聞く人に任せて、自分からは控えめに。自分の感想や評価に力が入り過ぎると、異論や反発を招きやすい。

朝礼で報告する。

朝礼がある職場であれば、その機会を利用して研修会の内容を伝える。内容は、上記とほぼ同じ。

回覧や掲示で伝える。

タイトルは「研修会参加のご報告」などとして閲覧してもらう。伝え方は普段行なっている方法（回覧や掲示など）で行なう。文章は簡潔に（箇条書きなど）、感想などは控え、内容のポイントを示す。資料として当日のテキストを添付するのもよいかもしれない。

文字情報にしておけば、好きなときに読み返しができるし、ミーティングや会議に欠席した人にも正確に伝えられる。

組織内のメーリングリストを活用する。

組織内にメーリングリストなどの手段がある場合や、日ごろからEメールなどで情報交換をしている場合などは、これらを積極的に活用し、研修などの報告をするのも方法の1つ。伝え方は、基本的には口頭の場合と同じ。数字や名称などは正確に記す。

報告会を設ける。

　職場によっては、職員がイベントや研修会に参加したときに「報告会」を開催して、知り得た内容や情報を報告する場を設けているところがある。これは、同僚のスキルアップに大いに役立つばかりでなく、報告する人にとっても、情報収集力・コミュニケーション力アップのよいトレーニングになるのでおススメ。

職場のコミュニケーション環境づくりにも。

　食事相談のスキルを、栄養士の職業的スキルのみの活用にとどめておくのはもったいない。少なくとも「食コーチング」の考え方や方法は、相手と対等であること、指導姿勢を控えること、断定やダメ出しを控えること、適宜、「問いかけ」を有効に使うことなどを基本としている。したがって、公私の別なく、日常のあらゆるコミュニケーションシーンで活用できるスキルといえる。日常生活に活かしてこそ、スキルや知識を磨く意義がある。

　このように食事相談のスキルはコミュニケーション環境づくりにも役立つ。職場の上長や同僚との円滑な人間関係の維持や風通しのよい職場環境づくりにも、応用できる。そういう基盤が職場内にできていれば、研修会や書物などで学んだことは、さほどの抵抗を受けずに、職場内に還元できる。また、報告を通じて職場のコミュニケーション環境も好ましいものとなる可能性がある。

　ここでは、まだそこまで基盤ができていない職場での、報告のしかたについてポイントをあげておこう。

①身だしなみを「おしゃれ」としてではな

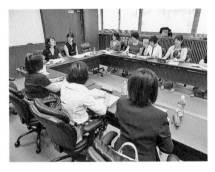

く、コミュニケーション環境の一部と心得、職場、通勤、家庭、余暇活動グループなどのどの場面でも手を抜かずに整える。それによって自分のコトバづかいもよくなり、周囲の人の自分への接し方も変わってくる。

②朝夕のあいさつを明るく、和やかに。あいさつは、好ましいコミュニケーション環境をつくるための基本中の基本。家族、ご近所の人、余暇活動の仲間、同僚などへ実行しよう。

③仕事上の食事相談の経過や結果を同僚や上長に正確・魅力的に伝え、参考意見などを聞く習慣をつくる。

④食事相談の記録（カルテまたは連絡票）にクライアントの欠点、弱点ばかりを書かないようにする。積極的によい点を見つけ、それを優先的に記録することを習慣化する。「ダメ出し型」指導や考え方からの脱却のためにも必要。

⑤食事相談のあり方について、職場で話し合ったり、スキルアップのための勉強会を開いたりする。

⑥食事相談を病気治療や予防のためとだけ考えず、クライアント、ときには同僚や家族、友人のモチベーションアップの機会、生きがいの支援と心得る（142ページ）。

 報告名人は食事相談の名人にも通じる。

⑥ 食事相談のスキルアップを図るためには、どんな勉強をすればよいか。

Guide

- 自分の勤め先、対象となる人によって、食事相談の目的や方法は異なる。まずは、現在の仕事に合った食事相談スキルを身につけたい。
- 食事相談は机上の勉強だけでは身につかない。実践トレーニングのある研修を受けるようにする。もちろん自主トレも大いに役に立つ。
- 公私にかかわらず、コミュニケーション環境をよくすることは食事相談スキルを下支えすることにもなる。

スキルアップの機会のつくり方。

別項でも述べているように(140ページ)、ひとくちに「食事相談」「栄養指導」といっても一律ではない。病院(内科、外科、産婦人科など)か、特定保健指導か、在宅支援か、保健センターか、スポーツ施設か、などによって目的や方法、対象者は異なる。さらに、各病院の伝統的な考え方、上長や先輩などの流儀もあるから、そのことを考慮しつつ勉強方法を選ぶ必要がある。

その一方で、どんな食事相談にも共通するコミュニケーションスキルや「食事相談マインド」というものがある。家を建てるときの敷地に当たるのがマインド、柱や内装などがスキルと理解すればよい。柱や内装は大事だが、地固めが悪いと安定性のな

いマイホームになってしまう。

このように、「食事相談」「栄養指導」とうたっていなくても、食事相談の土台となる知識やスキルが学べる研修会や情報源は少なからずある。

以下に、食事相談関連の研修会および勉強方法をあげてみよう。

① 日本栄養士会が主催する研修会は、最新の医療知識、臨床に関する栄養知識などをメインとしたもので、定期的に開催されている。詳細は、同会が発行する『日本栄養士会雑誌』またはホームページで得られる。食事相談以外のものも多いが、栄養士としてのセンスを身につけるうえで有効。

② 地域または任意の栄養士組織や、医療関係者が開催する研修会。

③ 母校の主催、あるいは母校OB主催による研修会。

④ 登録してある人材派遣組織が主催する研修会。メールやホームページなどで案内があったりする。

⑤ 自分たちで勉強会を開いたり、研修会に参加した人を囲んで報告を受けたり、それについて話し合ったりする。

⑥ 専門誌・紙などを定期購読する。長期に購読し続けることで、役に立つ情報がいつのまにか自分のものとなる。

⑦ ビジネス関係の本や雑誌のうち、コミュニケーションに関するものにも目を通す。コミュニケーションの基本や

考え方が学べて役に立つ。

⑧コーチをつける。日本では一般的なシステムではないが、アメリカなどではトップアスリートでもコーチをつけている例は珍しくない。仕事上の相談相手またはアドバイザーである。

心理カウンセラーやビジネスの世界では「スーパーバイザー」（S.V）と称するコーチまたは指導者が存在する。簡単にいえば「リーダーのリーダー」というところか。

食事相談、料理教室、講義・講演技術、身だしなみなど、強化したいジャンルについてコーチをつける例は、本書の執筆陣の中にも見られる。

コーチは、同僚ではない、職場とはやや距離を置いたところにいる先輩や恩師などから探すのも一案。

スキルアップのポイント。

食事相談は、自転車に乗る技術や泳ぐ技術と同じように、机上の勉強だけでは身にはつかない。知識は不可欠だから読書も重要だが、実践トレーニングも欠かせない。そこで、実践の機会をふやすためのポイントをあげておこう。

①受講者の多い研修会では、全員が実践できないが、だからこそ、席は前のほうにとって、講師からの指名を得られるようにする。

研修会を選ぶときは、受講者が少人数のものを優先するのも対策の1つ。

②実践にポイントを置いた研修会は少ないので、仲間が集まって自主トレーニングを行なうのはよいアイディア。

③学んだことを仕事に活かすとき、学んだすべてを試みようと思わないで、ワ

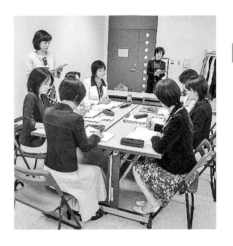

ンポイントレッスンに徹する。すなわち、1つのスキルを数十回はくり返して、身についたと確信したのち、次のスキルの実践を試みる。

④学んだスキルのうち、日常生活に役立つものは、仕事以外の場でも実践する。あいづちの打ち方、同意のしかた、問いかけ（142ページ）などは、むしろ日常的なスキルとしたほうが自分のスキルとして身につく。

⑤食事相談というと、どうしても食卓中心、食生活中心になりがち。本書の考える食事相談とは、究極的には対象者のモチベーションを高め、さらには対象者のライフデザインを多彩で活力のあるものにすることを応援すること。こういう観点からすれば、食事相談のスキルアップには終点はない。

⑥公私に関係なく、よいコミュニケーション環境に支えられた豊かな人間関係の維持、発展は、食事相談の目指すポイントの1つでもあるので、自身もこういう環境に身を置くように努めよう。それも健康のカタチの1つとなる。

食事相談の目標の1つは活力あるライフデザイン！

1 組織内や学会などで事例報告などをするとき、どんなことに気をつければよいか。

Guide

- 大事なのは、その調査や研究の質。テーマ、調査方法、データの取り方、量、解釈など、土台がしっかりしたものであれば、発表も落ち着いてできる。
- 発表の場所や規模にかかわらず、リハーサルは欠かせない。ここにこそ時間をかけ、集中力を結集する。
- 小声、棒読み、早すぎる読み方、心のこもらない発表では、共感は得られない。

事例報告の目的。

学生や研究生、病院や福祉施設の職員が、各種学会やイベント、職場での勉強会などで、自分の研究内容や、職場での仕事に関する事例報告を行なう機会は、栄養士に限らず、医療や福祉、防災、行政機関などでもよくある。それらは、恒例のイベントとして定着している場合が多い。カンファレンス（会議、協議会）をはじめ、その呼び方には組織ごとに違いがある。

おもな目的は、学生や研究生、若い職員などに研究の機会を与えること、発表する能力をつけさせること、研究者や関係者に情報を提供し、共有することなどにある。

多くの場合、内容については教員や先輩、所属長などの指導を受けて行なう。

研究会の場合、発表に加えて学会誌にその要旨（抄録）を論文として発表するという決まりになっている場合もある。

事例報告の形式。

大きな会場での発表。

学会や研究会などでは1人の持ち時間は3〜5分。パワーポイント（156ページ参照）、パネル、ポスターなどを使いながら、用意した原稿を元に説明する。

パワーポイントを使う場合は、最初に、所属、氏名、テーマ、目的などを述べ、以下、画面に従って各図表などを説明する。壇上で話しつつ、レーザーポインターで話題の部分を指し示す。

パネルまたはポスターセッションの場合は、その前に集まった人に対して、肉声またはマイクを使って説明する。プログラムにもよるが、持ち時間は3〜5分。質問が出たりすると延びることがある。対応策として、事前に出そうな質問と、それに対する答えを想定して準備しておく。

部内での事例報告。

病院や福祉施設、地域の組織などで行なう形式では、各施設や部署から数人が出て、発表する。

あるいは、定例の会議や、あらかじめ日時を決め、ある程度時間をかけて行なうものもある。

所属する組織や職場の規模にもよるが、会議室のような場所で、教室型に着席した聞き手に対して行なうものが少なくない。顔見知りや同僚が中心となるため、話が通じやすい反面、テレくささもあるかもしれ

ない。先輩や所属長などからは、厳しい質問や突っ込みが出る可能性がある。

事例報告の注意点。

内容のチェック。

報告、講演、論文などの、発表に共通するポイントは、その内容が聞き手、聴衆、閲読者（しっかり読む・チェックして読む人など）にとって有効、有意義であるかどうか、という点。そのためにも重要なのが、調査や研究の目的と内容の質、データの信頼性など。

職種やセクションが違っても、その情報（各種調査の結果・データ）が、聞き手の参考になることがあれば、その内容はよい評価を受けられる。そのためには、調査の目的、方法、対象者数、分析や解釈のしかたなどについて、事前に複数人で協議しておく。発表のときは、それまでの経験から、どんなところが突っ込まれやすいか、聞き手を想定して見直すことが必要。

リハーサルをしておく。

①内容チェックを中心とした音読をしておく。原稿の1文字、1行に箸のような細いもので指してたどりながら、集中して読む。説明に疑問点が生じないか、数値に誤りがないか、調査の目的や結論、評価に不足やムリがないか、コトバの読み方、発音のしかたに誤りがないか、などを詳細にチェックする。

②何回か試みたのち、指導者か仲間の前で実演する。マイクやパワーポイントを使うときは、本番どおりにする。声が小さすぎないか、レーザーポインターの示し方が適切か、揺れや震えは

ないか、などについて客観的に見てもらう。想定される質問まで指摘してもらえれば大いに心強い。

③顔見知りが少ない場所での報告の場合、自己紹介は欠かせない。1分以内の自己紹介の文章を書いて音読する。自己紹介のとき、姓名をはっきり発音する。姓名の名乗り方までも含めて、しっかり、リハーサルをしておく。

④身だしなみについて指摘してくれる人は少ないが、できれば、ジャケットを着用して臨みたい。この点は内輪の場面でも変わらない（168ページ参照）。少なくとも近所に買い物に行くようなカーディガンやTシャツ姿などの普段着は避けたい。

発表当日の対処。

基本的には、リハーサルのとおりに発表すればよいが、とくに、気をつける点を以下にあげると……。

①会場には早めに到着し、パワーポイント用のメディアなどを係に渡す。そのときに画像のチェックや機器の操作などのテストはしておきたい。

②開始と終了時のあいさつ（おじぎ）は、ていねいに、発話はハキハキと。

③声はリハーサルのときよりも大きめに。また、口調が早くなり過ぎたり、棒読みになったりしないように注意する。

④質問が出たときは、むしろ関心を示してくれる人がいてくれたと受け止め、「ご指摘、ありがとうございます」といってから答える。ウエルカムの気持ちで対応すれば、あわてずにすむ。

リハーサルをしっかりやって本番に強くなる。

② 講話や講演の依頼を受けたとき、どのように対応し、どのように準備をすればよいか。

Guide

- 講話や講演を文書やメール、あるいは口頭などで依頼されたら、テーマを確かめ、また、自分を選んでくれた理由などを正確に聞き出す。
- テキストとレジュメとは違う。現在はそれを混同している傾向がある。正しい使い分けをしたい。

人前で話す機会の例。

　栄養士は、他の職業と比較すると、複数の人の前で話すことが多い職業といえる。前項（152ページ）にある事例報告（研究発表、カンファレンス）に当たるものは、他業種にもあるかもしれないが、以下の教育的説明会や講話、講演などは栄養士に多い。

　なお、「講話」と「講演」の違いを、本書では「講話」を5～20分程度の一定のまとまりのある話、「講演」を演題（タイトル）のある30分以上の話で、およそ10人以上の人を相手に行なうもの、とする。

①病院、福祉施設などで、患者さんや入居者、その家族に健康や食生活、食事法、調理法などについて話す。料理教室の一部で講話的な短い話をする場合も含む。たとえば「糖尿病教室」などがこれに該当し、いずれも「講話」に近い。

②地域住民、地元の事業所の勤務者などに食や健康について話をする。

③小・中学生、保護者などに食育や食生活などについて話をする。

④地域の栄養士会など、同業や健康支援者108，192ページ）に、仕事の内容や、あるテーマについて話をする。

講話、講演の依頼の受け方。

　講話、講演をするためには、依頼を受けたとき、以下のような点を確かめておく。

①自分を指名してくれた理由を尋ねる。テーマ、過去の講演の評価、人の紹介、インターネット検索で……など。

②「私はとても……」のような消極的な態度は、栄養士として、または、ある分野での専門家として好ましくない。

③先方の希望する日時や場所、テーマ、おもな年代、対象者（職種、男女比、人数）、以前に依頼した講師名とテーマ、当日はほかにも講演者があるのか、などを聞いておく。面談や電話による依頼の場合は、メモしておく。このメモは、内容を考えるときに役に立つ。

④依頼者の態度がよくないとか、意にそわないテーマ（商品の健康効果を過大に評価するものとか、栄養学的、医学的に疑問のあるテーマなど）とかの場合は、きっぱりと断る。「ほかの講師を紹介してほしい」と頼まれても断る。自分の意に反することを知人に譲るのは、その知人に失礼に当たる。

⑤話し合いでまとまった場合でも、文書による依頼書を送ってもらい、それを

もって正式な依頼および契約完了とする。それは相手の信頼性、事務手続きのレベルを確認するうえでたいせつ。

⑥講師料は、先方から提示されるのが普通だが、提示がないときは、事前に確かめておきたい。ごくまれに、予算を組んでいなかったとか、考えられないほど安いとか（1万円以下）ということもあるので事前に確認する。「講師料はお考えいただけるのでしょうか」と。

講師料は、講師のキャリアや受講者の人数、講演のテーマなどによって幅がある。「お金のことをいうのは、はしたない」という考え方はしない。情報は立派な商品であること、栄養士の社会的評価やステータス向上にもなることを考えて、あまり安く引き受けない。

⑦依頼者からは、講師紹介のために経歴書を求められることがある。最終学歴以降の職歴、資格、業績などをまとめておくとよい。そのとき、顔写真を求められることもある。

レジュメとテキストの違い。

講話や講演で用意が必要となるのがレジュメまたはテキスト。ここでは、この2つの違いと作成のポイントを示す。

①依頼状が届いたら、すぐに準備を始める。一般的に「レジュメ」（要約）とテキストとが混同されている。

レジュメとは、事前に告知をするための講演の要旨で、100～200字程度のもの。当日、受講者に配布するものは本来「テキスト」とされる。

②テキストを必要としない講話、講演もある。たとえば、体験談（長期勤続・退職、出張、受賞など）や、聴衆が立って

ライフスタイル会 第20回セミナー　○○○○年10月20日（日）

栄養士にとっての「健康のカタチ」とは。
管理栄養士 ライフデザイン会会長 影澤禄奈

影澤禄奈プロフィール（以下略）

1.「見える健康」と「見えない健康」。
　（1）見える健康の例
　（2）見えない健康の例
　（3）
　（4）｝略
　（5）

2. 健康環境とはどういうものか。
　（1）
　（2）
　（3）｝略
　（4）
　（5）

3.「健康のカタチ」の表し方10か条。
　①
　②
　…｝略
　⑨
　⑩

聞く形式など。しかし栄養士の場合は勉強、教育、研究、情報交換などを目的としているので、テキストはなるべく用意したい。テキストの分量は、1時間前後の講話、講演であれば、A4サイズの用紙で2～4ページが目安。治療の注意を伝える「治療教室」のようなものでも、A4サイズで1～2枚程度。

③テキストの作成手順は、まずメモ用紙のようなものに、依頼されたテーマに関するキーワードを書き出してみる。焦らず、1回に2～3語程度のペースで書き出して構想を固めていく。

④ある程度まとまったところで、パソコンによるテキスト作りに着手する。数か月前から始め、2週間くらい前までに終わらせる。少しずつ手を入れ、アイディアをふくらませる。

⑤レジュメは、テキスト作りを始めると、講演内容の大枠が見えてくるので、そのタイミングでまとめる。依頼者にはレジュメを先に送る。

依頼を受けたとき、受講者の特徴などをメモをとりながら聞いておく。

155

③ 講話や講演において、パワーポイントをどう位置づけ、どう活用すればよいのか。

Guide

- 講話や講演は、パワーポイントを使ったほうがよいとはかならずしもいえない。むしろ、生身の人間によるパフォーマンスこそが講演の本来のカタチである。
- パワーポイントを使う場合でも、部分的に使う程度にしたい。
- 図表などは、パワーポイントで示すだけでなく、テキストにもプリントしておけば聴衆は書き写す手間が省ける。
- パワーポイントをプリントしただけのものは、テキストとはしない。パワーポイントを使う場合も、別途テキストは用意する。

なぜ、パワーポイントが重用されるのか。

講演の本来のカタチとは。

現在、講演などにパワーポイントを使うことが当然のようになっている。しかし、講話や講演は、本来、生身の人間のパフォーマンスによって情報を伝えるコミュニケーションスタイルである。したがって、パワーポイントを使うのであれば、それによって講話や講演の効果が高めることを目指すものでありたい。

実際の講話や講演でのパワーポイントを見ると、「みんながそうしているから」という程度の、利用目的があいまいなままの使用例があまりにも多い。この風潮はけっして好ましいものではない。

パソコンの普及が一因。

現在は、パソコンにパワーポイントのアプリが組み込まれていることが多いため、それを使ってみたくて試す人が少なくない。また、便利なプレゼンツールというイメージも定着しているため、必然性のない図表や映像を作成して使ったり、最初から最後までパワーポイントを使い、演者の顔がよく見えないままに終わってしまったりすることも珍しくなくなった。

"話が苦手の人"に向いている?

日本人には、大勢を相手に話すのを苦手とする人が多い。そのため、主役をパワーポイントに譲り、演者は原稿を読むだけ、マイクの声だけで参加、というようなパターンが定着したと思われる。これを「電子紙芝居方式」という人もいる。講話や講演を開催する意味が弱まるので、人間味のある方法とはいえない。

パワーポイントの効果を高める使い方。

パワーポイントの、より効果的な使い方を以下に数例あげてみよう。
① 食事や献立の例、料理の手順(プロセス)を映像で見せたい場合。
② 食材の例、分量を示す写真の場合。
③ 時系列的な変化があることを示す図表のうち、3点以上に及ぶような場合。1、2点の図表であれば、パワーポイントだけでなくテキスト内にも組み込ん

でおいたほうが親切。

④話を補強するようなイメージ写真を見せる場合。たとえば、「栄養指導」は定期的に配達される通常郵便のようなもの。それに対して、「問いかけ」を多用する「食事相談」は、相手に手渡しをする宅配便のようなもの。この理論を印象づけるためにイメージとして郵便受けの写真、宅配便の配達の様子や宅配の自動車の写真を使う。

⑤タイトルとエンドマークを示す場合。タイトルは「講演の演題」、エンドマークは「ご清聴ありがとうございます」のようなメッセージを入れたもの（謝意は「ありがとうございました」のように過去形にせず、現在進行形に）。

パワーポイントを使うときの注意点。

使用は持ち時間の半分以下に。

あくまでも、講話や講演、講義が主であって、パワーポイントはそれを補足するもの。よほどの目的がない限り、持ち時間の3分の1以下の使用にとどめたい。

図表はテキストのほうにも。

①各種データは、パワーポイントだけでなく、テキスト（配布ペーパー）のほうにも収載する。そのほうが細かいところが見やすい。

「貴重な資料を持ち帰られたくない」などの理由で、あえてパワーポイントだけで示す、という人もあるが、いかにも料簡が狭く淋しい考え。自分もいろいろの資料から学んできたことを思えば、流布することを過度に警戒することは、学術・文化の発展を妨げることを意味する。

②スマホなどで撮影・録画するなどの不適切な転用を避けるためにも、テキストに収載する、自分が作った各図表にはクレジットを入れておいたほうがよい。クレジットとは、著作者名および©マークを入れること。©は「コピーライト」の意味、著作権のあることを示す。そのようにして受講者にも正しく使ってもらったほうがよい。

③上記は、あくまでもオリジナルの図表についていえること。他人の図表を引用するときは、パワーポイントおよびテキストともに著作者名などを明記する。知人であれば、直接了解をとる。

デザイン性を重視する。

小さくて読めない文字、複雑過ぎる図表、粗雑なデザイン、色の使い過ぎ、拙い絵、本人の了解を得ない顔写真などの使用は避ける。

使う写真の質にも注意する。

当然のことだが、ピンボケや画質の低い写真、露出のオーバーやアンダーの写真、趣味の悪い写真などは使わない。写真は日ごろから発表などの機会があることを想定して撮っておきたい。

文字表現にも気をつかう。

①箇条書きを多用し、文章は端的に。

②句読点をきちんと打つ。行末は句点（。）で綴じるのが原則。

③当用漢字、現代かなづかいで表記する。一般的ではない用語、俗語、流行語は避けるか、注意して使う。

テキストは別に作成。

パワーポイントをプリントしただけのものを「テキスト」としては使わない。この例は多いが、安易な方法なのですすめられない。テキストは別に作成する。

 パフォーマンスの効果を高めるツールとして活用する。

④ 栄養士が、より高いレベルの 講話や講演を目指すには、 どういうことに気をつければよいか。

Guide

- レベルの高い講話や講演の条件は、内容が新鮮でオリジナリティがあること。依頼を受けたときにいろいろ問いかけて対象者のニーズを探る。
- テキストも講話や講演の一部。持ち帰って保存する必要を感じてもらうようなものを作りたい。
- 演題の説明から始めるのが手堅く、かつ聞き手を引き込むポイント。
- 質疑応答は講師の力量を評価するポイント。答えを急がず、「まず問いかけて確認」が、より的確な回答の原則。

講話や講演のレベルを 左右するポイント。

内容の質の高さは、さまざまなポイントとくふうから生まれる。

①内容が聴衆のニーズに合っていること。依頼を受けたときに、対象者や講演内容について聞いておいた要望にそって内容を決める。ほかで行なったものと同じ演題で依頼されることはよくあるが、地域や対象者に、よりふさわしい内容や演題を考えて提案してみる。テキストは、依頼書が届いた頃から作成を開始し、時間をかけて内容を「濃く」してゆく（154ページ）。1年前から開始しても早すぎることはない。

②情報が新鮮でオリジナリティがあるこ

と。どの栄養士も話すような情報ではなく、独自の視点、解釈があると、聞き手に興味をもってもらえる。

たとえば「食の洋風化が生活習慣病をふやしている」という説は多くの人が指摘しているが、「アジアの国で割合早く洋風化した国には、日本、香港、シンガポールがあります。これらの国々は世界的な長寿国でもあります」という指摘はデータとして事実であり、従来の定番的考え方とは異なる。

③当日、配布するテキストが充実していること。分量ではなく、新鮮な情報が（箇条書きを活用して）手際よくまとめてあり、貴重な資料となる図表なども惜しげもなく収載されているなど。時間が短い講話などでは、とくに箇条書きが有効。「きょうは、3つの点についてお話しさせていただきます」のように、要点を簡潔にしぼる。

④パワーポイントに依存しないこと（前項参照）。むしろアナログのホワイトボードを活用してはどうか。キーワードや図式などを次々に描くとダイナミックなライブ感が生まれる。

⑤講師の身だしなみがよいこと。季節感のあるジャケット、それに合ったボトム、シンプルなアクセサリー。靴やバッグ、時計に至るまでコーディネートして壇上に立つ。それも健康のカタチとして認識してもらおう。

⑥話すときの速度や声の大きさにも気を配ること。滑舌のよい話し方、ていねいな表現、適度のユーモア（ダジャレやギャグではない）を。国の政策や人の悪口（論評ではなく）はいわず、品格を保つこと。

⑦時間内に予定の内容を話し終える。時間のオーバーや、テキストの終わりまでいかないうちに時間がきてしまい、途中で終えることのないようにペース配分をしっかりと。あらかじめリハーサルをしておけば時間配分は予定できる。

⑧質疑応答に的確に答えること。質問が出ないときのために、補足的な小さな話題を用意しておくこと。

本番のシミュレーション。

比較的規模の大きい講演会に、講師として初めて招かれた場合の基本的な流れを示してみよう。

①司会者による講師の紹介を受けたときは、司会者に半身を向けて、やわらかい表情で返す。

②（定番のややカタいパターン）壇上に立ち、ていねいにおじぎをしてから、司会者に向けて「○○先生に、過分なご紹介をいただきまして、ありがとうございます。（ここで姿勢を会場に向けて）伝統のある○○会の総会で、お話をさせていただく機会をお与えくださいまして、光栄でございます。関係者のみなさま、そしてお集まりのみなさまに御礼申しあげます」

司会者を「先生」と呼ぶのは、学会のように教員の比率が高い組織の場合。そうではないときは苗字を呼ぶ。「司会者の方」という表現は避ける。

③改めて「ご紹介をいただきました○○○

○でございます」とあいさつをし、ていねいにおじぎをする。紹介された経歴に補足したい点があれば簡単に述べる。

「さて本日は、◎◎◎◎という演題で1時間半ほど、お話をさせていただきます」と述べて講演に入る。「演題の◎◎については……」とタイトルの意味を説明する。相手から依頼された演題のとおりであっても、自分のタイトルとして意欲を込めて説明する。避けたいのは「◎◎◎◎といったタイトルでお話するようにと、○○先生から命じられまして」などの言い方。聴衆がそれを聞いても意味はないし、余計な先入観を与えることになる。

④演題の説明後、きょうの講演の流れを1～2分で説明しておけば申し分ない。

⑤途中でパワーポイントを使う場合は、「ここで少しパワーポイントを使ってお話をさせていただきたいと思います」といって、そのモードに切り替える。終盤でパワーポイントを使う場合も、暗いまま終わるのではなく、まずパワーポイントを終了し、明るくしてもらってから、「きょうは、1.○○、2.◇◎、3.○○のなどについてお話しさせていただきました」のようにフィードバック（振り返り）をし、「ご静聴ありがとうございます」とお礼を述べ、深くおじぎをして終了する。

⑥質疑応答の時間設定がある場合は、これに応じる。質問には、答えを急がずに、質問内容を復唱して確認。ときに、不確かなところがあればこちらから尋ねて、それから自分の意見を述べる。「とてもよいご質問をいただきました」は、やや上から目線に感じられるかも。

⑤ 講話や講演会を開催する側の1人として、知っておかなければならないのはどういうことか。

Guide

- 講師の選定開始は1年前くらいには、すませておきたい。早すぎることのデメリットは少ない。余裕をもって進めよう。
- スマートフォンでの講演依頼は、こちらの組織の社会的信頼度を低く見られる。
- アンケートで講演の感想を聞くとき、3択方式で選ぶやり方は、絶対にやめる。

講演当日の流れを頭に入れておく。

ここでは、30人以上の人が集まる規模のセミナーや講演会を前提に、自分が"開催側"になったときにどんな点に注意すればよいか、企画から終了後まで、全体の流れを見ておこう。

①企画：定例のものではない場合、1年以上前に企画し、講師の選定やテーマ、内容、会の構成などを考え始める。

②講師依頼：企画が決まり次第、講師に接触を図り、依頼交渉をする。決定後、正式な依頼状を郵送する。交通機関のチケットや宿泊の予約が必要な場合は、事前に手配し、2〜3週間前までに講師に届くように、安全確実な方法で送る。

③進行プランの決定と会場の確認：広さ、席数、音響の状態や進行責任者、司会者、講師への対応担当、広報または告知担当、会場の予約および当日の担当、アンケートの担当などの役割を決める。

1〜2名でもできる仕事量ではあるが、ミスを防ぐため、また勉強のためにも分担するとよい。初めて利用する会場のときはスタッフで下見をしておく。

④前々日までに講師に開催日が近づいたことを知らせ、確認する（講師が忘れている場合に備えるため）。

⑤当日：進行表に従って早めに会場の準備をする。空調の調整、マイク、会場案内の掲示、ホワイトボードとマーカー、パワーポイントなどの機器や、レーザーポインター、講師の飲料水、おしぼり、アンケート用紙など。

⑥開会：司会による進行開始。代表者のあいさつ。

⑦講演終了：受講者への質問の促し。代表者のあいさつ。閉会。

⑧講師に講師料の支払い（振り込みの場合もある）、講師のお見送り。

⑨アンケートの配布と回収：役員間でアンケートを回覧、一部を音読して、みなで共有する。

⑩3日以内に、講師にお礼状を出す。

各役割のチェックポイント。

講師の選定と依頼。

①選ぶときの基準として、単に「有名だから」「いま話題のテーマだから」「アンケートの希望講師欄でリクエストがあったから」などの理由だけでは決めない。いま、自分の属する会に何が求め

られているのか、そのためには開催によって対象者にどんな情報を提供したいか、ということを優先して考える。

②選定は1年前くらいには始める。そのためにも、どんな人物が会の講師として適しているか、同業の知人の事例を聞いたり、同地域にあるグループの活動状況などを聞いてみたりしたうえで、インターネットでも検索してみる。

③講師と人脈がある人や団体を通して紹介してもらうと話が進みやすい。

④最初の打診や依頼は、電話か手紙、Eメールで行なう。このとき、所属団体名、自分の氏名、連絡先を相手にはっきり示す。手紙やEメールの場合、受諾されたら電話であいさつをして、意見交換をしておく。なお、スマートフォンでの連絡は公私の区別や組織の社会性が判断しにくいので避ける。

⑤テーマはこちらから伝え、仮のタイトルを示す。その後は、講師と相談して決める。

講師料の決め方。

①いきなり「講師料はおいくらですか」などと相手に尋ねない。まずは依頼内容について伝え、同意を得られたのちに、こちらの予算をいうのはよい。講師自身が講師料を決めていることもある。その場合は、その額を前提に交渉する。一般的には会場までの距離、参加人数、講演時間などが算定基準となる。

②こちらの予算の立て方としては、受講者30人とした場合、「1人3,000〜5,000円」というように考える。映画やコンサートの入場料と比較して設定するのも一案。ほかでは聞けない情報が、レクリエーション的なイベントよ

り安いというのは、自分たちにとって淋しい。講師をお招きするからにはその価値に見合う金額を設定する。

③同都道府県以外の講師には、交通費や必要なら宿泊費を全額負担する。

当日の進行のしかた。

①雨天などのとき、司会者や進行役が「本日はお足元の悪い中、お出かけくださいまして……」と聴衆に話すのは、講師に失礼（よい話を聞くためにおいでいただいたのに天候の話などしない！）。

②司会者が講師を紹介するとき、「〇〇先生のご経歴を簡単にご紹介させていただきます」というときの「簡単に」というコトバは不要。そこで念入りな紹介など、できるはずもなく、講師には失礼なフレーズ。

また、「いまさらご紹介するまでもなく、みなさん先生のことはよくご存じでしょうから、テキストに載っているご経歴を読んでおいてください」という紹介も講師にとても失礼。

③司会者の低調子、なれなれしい態度、上から目線の口調、ていねいさ不足は、講演会全体のイメージを低下させがち。

④質疑応答のとき、質問が出ないのも淋しい。そんなときのために講演中に司会者側で考えて、1〜2問用意しておく。ただし、フロアの様子を見てから。

⑤講演終了後は、講師にお礼を伝えたあと、講演内容のポイントを3〜5つくらいあげてまとめられればお見事。

⑥アンケートは、「＊よい ＊ふつう ＊よくない」などの3択方式の感想の聞き方は避け、「先生のお話で印象に残ったこと」「先生にひとこと」など記述式にしたほうがリアルな感想が得られる。

 講演会の進め方には悪しき慣例がいっぱい。

1 栄養士が身につけておきたい日常的な会話力とは、どのようなものか。

Guide

- 日常的な会話力は、仕事上の現在のポジションや地位を下支えするばかりでなく、人間関係を豊かにし、QOL（生活の質）の高い人生のベースにも。
- 栄養士という職業は、日常会話力が求められる業種である。食や健康は、まさに「日常茶飯事」だから、生活上の話題を魅力的に。

「日常的な会話力」とは。

栄養士に限らず、社会人としては公私にわたって、日常的な会話力が求められる。「日常的な会話力」（以下「日常会話」「日常会話力」とする）とは、家族や近所の人との会話、職場や仕事関係の人との会話、複数の人との会話（ちょっとした打ち合わせや相談など）、初対面の人との会話など、形式や内容に制約のない、自由な話し合いを指す（立ち話も含む）。

その目的は、親近感を深める、情報を交換する、注意を促すなど、さまざま。また、道を聞く、道を教える、危険を知らせるなどのように、予期せぬ会話も多い。

日常会話に関するエピソード。

日常会話の意味を考えるために、2つのエピソードを紹介しよう。
① 仕事で外国に赴任した日本人が、一時帰国したとき、友人から「もう日常会話くらいできるようになったでしょ？」と尋ねられた。このとき、彼は憤然として「仕事の会話より日常会話のほうがよほどむずかしいよ。政治、経済からゴシップテレビ番組まで、話題に範囲がないんだから！」と、いった。
② ある国に長く滞在している日本人が、こんな感想を語った。

「最近は日本の若者がやってきて商売をするようになりました。彼らは英語がうまいし、仕事にも熱心なのですが、仕事や天気の話はできても、社会や人生、人のあり方などの会話は苦手。同じ日本人として、この国の人に対してそこが恥ずかしい点なのです」

日常会話は、特別のトレーニングを受けることなく、ほとんどの人が自己流で習得する。それだけに、その人の資質（教養やセンス、人間性など）が現われやすい。

とくに栄養士は、さまざまな人と食事や栄養、健康など、日常生活に関する話題に加えて、本書が示すようにライフデザインやライフスタイル、生きがい、生涯現役などを話題にする機会がふえてくるので、ますます高い日常会話力が求められる職業となってくる。従来、あまり指摘されていないが、栄養士は、コミュニケーション力のうち、日常会話力についても、健康な環境をつくってゆくためにも、専門的指導を受けるべき段階にきているといっても過言ではない。

栄養士の日常会話力の基本。

栄養士を対象とした「日常会話力セミ

ナー」というものは、現段階ではないに等しい。そこで、以下に強化しておきたいポイントをあげてみよう。

①明るい表情を保ち、相手の目を見て話す。発話は、相手が聞き取りやすい滑舌と声量を心がける。相手が話すときは、話題に応じた相づちを打つ。無表情や無反応は好ましくない。

②相手に応じて、ていねい表現、正しい敬語表現ができるように準備しておく。

　とくに、「召し上がる」「いただく」「お飲みになる」など、食行動に伴う表現はしっかりと。

③否定的な話題、相手へのダメ出し、悲観的な話題、人のうわさ話、悪口などは控える。「その種の話題が多い人」といわれないように注意する。

④不確かな内容の話は避ける（「○○はからだにいいらしい」「○○は品薄らしい」など）。健康情報に限らず注意しよう。

⑤有名人や同業者、クライアントなどのゴシップ、批判を避ける。

⑥肯定的な指摘（142ページ参照）をするように心がける。

　例：（親しい人の服について）「ワインレッドね」と指摘したのに対して「安物よ」と応じられても、そこで沈黙せずに「コーディネートの勉強をしているのでは？」と返すなど。

⑦相手が1人でも複数でも、発言量や回数が同席者と著しく異ならないようにバランスを保つ。

⑧「問いかけ」を私的な会話場面でも実践する（142ページ参照）。

　例：「夕食になにか食べたいものある？」と聞かれたら、「お刺身なんかどう？」（希望を伝えつつも問いかけている）。

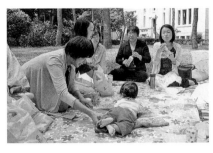

ある飲食店は、1人客に席をすすめるとき「カウンター席はいかがですか」と問いかけ表現をしている。

　例：「今度の旅行はどこにする？」と聞かれたら、「あなた、『海を見たい』っていってなかった？」「もちろん○○だけど、あなたは1度行ったことがあるんでしょ？」

⑨家庭は日常会話のホームグラウンド。「バカじゃないの」「ふざけるな」「ちゃんとやれよ」「モタモタすんな」などを日常的に使っていると、コトバには出なくても、表情や発声、動作に反映することも……。

⑩問いかけは、「自分のいいたいことをいえない」というような窮屈なものではない。問いかけは、その場での話題や考え方のバリエーションを探ることであり、数人での話し合いのときは、全員参加を促し、場を活気あるものにする積極的なものである。

　ただし、問いかけてばかりいると「はっきりしない人」という評価を受けることもあるので、状況判断は的確にしよう。どんなにざっくばらんな会話シーンでも、プロデューサーとしてのもう1人の自分が、日常会話を有意義にするように演出し続けるくらいの冷静さを残しておきたい。

食や健康は「日常茶飯事」と心得た会話力を磨こう。

② 私的な交流の中で、"栄養士"ということから、食や栄養に関して尋ねられることがある。どのように対応すればよいか。

Guide

- たまたま出会った人や、同窓会で会った旧友などから、食や健康に関する質問を受けることがある。マジメな食事相談の場合もあるが、会話の軽いきっかけづくりのことも少なくない。
- 日常会話の範囲か、本気の食事相談なのか、その場の状況を見極める冷静さが求められる。
- 「問いかけ力」は、こんなときでも基本中の基本。その質問内容の意図や背景を知ることから始める。

問いかけ型あいさつへの対応。

ある女性栄養士が、男性の上役から、しばしば「最近、どう？」と声をかけられるので、内心、腹立たしく思う、と語っていた。同じ「問いかけ」を何回も受けるので対応に困る、と。しかし、この問いかけは、あいさつの一種ではないか。返事を求めているのではなく、「元気？」という程度の軽いあいさつだろう。したがって、問いかけ型あいさつととらえ、「まあまあです」「快調です」とでも応じればすむのではないか。

「今日はご機嫌いかがでいらっしゃいますか」という問いかけ型のあいさつも、現代では後半部分が省かれ、「こんにちは」だけが、あいさつの慣用句となった。「こんにちは」といわれて腹立たしく思う人はまずいないだろう。

日常会話に慣れていないと、定番的なあいさつに対しても、うまく応じられずに、人間関係をギクシャクさせる一因になったりもする。

栄養士が、同僚や仕事関係以外の人から、この種の「問いかけ型あいさつ」を受けることはよくある。たとえば、「糖質は避けたほうがいいの？」「尿酸値が高いんだけど、どんなものを食べればいいのかしら？」などである。もちろん相手が本気で尋ねている場合もあるが、会話のきっかけづくりに、軽い問いかけとして発していることも少なくない。

「きっかけづくり型」と「この際だから……型」。

ほかの問いかけとしては、「きっかけづくり型」または「この際だから聞いておこう型」がある。これらの問いかけは、家族からもありうるが、ときどき会う人からの場合が多い。たとえば、親戚、近隣の人、子どもの学校や部活関係の人、配偶者の友人、同窓会の場での旧友、冠婚葬祭の場で出会った人、余暇活動の仲間など。

そんな場面を想定して、次のような対応法を頭に入れておいてはどうか。

①問いかけのすべてが「あいさつ程度」と決めつけることはしない。真剣な質問なのに、軽く受け流し過ぎて相手を失望させる可能性もある。

②半面、軽い問いかけに、真剣に答えよ

うとするあまり、その場にふさわしくない、カタい会話になったりすることもあるので、状況を冷静に見極める。

③どんな分野の人でも、このように問いかけ型あいさつを受けたり、「よい機会だから聞いておきたい」というマジメな質問を受けたりすることはある。栄養士の場合、相手にとっては食や健康を考えるよい機会になるのだから誠実に対応したい。日常会話になじんでいる栄養士ならば、「きっかけづくり型」か「この際だから聞いておこう型」かの判断は瞬時にできることだろう。

④難度の高い事例として、次のような場合も想定しておきたい。

相手が軽いあいさつ程度に問いかけたのだが、話の流れでこちらの対応に関心を示し、身をのり出してくるケース（「きっかけ・この際型」？）。時間があれば、改めて質問を受けるのが理想だが、それができない状況のときは、「その続きは別の機会に」ということにしてその場を納める。

このとき、「お役に立ちそうな資料をもっているので、コピーを郵送しましょうか」「近く、その問題をとりあげるセミナーがあるので、ご案内しましょうか」などの対応も一案。手間がかかるようだが、これもヘルスプロモーション（健康促進活動）の一環と考えて前向きに対応したい。

対応のしかたのポイント。

①相手の問いに対して、断定や即答は避ける。断定とは「そんなの俗説に決まっているじゃない！」「そういう誤解が多くて困るのよ」など。

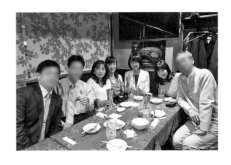

即答とは「それは食べたほうがいいと思います」「食事をちゃんととっていれば、そういうものは必要ないでしょう」など。

②基本は確認。食事相談の場合と同様、相手の問いに対して即答せず、質問の意味や背景を知るために、こちらからも問い返すことを原則とする。「○○は頭がよくなるんだってね」「○○は胃にやさしいっていうけれど、本当なの？」などに対しては、「頭がよくなるって、どういうことかしら？」「胃にやさしいってどういう意味ですか」「そのお話、どこかでお聞きになったのですか」のように確認する。

③わからないことは「わからない」と答える勇気を。一般の人からの質問で「たんぱく質とはどういうものですか」などというものはまれで、多くはマスメディア上の話題や、ある商品の効用などについてのお尋ね。その中には、栄養士が知らない情報や知識があることも多い。しかし「知りません」では素っ気ないので、「そのお話、くわしく聞かせてください」「実物を見ていないので（その記事、読んでいないので）今度、調べてみます」などと応じて、自分の勉強の機会とする。

③ 職場の同僚や仕事関係の人と 和やかな日常会話を交わすには、 どのようなことに気をつければよいか。

Guide

- 1日中、黙って仕事をすることが効率的とはいえない。栄養士としては、会話の健康効果を意識したい。
- パソコンに集中しすぎて周囲の動きに注意が向かないようでは、和やかな職場環境は生み出せない。
- そこにいない同僚を「○○さん」と呼ぶか、「彼女」と呼ぶか、「あの子」と呼ぶかで、職場の和やかさは違ってくる。

職場における日常会話の 健康効果。

　仕事が中心の職場とはいえ、まったく私的な会話のない職場というのは、そう多くはない。少なくとも、朝夕のあいさつや、顔を合わせたときのちょっとしたコトバのやりとり、食事時間のおしゃべりくらいはあるのではないか。

　とはいえ、1人職場で話し相手がいないとか、なぜか伝統的に会話の少ない職場とかも、ないとはいえない。

　仕事の効率や生産性という観点からいえば、終日、無言で過ごす職場のほうが効率がよいとはいえない。食事相談のように会話中心の仕事をしている人であっても、または、マスク着用が義務づけられている職場や仕事中の私語は禁じられている職場であっても、毎日、食事時間も含めて私的な会話のない状態が続いたら、安らぎが不足

し、ストレスがたまるのはだれもが経験することだろう。息抜きのできる会話によって、少しでも仕事や職場の緊張を和らげるためには、どんな対策があるだろうか。

あえて「私語」の時間をつくる。

①職場などで自主的にあいさつをする範囲を広げる。毎日、人と会うことなく自分の職場に入るという人もあるだろうが、他のセクションの人とか、守衛さんとかのように「同僚」とはいえない人でも、毎朝、顔を合わせる人には「おはようございます」と声を出してあいさつをする。そのとき、お天気や近所の風景のことなど、小さな話題を提供できればなおよい。これはマナー以前に、自分にとっての健康行動となる。

②同僚にあいさつをするのは当然だが、習慣化しすぎて、心のこもらないあいさつになっていないか、つねにセルフチェックを。基本は、目を合わせてあいさつをすること。気に入らないことがあっても、親近感をもてない相手であっても、衝突したあとでも、あいさつの習慣を続けていれば、最悪の事態は避けられることもある。

③職場でも「問いかけ」は有効。「雨に降られませんでした？」「きのう（日曜日）は、どこかにお出かけになったのですか」など。アメリカ人のジョークに、廊下で同僚に2回目に会ったとき、「あれ、

さっき、君の弟さん（妹さん）が来ていなかった？」というのがあるとか。

④パソコンと向き合う仕事でも、だれかが部屋に入ってきたときや、人が自分の背後を通るとき、または自分が仕事中の人の背後を通るときとかには、「お疲れさま」「雨がやんだみたい」などと、ちょっと声をかけるようにする。

⑤食事をするときにはスマホなどを食卓に置かず、どんな人とも会話ができるようにスタンバイする。一緒に食事をする人がいない職場であれば、人の集まるところに出かけていっておしゃべりをするのも大事な健康行動になる。

同僚との日常会話の注意点。

日常会話の基本的な注意点は別項（162ページ）に示してあるが、ここでは同僚との日常会話に限って注意点をあげておこう。

①同僚の呼び方に注意する。原則として「さん」を用い、「ちゃん」「くん」や呼び捨ては避ける。三人称でいう場合も「さん」を基本とし、「彼」「彼女」「あの子」「あいつ」などは避ける。

その前に、自分を「あたし」「あっし」「うちら」などといわないようにすることが先か。

②地域や職場にもよるが、原則として家庭や家族のことは話題にしないか、一定の範囲にとどめる。家庭の事情や家族の不幸、病状、トラブルなどは、聞くほうとしても辛いし、同情はしても手助けのしようがないので、小さな話題にとどめておく。「また、その話？」と思われないように、頻度や話題の長さに気をつける。悩み相談は、仕事とは関係がない、やや遠い立場にある、経験豊かな人を選ぶ。

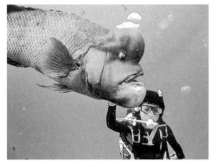

③栄養士としては、病院の患者さんに関する話題、仕事関係の人や相手先に関する話題は、秘匿義務の有無にかかわらず、食堂のように人が集まるところでは避けることを鉄則にする。

④一般常識として、自分の信仰の話、政治信条に関する話題は、きわめてプライベートの話題なので、職場やその周辺ではしない。

⑤日常会話が必要とはいえ、自分または同僚が料理中や配膳中のときは、少なくとも自分は無言に徹する。

⑥ハッピーな話題でも、オープンにしすぎない。「旅行が楽しかった」「大金が入った（宝くじが当たった、遺産が入った、ときには給料があがったなど）」「余暇活動が楽しい」などの話題も、多くて30％以内の範囲に留めておく。同僚が活動的でないタイプであったり、自分に親近感をもっていなかったりする場合、ねたまれたり、皮肉をいわれたりすることがあるから。たとえば、都合で休んだときに「また、旅行にでも行ってるんじゃないの？」のように。

以上は秘密主義のすすめではなく、脇を固めておいたほうが、無用に私生活に介入されずにすむというライフスタイルについての提案。

 さらっとした私語が職場環境をヘルシーに。

④ あまり教育的にならないように、日常会話を通じて家族の健康意識を高めるには、どのようなアプローチがあるか。

Guide

- 食卓は教育の場であることに違いはないが、それでも教育色を出さずにプロデュースするのがプロのワザ。
- おおよそのタイムスケジュールがあると、家族の行動もリズミカルになる可能性がある。家庭は「ヘルスプロモーター」（健康促進役）としてのトレーニングジムの意味がある。

まずは食卓からの健康意識。

　昔から、限度を超えて干渉することを「箸の上げ下ろしにまで文句をいう」と表現する。昔は、家族や使用人が集う食卓で、家長や主人が「この機会に」とばかり、注意をしたり、方針を伝えたりした。商家でも古くは朝礼やミーティングの習慣がなかったので、食卓がそれを兼ねることになり、家庭でも、家長制度が生きている時代には、同様であった。

　現在は「食育」が食生活の意義や理念を示すものとなっている。そして食卓は、家族の健康、コミュニケーション、社会性、人間性、しつけなどを育む拠点としていまも重視されている。

　問題は「食卓教育」の質と量のバランスということになる。「日常会話」とはいっても、口だけを動かすのではなく、まずキビキビと動いて食シーンを演出してゆく。そのポイントは……。

① 家族全員が健康であれば、1日1回以上、家族が食卓を共にする場を設け、それを厳守する。「ライフスタイルが違う」「仕事が忙しい」「部活がある」などは原則として理由とはしない。やむを得ない場合は、「そろっての食事は週に何回」というような代案を考える。

② 食卓には司会・進行または座長が必要（その名称は使わないが）。その人が招集権をもち、定刻に食卓を整え「全員集合」を促す。「いま電話中」「勉強中」「テレビがいいところ」などは原則として不可。ポイントは、強権的に進めるのではなく、時間をかけて「家族が食卓を共にする」という習慣をつくってゆく。

③ 進行役は、家族が好む話題をそれとなく問いかけて引き出す。1つの話題が引き出されたら、しばらくその話題でキャッチボールをする。できれば、もう1人がサブリーダー的にフォローに入る。大人同士で足を引っ張り合ったり、突然一方が話題を変えたり、反論に力が入り過ぎたりしないようにする。状況によっては、親が子のフォロー役を担うこともある。

　すぐれた進行役としては、「ぶっつけ本番」式のシナリオライター兼プロデューサー（または監督）であるという自覚をもつようにしたい。

④ 食卓でスマホなどの電子通信器機や新聞、雑誌、書物、おもちゃなど、食事

に関係のないものをさわったり、見たりすることを家族全員がやめるようにする。また、テレビを見ながらの食事も避ける。これらのルールづくりに関しては、子どもが幼児であっても、途中から実行する場合であっても、根気よく続けてコンセンサス（合意）が得られるように努力する。

⑤家族関係を維持する意志がある以上、どんな理由があっても、栄養士は食卓のリーダーであることを放棄しない。「栄養士でも、家にいるときくらい、食事や栄養のことを話題にしたくない」「子どもが反抗期なのでそっとしておきたい」などの言いわけは不可とする。

⑥以上のようなアクションこそ、「ヘルスプロモーション」（WHOが1986年に提唱した新しい健康観に基づく21世紀の健康戦略）の原点である。家庭での経験があってこそ、社会の健康度向上のためのアイディアやアクションが生まれるのではないだろうか。

⑦ある栄養士（40歳代）は、家庭での食事のとき、母親として「それではみなさん、いただきます」と音頭をとるという。それに合わせて夫と子どもたちが唱和し、それが習慣として定着しているとのこと。このように栄養士が方針をもってきっかけをつくれば、いずれは家族にも浸透し習慣化するものである。

健康習慣は"不言実行"が中心。

家族の健康観を育む基本は、（きちんとした方針をもったうえで）まず実行を第一としよう。そのポイントは、

①家庭では、栄養士が親なのか子なのかによって、家族へ与える影響に多少の違いはあるが、次のような日常行動は、一定の時刻・時間内に行なう。

　起床、体重測定、運動、洗顔、食事、食器洗い、排便、掃除、洗濯、勉強、読書、新聞読み、遊び、テレビ、スマホ・パソコン操作、入浴、日記の記入、就寝・睡眠など。これらは、人にいう前に栄養士自身が率先して実行する。

②あいさつが健康行動として重要であることは、本書では繰り返し指摘しているが、むずかしいのは家族同士の場合かもしれない。「おはよう」や「おやすみ」「いただきます」「ごちそうさま」くらいまでは習慣化できるとしても、失敗したときのおわび、親切を受けたときのお礼、よいことがあったときのほめコトバ、体調が悪い家族へのいたわりの気持ちなどは、「身内なら以心伝心」と思いたいが、やはりコトバで具体的に伝えることが基本。栄養士はその促進役と心得よう。

③家庭でも身だしなみを整える。炊事、ゴミ捨て、ベランダや庭での仕事、外出など、時に応じてふさわしい身だしなみをする。休日であっても、1日中、パジャマやトレーニングウェアで過ごすことがないようにする。

④ときどき、家族に、あえて専門用語を使ってみるのも一案。「第2群（魚や肉、大豆製品など。271ページ参照）の食材が3品にもなってしまったけれど許して」「よし、緑黄色野菜はばっちり」「その笑顔なら、平均寿命を軽く超えられそう」などと、つぶやくようにいってみよう。それで反応があれば解説してもいいし、反応がなければ、次の機会にもつぶやいてみる、など。

家庭は「ヘルスプロモーター」としてのトレーニングジムになる。

⑤スマホやパソコンなどを日常的な会話にも使っているが、どんな点に注意をすればよいか。

Guide

- 文字を使って「会話」をすることは、「筆談」というカタチで昔からあった。
- ていねいなコトバづかい、ふさわしい国語表記などをデジタル機器による日常的な会話で適切に用いることも健康行動の1つととらえる。
- 日常的なコミュニケーションの主体はあくまでも相手と向き合っての音声会話。しかし、デジタル機器の好ましい使い方を実践することも、「健康のカタチ」を示すことになる。

デジタル機器による会話の特徴を理解する。

「会話」とは、一般的には音声言語や手話による、同時性のあるやりとりを指す（リアルタイムのコミュニケーション）。しかし、通信機器の発達により、電話やテレビ電話などによって、遠く離れた人とも「会話」をすることが可能になった。

さらに時代をさかのぼれば「筆談」という文字による会話法が昔からあった。

近年は、デジタル機器やファックスを使って文字や画像をやりとりすることが一般的になった。デジタル機器の場合は、やや時間差を生じるが、どこにいてもリアルタイムの「文字会話」が可能になった。この会話の方法には、Ｅメールやチャットのほか、フェイスブック、LINEなどのSNS

がある。これらの会話法の特徴を、以下のように整理しておこう。

①音声会話に比べると発言量が多くなる。さえぎられることがないので、言いたいことがいえる。手書きに比べて漢字選びや仮名づかいなど、正しい表記法を器械任せにすることにより、人間側の負担が軽くなる。そのため、饒舌になったり、くどくなったり、心に秘めておくべきことまで表出したりする危険性もある。ちなみに、音声表現では「口がすべる」、手書き表現では「筆がすべる」などという慣用表現がある。

②チャットでは、同時に複数の人との会話ができる。ただし、「発言」に時間がかかると画面上から「流れる」（消される）場合がある。

③画像を有効に使える。イメージや情景などが相手に伝わりやすいため、コトバで説明するよりもてっとり早い。

④時間を相手に合わせる必要がなく、思いついたときに情報を発信できる（話しかけることができる）。

⑤やりとりの内容を保存したり、転送したりすることができる。

栄養士の文字会話のあり方。

これらの機器を使うことによるトラブルは、しばしば社会問題になる。それを避けるための注意などは、専門書や、それについて触れているホームページなどに譲ると

して、ここでは、「栄養士としての会話」ということに絞って、注意したいポイントをあげてみよう。

その基本は、相手が家族でも同僚でも、自分が心身の健康を支援するプロとしての姿勢を保つことにある。

① 「です・ます」を中心に、ていねいな表現やコトバづかいを維持する。

② 相手が家族でも親友でも、粗い用語や表現、差別用語、障がいのある人を侮蔑するコトバなどは避ける。粗い表現の例としては「バカ」「あほ」「むかつく」「死んでしまえ」など。

③ 正しい表記法、読みやすい表記法を目指す。同音異義語の誤記にも注意する。たとえば、「公開する」を「後悔する」にしたり、「温かい飲み物」を「暖かい飲み物」にしたりするのは不可。また、「下さい」よりも「ください」、「早速」よりも「さっそく」のように、当て字はかな書きにする。

このように、正しい国語、ふさわしい表現を使うことも健康行動であることを認識する。対策として、国語辞典や用字用語ハンドブックなどを手元に置いて活用する。

④ 文字会話においては、個人の批判、揶揄、誹謗、中傷などをいっそう、つつしむ。建設的、肯定的な態度を崩さないように強くセルフコントロールを。

⑤ 同様に、クライアントの病名、症状、人物像、やりとりの内容などは、文字会話では話題にしないようにする。

⑥ 映像の扱いにも注意する。クライアントの顔や体型、服装、料理などを否定的な例として出す場合は、個人が特定できないように加工する。

⑦ 深夜の会話は、言いすぎや情緒的すぎる表現を誘う可能性があるので、音読して読み返すなど、冷静さを保つ手順を踏むことを習慣とする。

日常会話での活用範囲。

健康支援者としては、デジタルコミュニケーションに伴う限界および弱点についても理解しておきたい。

① 同居する家族とのコミュニケーションがスマホ中心にならないようにする。食事中でもスマホをのぞきこみ、家族との会話をほとんどしない保護者らしき人の姿が外食店などでよく見られる。

生物的コミュニケーションの原点は、表情、身だしなみ、動作などから相手の心身の状態を洞察することである。そこから声かけがあって、肉声の会話が始まる。このプロセスは健全な情緒を保つうえできわめて重要である。健康支援者としては、スマホに依存性があることを理解し、それを自らが予防する健康意識をもっていたい。

② 原則として個人のデジタル機器（パソコン、スマホなど）を食事相談などの仕事には使わない。クライアントとは、仕事以外のやりとり、時間外のやりとりをすることは避ける。相談が頻繁になったり、時間に関係なく送信されたりして私生活に支障が出ることがあるからである。

また、職場の機器内の情報を自分の機器に移すことも絶対に避ける。自分の生活のリズムを狂わされたり、情報を流出させたりしないためにも、公私を分けるルールは厳守する。

 コトバや表記を正しく使い、デジタル機器での「健康のカタチ」を実践する。

1 栄養士が文章力を強化することに、どのような意味があるのか。

Guide

- 人は文章により、論理的思考を行なう。文章を書くことによって思考は深まるし、話す内容にも深みが出る。
- 「文章力」には、書く能力だけでなく、新聞や書物、論文などの文章を正確に読み解く能力も含まれる。
- 栄養士は、「給食だより」や施設内の新聞への寄稿、文章による食事相談など、公的な文章を書く機会が多い。その割には学ぶところが少なく、「自主トレ」を余儀なくされている。

「文章力」とはどういうものか。

「文章力」の意味については一般的な定義がないので、本書としての定義を以下のようにしておこう。

「個人の能力のうち、文章を読み解く力、および文章表現をする力を指し、一般には文章表現をする能力についていう」。

ひとくちに「文章」といっても、手紙、Eメール、ツイッターなどのSNS、ホームページ、ブログなどのデジタル文章、事務文書、レポート、論文、広告文、エッセイ、詩歌、小説など、多くのジャンルがある。ジャンルごとに文章の形式が異なるため、一般的には上記のジャンルのうち一部の能力についていわれることが多い。また、ここから派生して、ある目的や分野を象徴したコトバやフレーズとして「文章力」というコトバが使われる場合もある。

例：『現代の社会人の文章力』『○○新聞社の文章力』『日本人の文章力』など。以下に少し補足しておこう。

① 人の能力は相対的なものであり、文章力も同様である。「若いころに比べて文章力がついた」「AさんよりBさんのほうが論文の書き方がうまい」という表現があるように、「これ以上に上はない」というものではない。したがって、文章力は（他の能力と同じように）努力によって限りなく磨き続けられるものである反面、書かないでいると低下することもありうる。

② 読み解く能力（リテラシーとも）とは、書類や書物、論文、新聞の記事、Eメールなどを正確に読み、内容を理解する能力をいう。書く力の基礎になる。

③ 文章表現といっても、Eメールやツイッター、ブログなど、キーボードで打つものと、手書きのものとでは、その能力にやや差異がある。たとえば、手書きの文章は苦手とする人が、Eメールは毎日送受信している、ということがある。現在のところ、デジタル上の通信文は手書きの文章ほどには書式や文体のスタンダードがなく、自己流のバリエーションが多い。これには「話しコトバを文字化したもの」というとらえ方もある（「は〜い元気かな？」「めっちゃかわいい」など）。また、文章を掲載する分野や媒体などによっても文章表現には違いが出る。

④文章力が高い人のことを「文才がある」といったりするが、文章力は、その分野の文章（手紙、報告書、エッセイ、論文など）ごとに得手・不得手がある。どんな文章でもこなせる「文才」など、現実にはありえないし、「文才」は生まれつきの能力でもない。

「文章力」は人々の健康度をあげる大事なツール。

①文章力は、考える力、話す力を養う。そして、論理的な思考は文章によって行なわれる。たとえば、「きょうは卵を食べていないので、夕食に卵を使った一品を添えよう」と考えることは、脳内で文章を書くこと（「内語」という）と同じである。人と話をする場合も、頭の中で瞬時に文章を作って発話をしているといえる。ときどき、「ええと」「なんていったらいいのか」と言いよどんだり、コトバをまちがえたり、文法的に誤った表現をしたりするのは、脳内で瞬時に文章を書いて、読み直す暇もないまま発話することから起こる。内語の文章力が高くない状態ということができる。

　日記を書いたり、そのほかの文章を書いたりする機会が多い人のほうが、そうでない人より、筋の通った話、相手を納得・感心させる話をする可能性が高いのは、脳内での作文経験によるものといえる。本を読む場合でも、書き手の文体をなぞることで、書き手の思考法や感性が伝わる。

②業務日誌をつけたり、報告書を書いたりするのは多くの業種に共通するが、「給食だより」や献立表、手紙やEメールでの食事相談、部内または地域の新聞や雑誌、ホームページ、メールマガジンなどへの寄稿など、栄養士による公的な文章発信の機会は多い。さらに、地域や全国ネットのテレビ、ラジオへの出演という機会もありうる。この場合も、話すことは台本に文章化される。台本は一般的に放送局側が作成するが、台本に追従するだけではなく、自分の主張を盛りこんだ情報を発信したい。

③健康や食生活、栄養バランス、生活習慣、ライフスタイルなどについて一般向けに語る文章は、教科書や論文のようにカタい文体や内容では読者にも敬遠される。

　この場合、親しみやすく、わかりやすいものであること、内容が新鮮で、正確であることが求められる。人々に健康意識やモチベーションを与える文章は、地域住民や国民の健康意識、食生活の向上に大きく貢献する。

　一方、専門家に向けての研究発表の下書きや、論文を書く場合には、正確で簡潔、かつ資料価値ともなる文章表現を目指す。

　栄養士に必要なこれらの文章力をスキルアップするためには、研修会などに継続的に通う必要があるが、現実には、そういう場は皆無に等しい。どこかにあるにしても一般化していないので、現時点では「自主トレ」しか道はないのかもしれない（175ページ参照）。

④講話、講演、スピーチ、自己紹介など、話をする場面でも、文章を下書きすることはしばしばある。いわば台本を用意しておくと、端的に魅力的な話ができるようになる。

 文章力は考える力、論理の力を強化する。

173

② 栄養士が、よい文章の書き手となるには、どういう点に気をつければよいか。

Guide

- よい文章かどうかは、相手にどう伝わるかによって決まってくる。手紙の文章のよさと、論文のよさとは、それぞれ違うのは当然。
- まずは正しい日本語を使いこなすことが先。文章の入門書などによって基本を学ぶとよい。
- よい文章を書くためには、よい文章にふれること、見きわめることが必要。情報は栄養素と同じで、毎日摂取しないと自分のものにはなりにくい。

「よい文章」の条件を知る。

　対象者や目的を考えることなく、どんな文章がよい文章なのかを指摘することはできない。たとえば、法律の文章は親しみやすくはないし、わかりやすくもない。しかし、人によって解釈が異ならないように書かれているという点では、「よい文章」といえる。一方、1週間程度の旅行先から、自宅の家族に、はがきを出すのに「前略、お変わりなくお過ごしのことと拝察申しあげます」などと書いたら、ていねいではあっても、よい文章とはいえない。

　よい文章に共通する基本的な条件とはなにか。ポイントをあげてみよう。

①まずは日本語の文法にのっとっていること。たとえば、1つの文章の中に「である」と「です・ます」とを交ぜて使わな

い。句読点を正しく使う、など。

②誤字や乱雑な書き方でないこと。専門用語は別として、漢字やカタカナ語、外国語をむやみに使わないこと（例：「鰆」「牛蒡」「エビデンス」「ストイック」「インスパイア」など）。

③1つの文章の中で「ひとり/1人」「子ども/子供」「いためる/炒める」などのように異なる書き方をしない（「用字用語の統一」という）。公的な文章をよく書く人は、自分なりの「用字用語覚え書き」のノートを作っておくとよい。

④やや古い用字となった「貴方」や「貴女」「有難う」「早速」「然し」「相応しい（ふさわしい）」などを使わない。

⑤俗語（ヤバい、ウケる、ダサい）や流行語（「○○ファースト」「忖度」「安心・安全」）を安易に使わない。

⑥句読点を適度に、はっきりと文中に打つ。また、「かぎかっこ＝「　」」や「パーレン＝（　）」、感嘆符やクエスチョンマーク（「！」「？」）などの補助符号を適度に使う。

⑦主部と述部があまり離れていない構成にする。例：×「私は、どうしようかさんざん迷った末、でも未練たっぷりの状態ではあったが、あきらめた」

　○「私は、けっきょくあきらめた。未練はたっぷりあったけれど」

　センテンスを少しでも短くするように心がける。

⑧箇条書きを使ってポイントをわかりやすく示してある。そのためには、1.(2)③など、箇条のランクに合った数字の使い方を覚える。(本書も参考に)

日記やはがきは、最高の自主トレーニング。

情報を取り込むシステムをもつ。

情報も栄養素と同じように、鮮度のよい情報をどんどん取りこむ。そのためには「使う」機会を多くする。使うほど、新しい情報が必要になる。

①書物は少なくても3か月に1冊くらいは読むようにする。読んだ本の書名、筆者、発行元、発行日をノートに記録する。図書館も大いに活用する。

②新聞や雑誌は定期的に目を通す(毎日、毎週、毎月)。雑誌のうち1冊(紙媒体)は自分の費用で購読する。

③自分の本なら、必要な部分にマーカーでシルシをつける。読書ノートにポイントとなる部分を写せばなおよい。

日記をつける。

毎日書く当用日記で日々を記録する(この場合は手書き)。それも情報発信。日記をつけることにより、1日のさまざまな瞬間を記憶する力、1日を数行に収める編集力・レイアウト力、わかりやすい文章を書く力などを養うことができる。これは記録に残すという目的以上に、取材モード、「話題持ち」の自分をつくるのに効果がある。日記ノートとしては5年連用、10年連用などもよい。だれもいないところで音読すると、自分の文章やよく使うコトバなどのパターンや癖がわかる。

手紙、はがきを書く習慣をもつ。

①はがきは月1回以上、手紙は3か月に1回以上、書くようにする。いきなり始めると驚かれるので、しかるべき相手を見つける。年賀状のあと、翌月くらいに手紙やはがきを出す、旅先から絵はがきを出す、展覧会場で、はがきを買って出すなど、まずはきっかけづくりから徐々に習慣づける。

②絵はがき、レターセットなどを買い置きしておく。このとき、絵のスペースが大きい、またはキャラクターなどのかわいい便箋や封筒、はがきは避ける。あくまで「大人」の自覚をもって選ぶ。また、一筆箋を目上の人に使ったり、通常サイズの便箋代わりに2枚以上使うなどは礼儀正しくない。

③ボールペンではなく、万年筆か筆ペンを使うと折目正しい印象に。

④ときどき記念切手を買っておく。

書写をする。

①気に入った文章を写してみるのもよい。パソコン入力ではなく、手書きで。原稿用紙を使って、心を落ちつかせて写す。分量は400字づめ原稿用紙10枚程度。書き写したときの達成感を経験することがたいせつ。

②お手本の文章は、小説、エッセイ、論文などから品格のあると自分が思うものを見つける。ときには詩や短歌、俳句でもよい。書き終えたら音読する。

③原稿依頼があったときなども、依頼者から文例(新聞や雑誌など)を見せてもらって、その中の1つを書き写すと、その媒体にふさわしい文体がわかる。

文書も書くほどに新陳代謝が活性化する。

③ 読む人を想定し、ニーズに合った話題選びをするには、どういう点に気をつければよいか。

Guide

- 複数の人に向けた文章であったとしても、「みなさん」と呼びかけると、ピントの甘い文章になりやすい。
- 複数の読者の中から1人をイメージして企画したり文章を書いたりする。その人の名を書いた紙や写真を目の前に置いて書くことをおススメ。
- テーマを考え、その次に話題を考える。テーマと話題の違いを認識しておこう。

まずは「読み手」をイメージするポイント。

　私的な手紙を書く場合、相手は特定の人と決まっている。だから、「相手（読み手）がだれなのか」と書くときに迷う人はいない。しかし、学校、会社、病院、施設などが定期的に発行している新聞や冊子、ダイレクトメール、ホームページなどの文章では、読み手が不特定多数のため想定しにくくなり、書き出しに迷うことがある。不特定多数の読み手（読者）に向けて文章を書くのは、カメラで広大な風景を撮るのと似ている。どこにピントを合わせればよいかで迷うことが多く、対象へカメラを漫然と向けてシャッターを切ると、何を撮りたかったのかが見た人にはわかりにくい。

　ピシッとピントが合った写真を撮るように、読み手にフィットする文章を書くためには、次の点に注意する。

　なお、対象者（読者）のことを、プロをまねて「ターゲット」（標的）と呼ぶことは避けたい。文章を書くときに謙虚さに欠ける姿勢になってしまうので。

① 「みなさん」というフレーズは避ける。100万人に向けた文章でも、読み手の側から見れば、自分1人に対してのものである。「みなさん」という呼びかけは、たとえば自分に向けて投げられたボールなのに、周囲や後方の人に投げられたように感じられることと似ている。せっかくのメッセージや内容も読み手がしっかりキャッチしようとする気合が弱くなりがち。また、書き手のほうも、漫然とボールを投げてしまうことになり、読み手の心に届かない文章になってしまう。

② 欧米の文章には「あなたが、いまやるべきことは……」などと呼びかけるフレーズがよくある。しかし、日本では「あなた」と書くと、抵抗を感じる人もおり、ときに気障に感じられたりする。

　「あなた」というコトバを使わず、「あなた」（読者）に呼びかける、ここに日本人向け文章の特徴とむずかしさがある。

③ 読者を想定するとき、「お母さん」や「20代女性」「中高年男性」というくくり方では、全国版の新聞や雑誌であっても読者層の区分としては大きすぎる。「○○中学校に子どもを通学させているお母さん」でも、まだ絞り込みが足りな

い場合がある。そこで「中1、男子生徒のお母さん」とすると、共通点が見えてくる。「育ち盛り」「スポーツ系の部活をしている生徒が約2割」「わが子が中学生になるのは初経験のお母さんが約4割」などと具体的な読者層を想定すると、かなりイメージが絞られる。

さらにブレないようにするには、イメージするお母さん、または生徒の名を書いて、構想を練る間、目の前に貼っておく。このとき、顔写真があればなおよい。読み手の心をつかもうと思ったら、そういう下準備が必要。

④「給食だより」などでは、記事ごとに保護者向け、子ども向け、あるいはその両者向けなどと読み手が異なる。そのため、いま書いているのはどの読者を対象とした文章なのか、つねに確認しつつ、書き進める必要がある。

テーマや話題を選ぶコツ。

話題選びの原則は、「自分の知っていることを教えてあげよう」という姿勢ではなく、読み手がどんなことを知りたがっているかを日ごろから洞察して、それを話題としてとりあげることである。

読者のニーズはアンケートなどをとっても、なかなか出てこない。つねに四方へアンテナを張りめぐらし、情報収集やネタ探しに努めたい。こんなとき、日記やはがきを書く習慣や問いかけスキルが、取材記者的なセンスを下支えしてくれる。

①その文章（掲示、お知らせ、ダイレクトメール、新聞、冊子、パンフレットなど）の読み手を想定してから、テーマや話題を選ぶ。

「テーマ」とは、たとえば春に発行するものなら「新年度」「新入生」「暖かい季節」「旅立ち」「友情」「希望」など、より大きな話題や方針をさす。

一方、「話題」とは「桜」「○○小学校の校庭に咲くハナミズキのルーツ」「5名の新人を迎えました」「遠足のお弁当ヒント」「4月の給食メニュー」など。

②話題は、読み手の身近にあって新鮮で具体的なものを選ぶ。

例：「当院の中庭の桜は樹齢89歳の現役高齢者」

「給食のトレイが新しいものに変わりました」

③以下のような話題やタイトルは鮮度が低く、魅力に欠ける「難あり事例」。

- 「食事のバランスに気をつけましょう」→定番化したフレーズであるうえに、内容に具体性がない。

- 「ヘルシーな野菜をたっぷり」→野菜だけがヘルシーなわけではない。食材は、適正に食べればみんなヘルシー。当たり前すぎておもしろくない。

- 「要介護にならないための食事」→うしろ向き、守りの健康観であるうえに、脅すような、警告的な話題やタイトルは読み手のモチベーションを下げる。このほか、「上から目線」を感じさせるものは、親しみに欠ける。「……しないように」「……に気をつけましょう」など、禁止や警告の多い文章はお説教くさくなる。

④若い女性向けの記事に「骨粗しょう症にならないためにも、ムリなダイエットは避けて」は、現実感がうすいし、正しいとはいえない。「ウェートコントロールは一生もの。そのための『食の地図』があります」ではどうか。

 読者のイメージを外さないためには、目の前に写真を置くのも1案。

④ 新鮮でユニークな情報を発信し続けるには、どのような情報源をもてばよいか。

Guide

- 新鮮な話題でも、みんなが話題にするとユニークではなくなる。しかし、味つけによって情報は何回でも賞味期限を更新できる。
- 情報は、ほしいときだけ探しまわるという方法ではなく、情報環境をつくって持続することが大事。

情報における新鮮さとユニークさの違い。

「新鮮さ」と「ユニークさ」は重なる要素が多いが、次のように定義しておこう。

① 「新鮮さ」とは、その情報の受信者があまり目や耳にしたことのない新しい話題やテーマ、考え方のこと。

② 「ユニークさ」とは、「新鮮さ」に加えて、すでに知られていることでも、あまり目や耳にしたことのない話題の側面（秘話や「私だけが知っている」など）、独自の視点や解釈（ユーモア、厳しい批評など）、出来事のその後の経過など。

新鮮さとユニークさのポイント。

主たる読み手がだれであるかによって、情報の新鮮さ（以下、鮮度）やユニークさは異なるが、そのポイントは……。

① 現在流行のコトバや話題をとりあげているからといって、「鮮度のある情報」とはいえない。雑誌や新聞などの印刷媒体では、情報が読み手に届くまでに多少時間がかかるため、届いた段階では鮮度は落ちていたりする。

マスメディアなどで流行している話題やコトバを安易にとりあげると、通俗的な内容になったり、タイミングのズレた話題になったりする。

② 業界や学会、私的なコミュニティのような場所にも流行やトレンドはある。学会ならば類似テーマの研究が続いたり、記事の文章ならば「21世紀には」「安心・安全を第一に」などのフレーズが目立ったりするケース。流行語やテレビなどで取り上げる話題は急速に拡散し、鮮度も急速に落ちていく。

③ 食生活を中心に生活習慣病を予防するという考え方は、栄養士にとって基本テーマである。しかし、人類は長寿化することによって認知症という壁に直面している。認知症は栄養素のとり方だけで抑止できるのか。食事プラス食行動（定刻に食事をとる習慣、家族や友人と食事をする機会が多いなど）にも目を向ける必要性が増している。

④ さらには「健康の6大要素」（269ページ）との関係も考える必要がある。ストレスをコントロールするシステム、よい人間関係、なにに生きがいを感じているか、などについても着目したい。

⑤ 栄養士だから栄養や病気予防などの話

題と自らを縛りつけないで、食文化、食生活の歴史、食材のルーツ、健康観、食品の流通などに目を向けると、話題や研究テーマはいくらでも広がる。

⑥新型コロナウイルスの蔓延に際して、「食事や栄養素で免疫力を高める」という書物や雑誌の記事がふえた。もしそういうことができれば人類にとって大朗報となるが、目下のところ、それを証明するデータはない。根拠の不確かな説を発信すると、フードファディズムを拡散させることになる。情報の採用や発信は慎重に、慎重に。

情報源を確保し、維持する。

情報も食材と同様、信用のおけるところから安定的、継続的に入手するシステムをつくっておきたい。

①新聞、雑誌、書物、テレビ、ラジオ、インターネットは基本的な情報源である。そのうち、新聞や雑誌、書物は「ときどき読む」という程度ではなく、新聞や雑誌ならば定期購読をする（雑誌の一部は専門誌だとなおよい）。書物なら、月に何回か図書館に出かけて、さまざまなジャンルのものに目を通す。また書店や古書店巡りも習慣にしたい。図書館でも書店でも何回か通うと、必要な資料の場所がすぐわかるようになる。

②新聞をインターネットで部分的に読むのみでは、世の中の動きはわからない。読まない・読みたくない記事、広告なども、すべてを視界に入れる状態のことを「新聞を読む」という。見出しやタイトルに注目するだけでも情報となる。

③新聞の注目記事は切りとって雑誌や書物の記事はコピーして専用ファイルに保存する。新聞、雑誌、書物の名、発行日を記入しておく。書物の場合、発行元まで記しておく。

④テレビ、ラジオ、インターネットなどの情報は、内容の正確さや情報量に不足がある場合があるので、あとで関連資料（書物や確かな機関のホームページなど）を調べて情報の真偽や根拠を確認したり補足したりする。

⑤各種データに目を通すことを習慣にする。日本食品成分表（本表だけでなく資料ページも）、国民健康・栄養調査報告、国民衛生の動向、その他のさまざまな「白書」（分野別に統計資料を収載した書物）が中心となる。これらは大きな図書館で閲覧できる。

⑥自分の、また仕事に関係のある学会の会員になり、講演会、研究会、シンポジウム、勉強会などには、年に複数回は参加する。興味がある内容については、講師に尋ねたり、周囲の人に話しかけたりして情報交換をする。そのためには、つねに名刺を携行する。

⑦新鮮でユニークな情報発信のためには、独自の情報源が必要。そのためにも、情報源となる個人とは交流を図る。恩師、先輩、親しい知人など。行政勤務ならば市民、事業所勤務ならばユーザーなど。自分の肩書は脇におき、本音の話を引き出すようにしたい。

⑧人から話を聞き出すのを「取材」というが、取材の際には職業意識を前面に出さずに話を聞くようにする。そのためには、インタビュー力を磨く必要がある。インタビューは食事相談の問いかけとはやや異なるが、応用はできる。

情報環境を維持し、鮮度のよい情報をいつでも入手！

179

① いつも新鮮なイベントを企画するためには、ヒントとなる食と健康関連の情報をどのように求めればよいか。

Guide

- イベントには、人を集めるものだけでなく、ポスター掲示やコンテストのように、会場に足を運ぶことなく参加できるものなどがある。
- 企画は専門の雑誌や新聞、専門家の講演などを基に考えるのが手堅い方法。それを対象者に合うようにアレンジする。
- 「いま話題の」「いま人気の」「ほかの地域でもやったから」などの後追いは避ける。イベント企画力は、オリジナリティこそが魅力の原点。

食と健康のイベントいろいろ。

「イベント」には「出来事、事件」の意味もあるが、ここでは「催し、行事」に限って考えてみよう。

イベントには、自主的に企画するもの、ほかの組織と共催するもの、別の組織から依頼されて参加するものなどがある。ここでは自分の組織が主体となるものに限り、個人として行なうものは除く。

「催し、行事」としてのイベントには、1か所に人を集めるものばかりではなく、対象者が会場などに出かけることなく参加できるものがある。

① 集合型：講習会、講演会、勉強会、展示会、技能競技、販売（食品、調理器具、食器、手芸品など）、祭り・フェア（健康フェアなど）、運動会（ウォーキング、ジョギング、マラソン、ストレッチ、フレイル・認知症予防体操、ダンスなど）、会食、農業・漁業体験、見学、旅行、創作劇の発表など。

② 対象者受容型：新聞・冊子・書物の発行、キャンペーン、調査、ポスターの提示、コンテスト、ローカルテレビ・ラジオによる情報提供など。

イベントのおもなテーマ。

どんなイベントでも、まず対象者ごとにあるニーズに応える目的がある。それを大前提として企画するのが原則。

一般対象。

① 好ましい食生活、栄養バランス関連。
② 生活習慣病対策、健康増進や病気の治療に関するもの。
③ 食品の安全性、選び方、保存法など。
④ 料理・調理法、献立、盛りつけなど。
⑤ 地産地消のすすめ。
⑥ 食育：団らんのあり方、食習慣、しつけ、好き嫌い、アレルギーなど。
⑦ 外食でのお店・メニューの選び方、中食・コンビニなどの弁当や惣菜などのじょうずな利用のしかた。
⑧ 減量、ダイエット、美容関連。
⑨ 災害・疫病対策（備蓄、食事の調え方、災害時衛生管理）。
⑩ 食・健康情報の正しい受け止め方。

栄養士、専門家対象。

① 講演会、シンポジウム、ワークショッ

プ（食、栄養、健康、医療など）。
②講演会（専門家や著名人に依頼）。
③事例報告会
④懇親会、会食会
⑤機関紙・誌、広報紙の発行

企画のヒントの見つけ方。

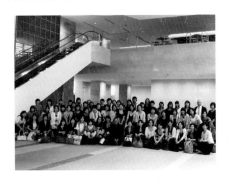

情報は、栄養素やエネルギーと似ているところがあって、消費量が多いものほど吸収率は高く、吸収速度が速くなる傾向がある。仕事と関係のないことをしていても、仕事と関連づけてヒントを得るということもある。それと同様、イベント企画を心がけている人は、スポーツの観戦中やショッピング中などにも、企画につながる斬新なアイディアを得る機会はある。

そうはいっても、イベント企画に必要な情報源というものは存在する。以下にその例をあげてみよう。

①専門誌・専門紙：栄養士関係、医学関係の情報媒体。かならずしも最新情報でなくても、イベントの対象者に知らせたい情報、メリットがわかりやすい情報をマークする。

たとえば、「百寿者（100歳以上の超高齢者）は、食生活以外に、生活習慣や家族・友人関係にも利点が多い」などの論文があれば、これを企画のテーマにする（百寿者の特徴を図表にして展示したり、セルフチェックの表を作成したりするなど）。

②研修会への出席：栄養士の多くが、勉強会や研修会に出ているとは限らないので、それらの会から得た情報を基にイベント化する。講演会、報告会、展示会、料理教室など。

③川にたとえれば、上流にある情報をキャッチし、イベントの対象者に向けてアレンジして企画する。この場合の「川の上流」とは、国が公表する指針や専門家による調査報告など、信頼できる情報を指す。

一方、流行的な情報（食の欧米化、野菜はヘルシー）やマスメディアをにぎわしている情報は、下流にある情報と考えるべきで、一時的に話題になったとしても、情報の鮮度という点では高いとはいえない。「二次情報」ともいう。

④ほかの地域や組織が行なったイベントを、そのまま（もしくは少しだけ変えて）開催するという姿勢からは、ユニークなイベントは生まれにくい。ただし、自分が受けもつ地域や対象者に合った内容にアレンジすることができれば、その方法も一概に軽視はできない。

⑤イベントの形式、おもしろい見せ方などの点で、マスメディア情報にもヒントはある（クイズや乳幼児向けの教育・音楽番組など）。アレンジとは、「ちょっと弱った魚を、新鮮な水にしばらく置いて元気を取り戻させる」というイメージだろうか。

スポーツ観戦中にヒントを見つけることもある。

② 栄養士が、セミナーや健康フェアなどのイベントを企画する場合、どのようなことに注意をすればよいか。

Guide

- 組織でも個人でも、自己流を踏襲せず、よい企画を生み出すシステムをつくる。
- 企画書の作成、ブレーンストーミングの実施などは、組織の大小にかかわらず基本的アクションとする。
- よい企画も、スムーズに実行に移されてこそ意味がある。実施を促進するための役割分担やリーダーは欠かせない。

よい企画は、よいシステムから。

　よい企画は、「天性の才能のもち主」と思われる人から生まれる場合が少なくないが、組織としては、そうした個人的な才能に依存せず、好企画を継続的に生み出すシステムをつくっておきたい。そのためのポイントは……。

　まずは企画書のフォーマット（書式）を作る。その書類に企画やイベント案などを記入し、後述するミーティング（ブレスト）の議題にする。記入する過程でアイディアがパワーアップしたり、弱点に気づいたりすることがある。企画書の記入にあたっては、自分のアイディアに固執せず、むしろ案の内容や構成の弱点、不足部分を積極的に探し、ブラッシュアップを図るのが手堅いプロセス。

　次に、企画書のフォーマットに設けておきたい基本項目をあげる。

①企画名：ニーズが高く、ユニークで、内容がすぐわかるもの。同時に、端的なネーミングを心がける。

②企画理由：なぜ、この企画なのか。企画意図やねらい、実行によるメリットなどを書く。文章は、簡潔かつポイントがわかりやすいものに。

③企画内容：実施日または開催期間、会場、（講演やセミナーならば）講師名、実施するまでの一連の流れなどを記す。記述内容が多くなる場合は別紙に書いて添付する。運営スタッフが決まっていれば、それも記しておく。

④対象者：「家事を行なっている女性」「定年が近づいている勤労男女」など、想定する対象者について具体的に書く（「地域住民」「中高年男性」のような絞り込みができていない対象設定は、企画意図がボケやすい）。

⑤企画背景：その企画を必要とする社会情勢や地域環境など。背景はニーズが生まれる源でもあり、企画に説得力を与えるためしっかりと記す。

⑥コンセプト：基本方針のこと。この場合は企画が実施され、終了するまで、守り続ける精神や考え方を意味する。

⑦予想される効果：その企画を実施することによって得られるであろうメリット。収益、広報的効果、学習効果、健康向上、集客数の増大、低予算で実施可能などがある。

⑧予算：企画やイベントの実現に予算は

欠かせない重要な要素。企画書には費目ごとに詳細に記す。1枚で書ききれないときは別紙に書いて添付する。

⑨記入日：年月日。

⑩作成者：企画書記入者（複数もあり）。

以上は1例であり、職種やイベントの種類などによって項目の増減をする。

「ブレスト」を定例化する。

セミナーやイベントのように規模の大きな企画については、通常の会議とは別に「『しっかりたんぱく質・料理教室』企画ミーティング」のように、単独の名をつける。話し合いは「ブレーンストーミング」（略して「ブレスト」）形式をとることが望ましい。

「ブレスト」では、前述の企画書をコピーして全員に配り、その内容を検討する。短くても2時間は予定し、役職とは関係なく、各自がアイディアを出し合う、自由発言の場とする。日本人にはなじみにくい形式ではあるが、あきらめずに続ければ、「会議」から生まれるプランとは、ひと味違う結果が出ることが期待できる。理想的には司会・進行係も置かず、ざっくばらんに話し合う。そして、「いかに企画をおもしろくするか（有意義にするか）」という方向性を追求する場とする。

「ブレスト」は複数で行なわれることが多いが、少ない場合は2人でも可能。また部署に自分だけしかいないなどの1人職場の場合は、ほかの部署の人に頼んで意見交換の相手をしてもらうとよい。完全に1人だけの場合でも、企画書を作成し、1か月ほど時間をかけて何回も見直し、内容の改善と強化を続けよう。これを「1人ブレスト」という。自分の考えをメモ的に書き出

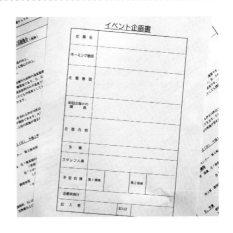

し、別の日にセルフチェックするなど。

企画を推進するための原則。

どんなによい企画でも、企画書の中にある段階では、机上のプランに過ぎない。企画を実現化するには次の作業が必要。

①「ブレスト」のとき、または後日の会議によって役割分担を決め（役職の人が指名する場合もある）、それに基づいてスケジュール表を作って日々の準備（進捗）状況を記入し、それを関係者が共有する。企画に遅れや変更箇所が生じたときは、関係者がすみやかに集まって協議し対処する。

②外部の協力者（講師、印刷物などの発注先、施設や用具・機材などのレンタル先など）との連絡も、担当を決めて行なう。それらに漏れがないか、行き違いがないかなど、ひんぱんに連絡をとり合って相互チェックをする。

③これらの作業をスムーズに行なうにはリーダーは欠かせない。役職者が担うか、プロジェクトリーダーを設けるかは、職場の状況に合わせて決める。

よい企画はシステムとブレストから生まれる。

③イベントや講習会の講師は、どのように見つけ、どのように交渉をすればよいのか。

Guide

- 知名度やリクエストの多さだけでは選ばない。自分たちのニーズや自分たちとの接点を見極めてから講師を予定する。
- 講師料は、「受講者が負担する金額×人数」を基準にする。ただし、3万円以下というのは、外部の講師に対して一般的には低すぎる金額。
- 交渉のときは、「なぜその人にお願いするのか」、そのことをはっきり伝えられるようにまとめておく。

対象者の潜在ニーズに合った講師を選ぶ。

栄養士が企画したり、かかわったりするイベントの場合、食や健康をテーマとしたものであることが多い。それを前提にして講師選定の際のポイントをあげてみよう。

①大事なのは参加する人のニーズをまず知ること。ニーズはアンケートをとっても真の要望を把握しにくい。ふだんそのことを考えていない人に意見を求めると、メディアなどで話題の人やテーマに傾きがちになる。したがって、企画の機会のある人が、ふだんからイベントや講習会の対象者（住民、会員、同業者など）が潜在的に求めるテーマを収集し（雑談の中で出てくる悩みや疑問、苦情、その他の本音などを記憶または記録するなど）、それに合った講師

やパネリスト（シンポジウムの場合）、コメンテーターなどの氏名をリストアップしておく。

②講師としては栄養士、医師、その他の健康支援者（108、192ページ）が候補になるが、他分野の人やアスリート、芸能関係などにも食や健康について意見をもっている人はいる。ただし、他分野の人に最新の食や健康情報を求めるのはむずかしい。位置づけとしては「看板出演者」の範囲にとどめるというところか。

講師料の予算の立て方。

講師を依頼する際、たいせつな要素の1つが講師料。限られた予算の中でどのように金額を設定するかは、次の項目の「交渉」とも関連してくる。

以下にポイントをあげる。

①講師料は、受講者の人数を算定基準にするのも1案。仮に1人が2～3千円を負担するとすれば、50人で10～15万円となる。この場合は、端数を切り捨てて10万円とする。30人の場合は、6～9万円のうち、5万円か10万円とする。健康に関する講演を聞くのに単価が映画館の入場料以下では、講師に失礼である以前に、依頼する開催者側の知的好奇心の弱さを証明することになる。近年の慣例に従えば、「2時間以上、半日拘束として5～10万円」が、

開催者側から見た相場といえるだろう。近距離であれば、交通費を講師料に含める場合もある。

遠方の場合は、1～2日間の拘束時間を考えて、講師料を8～15万円と見積もり、ほかに交通費や宿泊費を予算化する（チケットや宿泊先は開催者が手配する場合が多い）。

開催側の組織によっては、いつの時代の立案かわからないような低い講師料予算が踏襲されていることもある。ときどき、ほかの組織の実情を参考にして見直したい。

なお、芸能人や演奏家の出演料の場合は、別途、予算を組む必要がある。
② 著名な講師であっても、スケジュールの調整が可能で、依頼内容に同意を得られれば、こちらの組織の大小、知名度、距離などにはかかわりなく応じてくれる場合が多い。このとき、交渉者のコミュニケーション力は、成否を分けるポイントとなる。

講師への交渉のしかた。

仕事上の縁やつながりがない講師に出演や講演を依頼するとき、迷いやためらいを感じるのはふつうのこと。これを克服する対処法を次にあげてみよう。
① 理想的には、依頼したい人に関係のある人を通じて打診するのがよい。そういうルートがない場合は、その人の勤務先（大学や病院、研究所、事業所、プロダクションなど）の住所を調べて、そこに打診の手紙を出す。インターネットで所属などが調べられれば、より正確でくわしい宛先とする。固定電話の番号がわかれば、直接連絡をとるのも一法。いきなりメールや携帯電話による打診は避ける。
② 自分たちが、その講師になにを期待するのか、それを事前に書き出しておいて交渉のときに使う。ただし、「リクエストが多いから」「話題の人だから」という程度の動機で依頼すると、説得力に欠ける、あいまいな依頼になる。講師の専門、所属、提唱している概念などは正確に把握し、当人からまちがいを指摘されないように綿密な準備を事前に行なう。自分たちのイベントや講習会での企画や題材との接点を見つけ、強化したいテーマなどを明確に提示する。
③ 最初の打診の段階では、いきなり講師料を聞いたりはせず、講師としてお願いする理由を簡潔に書くか伝える程度にする。講師料については、ある程度話が進んだところで切り出す。

なお、開催者が非営利の事業所などの場合、組織の事情を訴えて低い金額を提示するのが慣例になっているが、そういう方向は好ましくない。
④ 講師からひきうけるという回答が来たら、1～2週間以内に正式な依頼状を最高責任者の名前で作成し、お送りする。

依頼状には下記の内容を記載する。
- 講師の氏名（先生）
- 講演内容（仮の演題、希望事項）
- 開催年月日、時刻、会場名
- 講演時間
- 受講者情報（参加予定人数、職種・業種、男女比、年齢層、受講歴、その他特徴など）
- 講師料
- 担当者の氏名、所属先、連絡先、依頼年月日など。

 「有名だから」というだけで講師を選ばない。

④イベントや講演会の司会・進行を担当することになった場合、どういうことに注意をすればよいか。

Guide

- どんなイベントでも、全スタッフが表情や身だしなみまで含めて整えてこそ、積極的参加となる。裏方の立場であっても、来場者には「ウエルカム」の表情を。
- 講演会の場合、講師には数日前までに確認の連絡を入れておく。講師がその日を忘れている場合があるなど、最悪のケースを想定してスタンバイする。
- 講演会の司会者のあいさつには「お忙しい中」や「お足元がお悪い中」のように、場違いであるばかりでなく、講師に失礼なフレーズが踏襲されている場合があるので注意しよう。

イベントスタッフの役割。

　講演会に限らず、イベントすべてにいえるのは、来場者と接するスタッフの身だしなみ、表情、話し方、態度、行動のしかたなどは、そのイベントを評価するうえでたいせつな基準となるということ。「裏方」の仕事をするスタッフでも、身だしなみや表情などが、そのイベントの成功を下支えしていることを忘れてはならない。そのためのポイントは……。

①イベントの規模や目的にもよるが、全スタッフはカジュアル過ぎない身だしなみで参加する。ユニフォーム（そろいのTシャツやはんてん、トレーニングウエアなど）を着たり、ネームカードを

つけたりする場合もあるが、私服の部分にも手を抜かない。

②どんな担当でも、入場者を「ウエルカム」の表情で迎える。フレンドリーな表情は、イベントに参加した人の印象をよくする。1人でもよそよそしい表情や、忙しさにかまけて来場者を無視するような態度をとる人がいると、スタッフの努力に水を差すことにもなる。

③当日、スタッフどうしがおしゃべりばかりしていたり、顔見知りの参加者と話しこんだりしないように気をつける。

④上記のようなことがないように、イベントのリーダーは、複数回のミーティングを行なって注意事項を確認する。

司会・進行係、スタッフの仕事と注意したいこと。

　司会・進行にも、健康フェアの中のコーナー、シンポジウム、症例研究会など、いろいろな場面がある。ここでは講演会の場合について、ほかのスタッフの仕事も含めて流れと内容を見ておこう。

①司会者または連絡担当者が、開催3〜5日前までには講師に電話をして、講演会の日が近いことを連絡する。メールによる連絡の許諾を得ている場合は、1週間前くらいに確認の送信をする。

②当日、講師を入口などでお迎えする係、司会・進行係、講師料をお支払いする係（振り込みの場合もあるが）、講師を

お見送りする係などを決めておく。

③講演の後、質疑応答の時間をつくる場合が多いが、質問がない場合を考えて、開催者側がいくつか考えておく。

④会の終了後、受講者がアンケートを書く時間を設ける。これもイベントの大事な部分。

⑤講演会（イベント）の後、数日以内に講師へお礼状を出す。その文章はあらかじめ用意しておく。また、講師側からメールでの連絡があった場合は、その日か翌日にはメールで謝意と感想（受講者の声など）を伝えたい。

　実際には、このような事後処理ができない組織もあり、頼むときのていねいさとは裏腹に、「終われば知らん顔」のところもあるという。最後の最後まで気を抜かず、礼を失することのないようにしたい。

当日の司会・進行係の役割。

①開会したら、司会者は、まず自己紹介をする。それから、来場者にこの講演会を開く目的などを話す（会の代表者が述べる場合もある）。来場を歓迎するスピーチをするのはよいが、「お忙しい中」「お足元のお悪い中」などは禁句。これは結婚式など、私的な催しに人を招いたときのコトバ。講師から学ぼうというときに「お忙しい中」という言い方は場違いであり、講師には失礼。

②講師紹介は、あらかじめ講師から示された資料か、自分たちで用意した別の資料に基づいて、はっきりと、ていねいに行なう。このとき「簡単にご紹介します」の「簡単に」は無用な語句。経歴は「略歴」に決まっているのだから、わざ

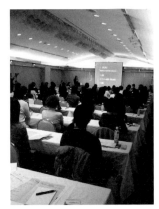

わざ「簡単に」という必要はない。「もうみなさまご存じの方ですから、ご紹介するまでもないと思いますが」も無用。このような紹介のしかたによって、講師および聴き手のモチベーションを下げる方向に働く可能性がある。格調のある、ていねいな講師紹介は、講師のモチベーションアップにもつながり、会場の雰囲気や講演を盛りあげる効果が大きい。

③終了後は、できれば「きょうのお話から、○◎なことや○○なことを学びましたが、みなさま、いかがでしょうか」と簡単に、しかし正確にまとめる。

④来場者へ質問を促し、質問を受ける。このとき質問内容を司会者がマイクで繰り返して、会場内の人に伝える。質問が出ない場合や、まだ時間があるときは、用意した質問、または司会者自身がアドリブの質問をする。

⑤来場者へアンケートをお願いする場合、10分以上の時間は確保する。

⑥代表者のあいさつ、または司会者の閉会のあいさつで終了。「みなさま、お忘れ物がないように、お気をつけてお帰りください」との声かけをする。

イベントスタッフの1人として、どんな担当でも「ウエルカム」の精神で。

5 イベントや講演会の来場者にお願いする アンケートで、どんなことを聞けばよいのか。 項目のマンネリ化を防ぐにはどうすればよいか。

Guide

- 「○×式」のアンケートスタイルを見直したい。字をふつうに書ける人であれば、その人のナマの声を引き出そう。書くことは健康的にもプラス。

- 書くことで、来場者の参加意識が高まる。アンケートの目的を「調査」だけと、小さくとらえない。

- 来場者がアンケートを書き終わるまではイベントは終了してはいない。静かで落ち着いた場を提供する。

アンケートは、調査だけが 目的ではない。

アンケートとは「調査」の意味だが、実際には、調査以外の目的もあるので、アンケート立案者や作成者は、次のようなことを頭に入れておきたい。

調査としての意味。

調査の要素としては、参加者の特性を把握することを目的とする。一般的に以下の項目を入れて作成することが多い。

①氏名（尋ねない場合もある）
②性別（尋ねない場合もある）
③年齢（尋ねない場合もある）
④所属（勤務先や所属組織）
⑤参加動機・理由
⑥このイベントを知った方法
⑦居住地域
⑧評価

⑨感想
⑩質問
⑪ご意見・ご感想

このほか、健康関連のイベントや講演会ならば「あなたの健康法」「あなたが健康な理由」「食生活で気をつけていること」「スタッフにひとこと」「次のイベントについてのご希望」などを加えてもよい。

また「ご希望の講師」「ご希望のイベント」などを聞くのはよいが、来場者の意見はあくまでも参考程度に留める。

来場者の「参加意識」の強化。

質問項目に従って記述をすることによって、来場者の参加意識が高まる、という点もアンケートではたいせつ。来場者にもよるが、感想や意見を聞かれることで主催者との間接的なコミュニケーションが成立する。参加者の中には記述を通じて「自分の意見を聞いてもらった」という充実感を得ることで、「来てよかった」「また参加したい」とイベントや講演会への参加意識を向上させる人もいる。

振り返りの効果。

次のような質問項目を設けることによって、来場者にイベント（講演会）で学んだことを振り返ってもらうことができる。例：「きょう、印象に残ったことがございましたら、お示しください（ご記入ください）」など。

書くことが1つ以上の場合もあるので、記入欄には箇条書きができるように、

「1．2．3．」と番号を打って、複数の指摘を引き出すようにする。

講演会の場合には「きょう、お聞きになったお話のうち、すぐに実行したいことがございましたらお示しください」「(講師の)先生にひとことございましたらお書きください」のような項目を設けるのも一法。これらの問いに答えることによって、回答者は、きょうのイベント(講演会)を振り返ることになり、その人の記憶にも残りやすくなる。そのようなメリットに、回答者は気づかないことが多いのがふつうだが、主催者に対する親近感や信頼感の現われとなることはありうる。

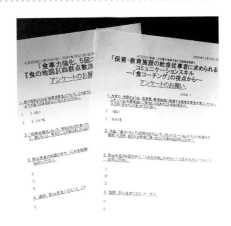

評価の求め方の見直しとくふう。

①イベントなどの評価を求める場合、あらかじめ「よかった」「ふつう」「よくなかった」のような項目を設けて、該当するものに「○」をしてもらうという方式をとることが多い。しかし、主催者側が自信をもって企画したイベントの評価を、自分たちが用意した3～4個ほどの項目から来場者に選んで回答してもらうという形式は、いささか単純で型どおりの方法といえないだろうか。なにがよかったのか、ふつうってどういうことかなど、真意がわかりにくい。意見を記述できる人であれば、評価の良し悪しにかかわらず、意見を自由に記述してもらうアンケート形式や項目の作成を図りたい。

②集計して、報告書にまとめる必要がある場合でも、何百というような項目数でなければ、記入事項を転記するか、コピーをするなどしてもよい。また、

自由記述の文章を「よい評価」「きびしい評価」「それ以外の評価」のように分類することはできる。

③来場者にしっかりとした記述をしてもらうためには、その時間とスペースを確保することが前提条件となる。

スタッフが注意したいこと。

①ほかの組織のアンケートの丸写しや、どんなイベントにも同じ内容のアンケートを行なうというのは、「マンネリ」というよりも、目的を考えない意識の低さの現われ。

②アンケートを記入する時間は、静かな環境を維持する。記入を依頼しておきながら、スタッフがあと片づけを始めたり、雑談をしたりするのはきわめて非礼な態度。会場が落ちつかない中での記述は、イベントに批判的な内容になる場合もある。

③回収したアンケートは、その日か数日の間にスタッフ全員が目を通す。イベント日の終了後、スタッフが集まったときに、リーダー的な人が読みあげるという方法をとっている組織もある。

 来場者の参加意識を高め、間接的コミュニケーションを。

① 栄養士が仕事のうえで リーダーシップを発揮するには、 どんなことに注意すればよいか。

Guide

- 栄養士は、食や健康に関する情報をもち、それを人々に提供するという場面では「意見のリーダー」、すなわち「オピニオンリーダー」である。

- リーダーというと、だれもが人々の先頭に立って統率する人をイメージするが、リーダーのカタチには「あと押し型」というものもある。たとえば、ベビーカーをうしろから押すような存在で、相手の意志を尊重しつつ、よりよい方向づけをする型である。

- 「あと押し型」のリーダースキルは、食事相談のほか、あらゆる場面で発揮できる。その意味で、「問いかけ」を主としたタイプの食事相談がじょうずにできる人は、さまざまな場面でリーダーシップを発揮できる。

栄養士のリーダーとしての顔。

栄養士には、少なくとも次にあげるような「リーダー」としての顔がある。

健康・食生活・栄養などの 知識や技術をもつリーダー。

セミナー講師、料理教室の講師、健康相談のアドバイザーなど。さらに、健康フェアなどの企画、テレビ・ラジオ、雑誌などからのインタビューや、それらへの出演、執筆、著作などは、情報の送り手としてリーダーシップを発揮する場面である。この点では、食や健康に関する「オピニオンリーダー」である。

「率先垂範型」リーダー。

食事相談や健康相談のとき、クライアントに教えたり指示したり、ダメ出しをしたりするカタチ。これは一般的に認識されている「率先垂範型」のリーダーである（自分が見本を示すカタチ。後述）。

一方、クライアントに問いかけたり意見を求めたりする、一見、受け身に見えるカタチもある。この場合は、クライアントに問いかけながら、クライアントの気づきや自発性を促す方法。これを「あと押し型」リーダーと呼ぶ（後述）。

職場におけるリーダーシップ。

勤務先、所属部署、職場など、2人以上の組織では、情報の収集、伝達、方針の選択・決定などにおいて、リーダーシップは欠かせない。組織内のリーダーのあり方については、多くの専門書に譲り、ここでは、以下のことを強調したい。

① リーダーシップは、役職がある・なしでその能力や役割が決まるとは限らない。会議などで、適切な問題点や疑問点を指摘したり、リーダーの仕事を手伝ったりすることもリーダー的役割ということになる。大事なのは、複数の人間関係の中で、いま、どんなリーダーシップが求められているかを判断することである。状況により、確認、

問いかけ、提案などを行ない、集団の方向性を探る。そうした判断ができることこそ、リーダーとしての重要な資質、すなわち「リーダーシップ（指導力、統率力）がある」といえる。

② いつもリーダーぶった言動（上から目線）をする人、人を立てたり、人にモチベーションを与えたりすることができない人は、リーダーとしての資質が充分とは言いがたい。

③ 栄養士の場合、次にあげる「あと押し型」リーダーシップは、食事相談などのときに有効なだけでなく、その他の場面でも、温かでユニークな存在感を示すことになるだろう。

栄養士にふさわしいリーダーのタイプとリーダーシップ。

① 一般にリーダーというと、集団の指導者や統率者などを指す。これはだれもが頭に描く典型的なリーダーの型。この型を「率先垂範型（前述）」、別名「オレについてこい型」「引っぱり型」という。

② これに対して、「あと押し型」のリーダーというものがある。この型はカウンセリング型の対話を行ない、こちら（栄養士）から先に意見をいうのではなく、相手（クライアント）に問いかけ、その人の相談内容、ライフスタイル、意志の強弱、これからの方針などを聞き出す方法をとる。一見、受け身に回っているように思えるが、これもリーダーシップの1つの型である。なぜなら、問いかけ方によって、クライアントは、自分の行動傾向に気づいたり、自分の意志を固めたりすることができるからである。あと押し型リー

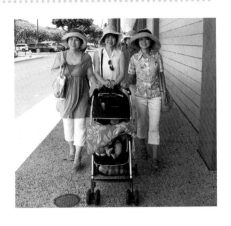

ダーは、ベビーカーを押す母親にも似ている。母親はベビーカーのうしろについてはいるが、方向決定は押し手に委ねられている。

③ あと押し型リーダーの例は、ベビーカーの例のほか、視覚障害のあるランナーを伴走しながらサポートする例や、「エイト」と呼ばれるボート競技での舵手（だしゅ）がある。舵手とはボートの後方にいて、コース取りを決めたり、8人の漕ぎ手を激励したりする役割。

④ スポーツリーダーや災害時の避難リーダーなどは、はっきりと指示をする「オレについてこい型」が必要となる。しかし、そのリーダーも普段は集団への問いかけを行なうなど、モチベーションを高めることを心がけている。

「オレについてこい型」と「あと押し型」とは、人間のタイプを指すものではなく、状況や役割に応じたリーダーのカタチである。

⑤ 食事相談などで「問いかけコミュニケーション」の効果を実体験した栄養士は、そのスキルを日常生活にも活かせば、和やかな人間関係づくりにも役立つ。

 「あと押し型」のリーダースキルは人間関係づくりにも有効。

② チームだからこそできる、 いろいろな活動を、リーダーとして、 どのように話し合い、運営していくか。

Guide

- 栄養士がチームでできることには、営利にとらわれずに開催できるセミナーやイベント、料理教室、情報誌や新聞の発行などがある。
- どんな活動も、まずは仲間集めから。気心の知れた人から始めるのがふつうだが、年齢や職種、地域にバラエティがあったほうが活動の幅が広がる。
- チームやグループが活発な運営を行なうには、リーダー、ミーティング、企画書の3つは不可欠。

栄養士がチームで行なう活動。

セミナー、イベント。

栄養士サークルのような同職種のグループは、自分たちの考え方やスキルを強化させるブラッシュアップセミナーや自らが楽しむイベントなどを開催することがある。

講師には外部から専門家を招くこともあるが、仲間が講師やアドバイザーになることによって、講師自らも得意分野を強化することにもなる。

料理教室、ケータリング。

大量調理に従事している栄養士やお菓子作りが得意な栄養士、テーブルコーディネートが得意な栄養士といったように、それぞれの強みを活かしながらケータリングチームも結成できる。また、スポーツ栄養を強みとする栄養士と料理研究家がコラボ

レーションした「スポーツキッズのためのお料理教室」など、対象者を絞り、それぞれのニーズに合わせた料理教室を開催することもできる。

書物、新聞の出版。

チームとして食事相談や臨床（医療）、食育、スポーツなど各個人の得意分野を活かし、栄養士が発信するメディア媒体を作成することができる。非営利栄養士・健康支援者ネットワーク「パルマローザ」では、年に4回、オピニオン新聞『エンパル』を発行している（A4判、全4ページ）。オピニオン新聞とは、提言、提案を中心に話題を載せる新聞。仲間内の情報交換紙とは異なる。食育、中食、外食、食事相談、先輩栄養士などの現状分析やあり方、栄養士の身だしなみなどについて、それぞれにくわしい栄養士が、仲間と議論を重ねつつ、記事を書いている。文章表現や編集などを実践し、プロからも編集や文章に関するスキルを学ぶことによって、栄養士が真に求めている情報を発信することができる。

活動・運営のための手順。

チームのメンバーを集める。

活動に興味がありそうな仲間や知人に活動への参加を呼びかける。活動目的にもよるが、メンバーは、年齢層や職域に幅をもたせるほうが情報や活動の幅が広がり、バラエティのある、または質の高い情報を発信できる。昔の交友関係などに情報提供や

協力を求めるのもよい。

実現したい活動の企画書を作る。

　セミナーや料理教室、地域での活動など、チームとして実現したい活動の理念、コンセプト、活動内容や目標を1～2枚の企画書にまとめる。それをメンバーで共有し、チーム内の認識を統一させることが重要（企画書の作成方法は182ページ参照）。

リーダー、役員を決める。

　ミーティングの司会やメンバーへの連絡役などの役員を決め、メンバーの承認を得る。その後の進行をスムーズに行ない、活動を成功させるためには、有能なメンバーを選出することがたいせつである。

　任意グループのリーダーは、できれば長期的に担うほうがよい。1年や数年で替わってしまうと、会の方向性が定まりにくい。また、リーダーとしての仕事を覚えるだけで任期が終わってしまうこともある。政治体制では独裁的だが、任意グループでは創設者がリーダーを続けることが多い。その場合でも、「あと押し型リーダー」のスタンスは保ちたい。

会費を決める。

　チームの運営には、諸経費がかかる。運営費は、メンバーから「会費」として集める。会費を決めるにあたっては、支払いが発生する項目を具体的にあげ、1年間に必要な金額の予算を立てて把握する。項目例：施設・会場費、設備費、通信費、講師への謝礼など。

　徴収方法は、月会費、年会費、そのつどなどいろいろあるが、グループとして長く活動を行なうことを前提に年会費を設け、グループの口座を開設して、管理してゆくのも1案。金銭の管理はリーダーと会計とが行ない、年に1～2回はメンバーに会計

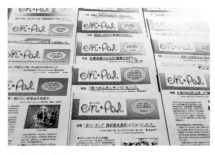

報告を行なう。

定期的にミーティングを行なう。

　毎月1回程度、定期会合を開く。事前に半年後、1年後などの長期的なプランを役員で決めておくとスムーズな運営ができる。会合の日程などのスケジュールは早めに作成し、メンバー全員に周知する。役員だけ、または、一部の人だけしか集まらない、というような状況は存続の危機といえる。リーダーの求心力、メンバーへの連絡のしかた、ダラダラした話し合い、全員への発言の促しがない、などの問題点をチェックすることも必要となる。

発信の場をつくる。

　チームのホームページやブログ、SNS、新聞などを作成し、自分たちの活動状況を想定するユーザーに発信する。情報を発信することで新たな賛同者が現われ、より活発なチーム活動につながる場合もある。また、発信内容や方法などについて、ときどき、部外の人からチェックを受けたい。

振り返りの場をもつ。

　イベントの参加者の声や、客観的に評価してくれる第三者に意見を求め、次への改善点を見つける。イベントなどの活動後は、運営者が集まって「振り返りの会」を開くなどする（「反省会」とすると、あら探し的になりすぎて楽しくなくなる可能性もあるので、名称はくふうしたい）。

③風通しのよい、活気あふれる職場づくりのためには、スタッフの一員として、どんなアクションが可能か。

Guide

- 風通しのよい、活気あふれる職場の条件の基本は、上とも横とも、下ともその場で働く者どうしのコミュニケーションがとれている状態である。
- 風通しのよい職場環境をつくるのは、地位でも権限でもない。自分自身が、穏やかな表情、あいさつ、問いかけなどの習慣を根気よく続けること。
- 風通しのよい職場とは、自分自身が働きやすい健康的な環境でもある。そういう環境は、自分にとってメリットとなり、組織にもプラスになる。

風通しのよい、活気あふれる職場とは。

「風通しがよい」という意味を、ここでは「コミュニケーション環境がよい状態」として考えてみよう。風通しがよい理想的な職場の状態をあげるならば、

①組織の大方針や、そのときどきの情報が全員にすみやかに伝えられる。

②他のセクションとの情報交換の機会があり、お互いの状況がわかっている。

③セクショナリズムがなく、同じ組織、同じ部署、同じ空間、同じ仕事をしている同僚と、明るく意見交換ができている。また、必要に応じて助け合う親近感や信頼感が同僚間にある。

④だれもが、クライアント（取引先や患者さん、入所者さんなど）にていねいに接していて、よい関係が保たれている。

⑤出入りの業者や非正規職員を差別することなく、だれもが、ていねいに接していて、意見交換ができている。

どこの職場もこのようであれば、本項は必要ないが、現実には「わが職場こそ、よいお手本」とは言いがたい職場が多いのではないだろうか。

風通しのよさは自分にとってもプラス。

所属する組織の規模が大きくても、自分の雇用形態や地位がどのようなものであっても、風通しのよい、活気のある環境づくりに貢献することはできる。ただし、その範囲が部分的であったり、改善には時間がかかったりすることは想定しておこう。また、性急に結果を出そうとすると反発されたり、挫折したりすることもあるので、気負いすぎずに、ゆっくり進めることがたいせつである。そのポイントを以下にあげてみよう。

①「風通しをよくする」第1の目的は、自分にとって働きやすい環境をつくること、そしてそれを安定させることにある。結果として、それが組織の生産性をあげることにつながる（付加価値が高くなる）。「自分のため」と「組織のため」のバランスが大事。一方にかたよると対立の原因になりやすい。

②「あと押し型」リーダーシップで対処する（190ページ）。役職者であっても、指示や命令でコミュニケーション環境を改善するのではなく、まずは自分が次のようなことを根気よく実践する。

穏やかな表情を保つ、身だしなみを整える、さわやかなあいさつをする、コトバづかいに注意する、人の話をていねいに聞く、フットワークをよくする、人の悪口、上層部の批判などは控える、など。

ほかにも、部下の報告を積極的に聞いたり、報告中に話の腰を折るような意見を挟んだりしないなどが注意点。

③自分が責任のある立場ではなくても、あるいは雇用条件が同僚と違っていても、②にあげたような職場のマナーを実践する。「どうせ私は下っ端だから」「ここは上がダメだから」とすねていると、職場の風通しは悪くなる。

④現在の職場のことを、いつか振り返ったとき、「自分なりに精いっぱいやった」「わずかだけれど、風通しはよくなった」といえるような努力をしておきたい。別項（220ページ）でも述べているように、職場は個人に幸せを与えてくれるところではない。組織にはそれぞれの目的があり、その目的にそって貢献するのが被雇用者の務めである。

⑤風通しのよい職場づくりや、仕事のシステムの改善などに努力したという実績は、職場の健康度をあげることにもなるのだから、誇ることのできる貢献となる。それが個人の幸せの一因になったとすれば、それは与えられたものではなく、その人の努力や行動によって「勝ち取った」ものといえる。

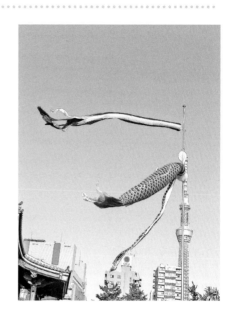

風通しをよくする基本スキル。

職場でのコミュニケーションスキルとして、次のことがあげられる。

①結論を急がず、「問いかけ」によって相手の意向を確認する。自分が他者に指示や依頼をするときは「あれやっておいて」のようなあいまいな表現を避け、また、そういわれたときは「調理担当者に、12日の説明会のことを全員にメールする件ですね」などと具体的なコトバにして確認する。

②ミーティングには積極的に参加し、適宜発言をする。ここでも問いかけは有効である。

③職場の全方向に気を配る。仕事に集中しているときでも、人の気配に注意し、顔を向ける、会釈をする、声をかけるなど、反応をよくする。そのときの表情はもちろん明るく。

 自分が働きやすい環境づくりはあいさつや問いかけから。

④ 組織の役員や会長として、みんなの期待に応えるには、どのようなことに気をつければよいか。

Guide

- すすんで役員をひきうける人は多いとはいえないのが現状。しかし、役員を経験すると社会性が強化され、自分がひとまわり大きく成長できる。
- 「ほかになり手がいないから」と、押しつけられるように役員にさせられることはよくあるが、ひきうけた以上、泣き言をいわず、積極的に運営にかかわろう。
- 2次会、3次会などの懇親の場にも参加して、自分の居場所を多くし、人脈を強化しよう。それは自分のライフスタイルを活性化し、健康度をあげることにもつながる。

組織の役員のカタチ。

栄養士が役員としてかかわる組織として、少なくとも次のようなものがあげられる。ここでいう「ネットワーク」とは任意の、会則などに縛られない自由度の高い組織のこととする。そして、役員とは、このような組織の運営者のことを指す。一般には、会長、副会長、委員長、責任者、代表、会計、実行委員、スタッフ、相談役などの名称が使われる。

①全国または地域の栄養士会。

②行政からの依頼を受けて、地域の健康向上、食生活の改善などを目的とする栄養士および健康支援者（医師、看護師、保健師など）のネットワーク。

③有志が自発的に立ちあげた勉強会および情報交換、親睦などを目的としたネットワーク。

④健康支援などを目的としたボランティア組織。

⑤語学やスポーツ、音楽、芸術などの学習や趣味などのグループ。

⑥組織内の防災、危機管理、避難、感染病対策などを推進する組織。

⑦各種イベント推進、運営委員会。

組織や役員は公的な存在となる。

組織としての責任。

以上の各組織は、一定の名称を名のって対外的な活動を行なった時点で、公的な存在となる。たとえば、会場を借りるときの名称、ポスターやインターネット、チラシなどによる広報活動などは公的な活動として人々に認知される。有志によるサークルのような場合でも、その名を使って社会的活動を続ければ公的存在となる。

そのことは、活動の1つ1つに社会的責任が伴うことを意味する。活動目的の健全性（かたよった思想や反社会的活動などはしない）、集会やイベントなどで使用した施設や機材の管理、近隣への配慮などが原則となる。

役員の責任と存在。

厳密な意味では、規約があって、そこに役員の名称や役割、選出方法、任期などが

記されているとき「正式」な役員ということになる。組織が小さかったり、スタートしたばかりであったりする場合には、話し合いで役員を決めることもあるが、それでも、組織の方向を決めたりトラブルの解決を図ったりするなど、役員としての責任はある。そういう意味において、組織および役員は社会的、公的存在といえる。

求心力のある役員とは。

栄養士の組織では、役員を買って出る人は多いとはいえない。その理由として、以下のような事情がある。

- 自分はまだ組織になじんでいない。
- 自分の仕事が忙しくて、役員になる余裕はない。
- 経験または自信がない。
- ほかの組織でも役員をやっていて手がまわらない、など。

個々の理由はほかにもいろいろとあるだろうが、選挙にしろ、推薦にしろ、いったん役員をひきうけた以上は、次にあげるような点に気をつけて任にあたりたい。

①たとえ「押しつけられた」と思っていても、ひきうけた以上は、組織の運営が滞ることがないように、任期を精いっぱい務める。いやいや務めることは組織に迷惑をかけることになるし、自分の能力の低さをさらすことにもなる。したがって、「しかたなくやっている」というような言動は厳につつしむ。

②組織運営の経験は、その後の社会生活に大いに役立つ。同時に、組織の運営において1人の役割がいかに大きいかが実感できる。最初は不可能に思えた計画なども、協力し合うことで達成できることが多い。反面、協調性のな

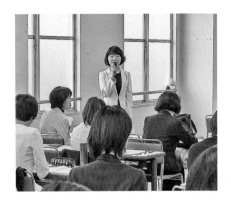

い人がいると組織の運営がやりにくくなることが実感でき、「協調性とはどういうことか」ということがよくわかる。そのほか、交渉のしかた、会議の進め方、事務能力、初対面の人とのコミュニケーションのとり方、大勢の人にあいさつをすることなどは、勤務先で仕事として覚えるよりも早く、着実に自分のものになる場合が多い。

③役員としては、規約などがあれば、それを熟読して、その組織の発足事情、目的などを正しく把握する。また努めてミーティングの機会を設け、問題点を役員間で共有し、さらには全メンバーに告知する。ミーティングの司会進行のときは、発言のない人には、発言しやすいように問いかけてみる。

④2次会、3次会などの懇親の場にはかならず参加するようにして、つきあいをよくする。これは役員の義務としてではなく、コミュニケーション力を鍛えるため、また自分および人々のライフスタイルの活性化や健康度を高めるため、と考える。そのことは人脈の強化にも有効となる。

積極的に運営にかかわって人脈とライフスタイルを活性化する。

⑤ 職場の管理職としても、任意のグループの リーダーとしても、みんなから尊敬される ためには、どんな点に気をつければよいか。

Guide

- リーダーシップは、従来の指示、命令型から、メンバーの自発性や目的意識を刺激し、モチベーションを高める「あと押し型」へと移行しつつある。
- サークルなど、任意の組織の役員やリーダーなどを経験していると、職場の管理職になったとき、みんなへの気配りがあるという点で、尊敬される管理職になる可能性がある。

職場のリーダーと、 サークルリーダーとの違い。

「リーダーシップ」とは、「①指導者としての地位または任務。指導権。②指導者としての資質・能力・力量。統率力」(『広辞苑』第七版)とされる。

この意味に従えば、企業などの組織の会長、社長、役職などはリーダーであり、任意による組織(自分たちで自発的に立ち上げた組織)や同好会(連絡会や勉強会、趣味の会などのサークル)の役員やスポーツチームの監督、コーチ、会議の議長、祝賀会の司会や進行、幹事などもリーダーである。いずれも序列があり、より高い序列の者ほど決定権があることが、規則や慣例によって決められている。

本章ではこのほかに、栄養士による食事相談やコーディネート、カウンセラーのように人々を支える、あと押しするというカ

タチのリーダーも存在することを指摘している(190ページ「あと押し型リーダー」)。

これを念頭に置いて、組織などの役職およびサークルなどのリーダーの特徴と、それぞれのリーダーシップの好ましいあり方について考えてみよう。

役職としてのリーダーの特徴。

①辞令などによって任命される。

②役職としての権限をもつとともに、目標の達成、組織内のモチベーションアップ、問題解決などに関して責任を負う。その結果、昇格や降格もある。

③役職に応じて給与、手当てなど収入増加につながる。

④責任の大きさから、人によってはストレスが大きくなったり、過労の原因になったりする。

⑤勤続年数や実務経験によって任命されるケースも多く、部課内の人望が低かったり、決定や判断が遅かったり、パワーハラスメント的な言動があったりするなどの例もある。任命者はそのことに遅れて気づく傾向があり、そのため部下が苦しんでいる組織もある。

⑥かつては、権限を背景に一方的に指示・命令をするワンマン型役職(過剰な「オレについてこい型」リーダー)も少なくなかったが、今日では、部下の意見に耳を傾けたり、和やかな雰囲気づくりをたいせつにしたりする管理職像が尊重されるようになってきている。

周囲とコミュニケーションを図り、調和するための基本は、部下や年少者にもていねいにあいさつし、ていねいに話すことのほか、呼び捨てや「あの子」というような表現をしないこと。

サークルのリーダーの特徴。

① 任命ではなく、自薦や推薦、選挙などによって選ぶのがふつう。参加回数、熱意、コミュニケーション力、人望、事務・経理能力、明るさなどが評価されて任に就くケースも多い。それ以外には会長以外の補佐的仕事を続けた結果、その役を任されることになる場合もある。

② メンバーの総意が反映した人選であることが多いので、最初から「適任性」がある。そのため権限を背景とした、きつい発言は少なく、メンバーとの協調関係はよい。

③ 任意の組織であっても、リーダーに一定の目標があると組織は活性化する。目標とは、「組織を大きくしたい」「知名度をあげたい」「組織内やメンバーを活性化したい」「地域や業界に貢献したい」「組織としての実績をあげたい」などである。また組織のメンバーが固定化することなく、新しいメンバーが加わることで活気が出てくる。

ふえる「あと押し型リーダー」。

職場などの役職型リーダーと、サークルなどのリーダーのあり方とはどこまでが同じでどこからが違うか、はっきりと線引きできるものではない。役職としてのリーダーでも、「問いかけ」によって個人やスタッフの意向を引き出しつつ、モチベーションを高めるタイプもふえている。

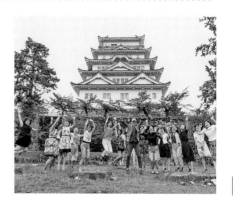

「あと押し型リーダー」(190ページ)は問いかけによって相手の状況や意志、希望、不満、不安などを確かめたり引き出したりして、モチベーションを高める。事業体であれば会議やミーティングのときに出席者に何度も問いかけて(発言していない人がいないよう)、全員の問題として考えるように仕向ける。職場でも、個人的に対面して個々人の意志や希望を引き出してゆく。

しかし、事業体のように、ノルマを課せられたり、大きな決定に従わざるを得なかったりする場合もある。この場合は、みんなの意向を聞いているわけにはいかない。そこでは状況を正確に、理解が得られるように説明する能力(論理性や穏やかな話し方)が必要となる。

このようなとき、サークルなどの任意の組織での役員経験があると、事業体の管理職としても、権力を振りまわす「権限行使型」になりにくい可能性がある。そのような管理職であれば、尊敬される存在となることだろう。

リーダーの「オレについてこい型」と「あと押し型」とは人間のタイプではなく、時と場合に応じた行動様式であることを実感できるシチュエーションである。

 「あと押し型リーダー」として、メンバーの意向を聞きつつモチベーションを高める。

1 全国的な栄養士会または地域活動栄養士会に入る意味とは、どういうものか。

Guide

- 日本栄養士会・都道府県栄養士会と地域の栄養士会（以下、総称「栄養士会」）は、個々の栄養士・管理栄養士の資質の向上を図るとともに、それぞれの活躍範囲を広げる事業を行なっている。
- 各栄養士会に入会して、セミナーなどに出席するだけでは、所属することの本当のメリットや楽しみはわからない。
- 組織に参加して自分のできる範囲で貢献することが見つかると、参加する意味がわかってくる。そこにこそ最大のメリットがある。

栄養士会の 5つのおもな施策・事業。

日本栄養士会と地域の栄養士会。

全国組織である栄養士会「公益社団法人日本栄養士会」（以下、日本栄養士会）は、ホームページに「5つの主な政策・事業」をあげている（2020年9月現在）。

① 人材育成。

② 管理栄養士・栄養士の役割拡大。

③ 栄養ケア・ステーション。

④ 栄養ケア寄り添い型ソリューション事業。

⑤ 災害支援。

都道府県にはそれぞれ栄養士会があり、日本栄養士会とは連携関係にあるため、どちらかの栄養士会に入ることは、登録上、両方の栄養士会に属することになる。

地域活動栄養士会。

都道府県の中の各地域で開業している、またはフリーランスの栄養士・管理栄養士が自主的に運営する組織。保健所をはじめ、自治体の依頼に応じたり、連携したりして、地域住民の健康および食生活の向上を促す活動を行なう。当事者は「地活」などと略称する例が多い。

自治体が行なう健康・料理教室、健康フェアなどの実行スタッフとして活躍することが多い。求職中、子育て中、退職後の栄養士・管理栄養士などの参加者も少なくない。「地活」の中には常勤のスタッフは置かず、必要に応じて集まる組織もある。

栄養士会に入るメリット。

栄養士会に限らず、余暇活動的な組織も含めて、人的ネットワークに参加することは、仲間との交流や情報の受発信の機会がふえるなどによって、生活を活性化する。その経験は人生のあらゆる場面で役立つ。

ポイントはお客様的に参加するのではなく、自分がその組織にどう貢献できるかを探り続けることである。それが会に所属する喜びを感じる方法であり、自分が成長するためのステップでもある。

以下の栄養士会に参加する場合も、自分にとってのメリットを求めるだけではなく、会や参加者にどんなメリットをもたらすことができるかを念頭に置いて、長期的に参加し続けたい。

日本栄養士会や各都道府県栄養士会の場合。

① 組織の大きさを活かした研修会や講習会に参加できる。月1回発行の『日本栄養士会雑誌』や日本栄養士会のホームページに会員ログインをすれば、各種研修会の情報を得ることができる。

② 生涯教育制度や認定資格（静脈経腸栄養管理栄養士や在宅訪問管理栄養士など）を取得することができる。

③ 栄養士会に入会すると、自分の勤務先や仕事内容により、下記の各事業部会に所属することとなる。

● 医療事業部
● 学校健康教育事業部
● 勤労者支援事業部
● 研究教育事業部
● 公衆衛生事業部
● 地域活動事業部
● 福祉事業部

　そのため、各事業（仕事内容）に特化した事例や実践報告、調査研究結果、関係省庁から通達、法律改正、賛助会員（企業）の商品（調理器具や食器など）、書籍などの情報を得ることができる。

④ 各種研修会や学会などに参加し、自らあいさつや声かけをすることで、いろいろの職域や各地の栄養士と知り合うきっかけとなる。

⑤ 都道府県栄養士会では、就職や転職のための求人情報を閲覧、紹介してもらうこともできる。そのことによって仕事の幅が広がったり、キャリアアップの機会がふえたりする。

⑥ 日本栄養士会に入会すると栄養士賠償責任保険に自動加入となる（各自が任意で入る保険もある）。

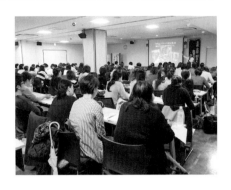

地域活動栄養士会。

① 身近な地域の栄養士どうしのネットワークを得ることができる。自主的、または地域の機関や団体と協力して、健康教室、調理実習、食事相談などを開催し、地域住民の健康増進にかかわることができる。

② 毎年調査される「国民健康・栄養調査」に携わることもある。結果を見るだけでなく、実際に調査に携わることで、視野も広がる。

③ 自分たちが必要とするスキルアップのための勉強会や研修などを自ら提案、企画し、開催することができる。

栄養士会に入会するステップ。

　日本栄養士会（各都道府県栄養士会）への入会方法は、ホームページ（https://www.dietitian.or.jp/join-us/）で確認できる。地域活動栄養士会はホームページを開設していないところもある。その場合は自分の地域の行政に勤務する栄養士や都道府県栄養士会へ問い合わせる。自分の住まいや勤務先の地域に栄養士会がない場合、近隣の栄養士会を探して、入会できないかを調べ、相談してみるのもよい。

積極的な貢献こそ参加の最大のメリット。

② 地域活動栄養士会に入っているが、マンネリ気味で、続けてゆく意味が感じられない。どう考えればよいか。

Guide

- 地域活動栄養士会にマンネリ感を感じる場合、自分の側に理由がある場合もある。それを冷静に分析してみよう。
- 運営にかかわる役員の中には、「押しつけられてしかたなくやっている」という意識の人もいる。なぜそうなるのか、「当事者意識」をもって対処法を考えてみよう。
- 会に問題があるのなら、評論家的に遠くから批判するだけでなく、改善のために自分にできることはないのかを考えてみよう。それは、社会でリーダーシップを発揮するきっかけの1つにもなる。

「マンネリ感」を分析してみる。

自分の属している栄養士会や、その他の組織にマンネリ感を覚え、親近感や愛着が感じられない理由は、個人や組織ごとに異なると思われる。しかし、あえて共通点をあげるとすれば、次のような事情が考えられる。さらに、これらの事情が複合している場合もある。

自分の側の（個人的な）理由。

① 人に誘われて入会したため、参加意識がもともと低く、会員との交流も活発ではなく、なんとなく参加し、なんとなく過ごしている。

② 入会後、自身が栄養士の仕事から離れたり、仕事や生活の変化（転職、配置転換、出産、育児、子どもの受験、家族の病気など）があったりして、栄養士会参加への優先順序が低下した。

③ 仕事や家事、経済的理由、その他のことで時間的・経済的余裕がなくなっているため、関心がうすれている。

栄養士会側の理由。

① 会を運営する意欲や能力が各役員とも低く、運営や活動、会員同士の交流促進などがうまくいっていない。会議などでは座長が進行に不慣れで、いつのまにか雑談会になってしまう。

② 平均年齢が高めで、ベテラン組の発言ばかり。若手の意見を聞こうとしないし、発言すれば否定される。そのため、若手組との間にミゾがある。

③ 新しい人が入ってこない。一方、定年退職後、会から離れる人もあり、日に日に活力が失われている。

④ 行政の職員が活動や運営を主導していて、栄養士会はその下請け的立場になっている。

⑤ 先輩たちに求心力がなく、会に所属していてもメリットも、おもしろいことも、ほとんどない。

一会員としての対処のあり方。

栄養士会のあり方については次項（204ページ）を参照していただくとして、ここでは、マンネリ感を感じている会員本人の立場で対策を考えてみよう。

①ここまであげてきたマンネリ感とその理由を参考にして、その原因を探ってみる。自分の側の問題か、会の側の問題か、その割合を冷静に分析してみる。

②自分が改善にのり出そうとしないで、評論家的に遠くから役員を評価しているだけでは、栄養士会に限らず、どんな自主的組織も活性化しない。「若い」「経験がない」「なかなか意見を聞いてもらえない」などのように、相手側の問題点を指摘しているだけでは、会の活性化は望めない。

　マンネリ感や停滞感があるのなら、自分が改善のための努力をすることをまず考えてみる。

③現在のマンネリ感は、先輩たちおよび自分の「当事者意識」の不足から生まれている可能性を考えてみる。当事者意識とは、現在の状態について、自分にも責任の一端があることを自覚することである。

　この場合も年齢や経験、職場での地位などは関係ない。会議で発言をする、問いかける、2次会などで役員や会員と話し合ってみる、親しい人をつくる、なにかの役をひきうけるなど、自分にできることを見つけて、そこに適応する努力をする。

　それらの行動や努力をする気がないとすれば、自分自身も現在の役員同様、能力不足、意欲不足であることを自覚し、現在の状態を受け入れる。

④栄養士会の存在意義を正しく理解し、有効活用する。栄養士の中には、身近な情報を得る機会や同業の人と交流する機会があまりないという人もいる。そういう人にとって、栄養士会はうっ

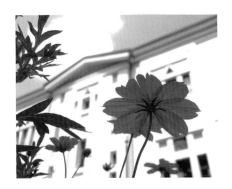

てつけである。栄養士どうしが交流し、地域または日本中の人の健康向上に貢献することは、本人のために、そして人々のために、大きな意味をもつ。「生きがいのある人生」「健康な生き方」は、人のお役に立つことで大いに促進される。そういったライフスタイルも「健康のカタチ」といえる。

⑤現役員も、会の発足時のことは知らない場合が多く、その動機や目的について深く考えていない可能性が高い。

　「役員に選ばれてしまったので、しかたがなくやっている」という当事者意識のうすいケースもよくある。会員としては、そうした事情を洞察し、現役員を助ける役割を担いたい。具体的には、規約を読み返してみる、旧役員の話を聞いてみる、会の運営に経験のある部外者の意見を聞いてみるなど、建設的な立場で行動を起こしてみる。マンネリと感じるということは、その人の中に建設的な動機がある可能性もある。それを、今後、社会生活でリーダーシップをとる予兆ととらえ、「実践的な学びのチャンスがきた」と前向きに考えよう。その動機は、人生において、けっしてマイナスになるものではない。

「当事者意識」を忘れずに、建設的に自分ができることをする。

③ 栄養士会に若い会員の入会が少なく、活動も停滞気味。そんな状況を改善するには、役員としてどう対処すればよいか。

Guide

- 停滞の理由は、役員の怠慢ということ以前に、あるべき方向性が示されないなどの、役員教育や引継ぎの不備に大きな原因がある可能性も。
- 役員選出のとき、「私なんか」と尻込みするところから停滞が始まる。なぜ「私に任せて」と胸を張る伝統が生まれないのかを考えてみよう。
- 会の運営には会長、副会長を補佐するためのさまざまなスタッフが必要。なかでも「声かけスタッフ」は、「ウエルカム」ムードを生み出す重要なポジション。

活動が停滞する原因に見られる共通点。

　栄養士会に限らず、さまざまな学会や会員組織には、停滞や会員減少などで悩むところは少なくない。その原因として、次のことがあげられる。

①会社などの利益追求型組織とは異なり、組織の方向性、日々の仕事の進め方などが、いまひとつはっきりと認識されていない。会費で運営されているため、停滞していてもリスクが感じられず、内外からの督促や非難もほとんどない。

②会員の中には、学会員であることがステータスであり、そのことを目的としている人もいる。そのため、活動に参加する意志が、もともとないか、弱い。

③役員が会の仕事にかける意欲、労力、時間などには限界があり、そのうえ、任期が1〜3年と短いため、活性化への意欲やプラン、スタッフとのチームワークなどが生まれる前に役員の任期が終わってしまう。

④会の運営のあり方や方法について、新役員が充分な指導や情報提供、引継ぎ事項の確認などを受けられないままに仕事を受けつぐ場合が多い。

⑤規約で決まった会議を定期的に行なわなかったり、日時や場所の変更があったり。会議が開かれても司会・進行が不得手で、活発な議論にならず、会員からの発言も少ない。あるいは、場違いな発言や役員批判の傾向が強い会員に振りまわされて、和やかに有意義な議論ができない。

⑥上記の事情などにより、役員の選出の基準や方法があいまい。選挙をするにも立候補者がおらず、前任者が指名することが慣例になっていたりする。

⑦日本的というべきか、伝統的というべきか、「私にはそんな大役はムリ」と尻込みする人が多く、結果的に辞退のしかたの弱い人に押しつけてしまう。

会の運営を通じて自分が成長する。

　上記のように、停滞の理由や原因がある程度わかったとしても、具体的な対策を打

てない場合が多い。しかし、ここであきら
めたら半歩前進もできない。「役員になっ
た以上は」と自分に言いきかせて、以下の
うち、できることから実行してみよう。

①どんな発足目的であっても、会の運営
　で最優先したいのは、和やかで明るい
　雰囲気づくりだ。その基本は、やわら
　かい表情、ていねいなコトバづかい、
　整った身だしなみ、軽やかなコミュニ
　ケーション。ここから「ウエルカム」
　ムードが生まれる。栄養士のネット
　ワークとしては、組織活動そのものが
　全会員の心身の健康を促進するもので
　ありたい。この点については、役員に
　選出されたのちの最初の会議で申し合
　わせをしておこう。

②役員どうしは月に数回は集まって、運
　営のあり方について話し合う。雑談で
　はなく議題を決め、司会者が一定の時
　間内で収めるように進行する。会議の
　名称も「運営会議」「企画会議」などとし
　て、役員全員の出席を促す。

③運営会議については、原則として現ス
　タッフだけで行なう。外部の人（行政関
　係者、元役員、先輩など）が同席する会
　議は別に設ける。

④全員が集まる会議やイベントのときに
　は、若い人、新しい人に声をかける役
　割の人を決めておく（例：「声かけス
　タッフ」）。会が始まる前に声をかけ、
　その人の職場や仕事の内容、参加の理
　由などについて尋ねたりする。スタッ
　フは胸にネームカードをつけたり、名
　刺を携行したりして、自分の氏名が全
　員に正確に伝わるようにする。

　　終了後も「いかがでしたか」などと声
　をかけ、感想を聞くようにする。開始

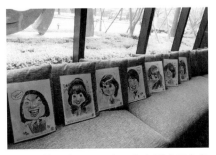

から終了まで、ひとことも話すことな
く帰る人がいないように気を配る。

⑤メインの集まりのあとには2次会や懇
　親会などを設け、会員の参加を促す。
　これは、会の参加者どうしが、より深
　いコミュニケーションをとることがで
　きるようにするため。このことは事前
　に共有しておくとよい。必要なら、こ
　こにも「問いかけスタッフ」を配置する。

⑥このような一連の活動を考えると、「自
　分のことなんか、やっているヒマはな
　くなりそう」「たいへんそう」と、ますま
　す尻込みしたくなるかもしれない。し
　かし、時間も気力も体力も、使うほど
　に生まれてくるもの。

　　役員ともなれば、時間もとられ、気
　力、体力も要する。しかし、「命をかけ
　て」というくらいの気持ちでみなさんへ
　奉仕することは活力のある健康追求型
　のライフスタイルであり、健康な環境
　づくりへの貢献を意味する。まさしく、
　ヘルスプロモーション活動の1つであ
　る。それは自分が成長するチャンスで
　あると同時に1人の栄養士人生の業績
　となり、また誇りにもなることだろう。

　　健康促進のプロとしては、ここにも
　「健康のカタチ」を示す場があると心得
　て、同業の仲間を通じて社会全体の健
　康度を高めるアクションを起こそう。

「声かけスタッフ」や「問いかけスタッフ」を配置して活気のある栄養士会に。

④入会している栄養士会から 会報が送られてくるが、 しっかり読みこめていないのはなぜか。

Guide

- 読み進められないと思う原因は、自分の側にも発行者側にもあることが……。
- 会報は、学会のステータスを維持・向上させること、会員（読者）のレベルアップを図ることをおもな目的としている。市販雑誌とは異なり、会員を楽しませるという目的はあまり重視されない。
- 購読誌を毎号、「全部読もう」などと力まず、気に入ったところだけを読めば、それで充分。

読みこめない理由は 双方にある。

　会報に限らず、定期購読している新聞や雑誌なども、あまり読みたいと思わないときがある。その理由には、自分の側の個人的なものと発行者側のものとがある。そこを分けて考えてみよう。

個人的な理由。

①ほかに優先することがあるので、読む時間や場所がない。

②書いてある内容や表現がむずかしくて、読んでも内容が頭に入らない。

③現在の仕事と会報に載っている記事とはあまり関係ないので、読む意味を感じない。

④インターネットに接する機会が多くなり、活字を読む習慣がなくなった。

⑤情報を発信する機会が多い人は、むずかしい情報であっても積極的に収集し、その中に記事のネタとしての可能性を探るものであるが、受信するほうが多い人は、受け流す傾向にある。

発行者側の理由。

　編集については、（出版社などの専門的組織ではなく）アマチュアの組織が発行元となっている場合、次のような問題が起こりやすい。

①発行者側には、「ほかの学会誌と比べて遜色のないものにしたい。さらに、会員のレベルアップを図りたい」という目的意識がある。そのため、「読み手がどういう情報を求めているか」といった視点や推察は、市販雑誌と比べて弱いといわざるを得ない。

②①とも関連するが、読者（栄養士）の多種多様なニーズを探り、それに応じた内容を企画し、記事にするためには高いレベルの編集力を要する。しかし会報担当者は、そういうトレーニングを受けていないことが多い。

　「栄養士だから栄養士のことがわかる」という側面はあるが、よい栄養士だからよい編集者になるとは限らない。栄養士としての見識やキャリアと編集力とは、まったく別の能力である。

③編集のプロに外部委託する場合でも、発行者側が読み手にウケる記事を具体的に示したり、指示したりすることができず、なんとなく外部編集者任せに

なりがちになるパターンが多い。

④③と同じ理由で、記事のバラエティが少なく、読者に「ここだけは読んでおきたい」「ここはおもしろい」と思わせるページが少ないか、ほとんどない。雑誌とは、情報のデパートのようなもので、さまざまな「売り物」が混在するところにこそおもしろ味がある。

⑤記事をわかりやすく書きなおしたり（リライト）、ときには筆者に書きなおしを求めたりすることは少なく、依頼原稿をそのまま掲載し、未整理の文章を読者に提供することがある。

⑥視覚的に、レイアウトのバリエーションが少ない。下記に例をあげる。

- 1行の文字数が20字以上の記事が多く文字ばかりで重い印象に。
- 小見出しが少ないか、目立たない。
- 余白やイラストが少ない。

会報は学術的な、カタい内容になるのはある程度しかたがないが、読者に「読んでもらおう」とする記事やレイアウトや構成などのくふうが望まれる。

⑦会報は会員が納入する年会費をもとに制作されているものが多く、非売品のものもある。そのため、市販雑誌のように売れ行きが落ちたら編集方針を立てなおす、というような対策はあまりないと考えられる。

購読雑誌とのつき合い方。

会員に自動的に送られてくる会報と自費で購読する新聞や雑誌とは、同じ「定期購読」といっても、接し方に多少の差は出るが、定期購読雑誌と長くつきあうためのポイントを以下にあげる。

①送られてきた日に、目次から始めて

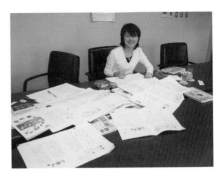

ざっと目を通すことを習慣とする。読みたいところに目を止めるのはよいが、ムリに読まなくてもよい。

②雑誌は、本棚や机の上に専用コーナーを設け、1〜2年間はそこにナンバー順に保管する。そしてときどき開いて、読みたい記事だけを読む。読み始めても、読み進みにくくなったらやめてもよい。全部を読もうなどと力む必要はない。とくに読みたい記事がないこともあるが、あとになって、見逃していた記事が役立つことはよくある。

③ポイントとなるところにはマーカーでラインを引く。つまらないと思ったところには「つまらない！」など、意見を書くのも自由。気楽につきあおう。

④気になること、共感できることがあれば、学会または会報担当者に投書するのも1案。その際は感情的な表現ではなく、「よりよい雑誌にするために」という方向で意見や提案を伝えれば、企画やレイアウトなどの改善の一助になる可能性はある。

魅力的な会報の制作・発行のために読者（会員）である自分も、意見や提案を伝えるということは、前項までに述べてきた「会への参加」の1つのカタチでもある。

よりよい雑誌にするための意見は、改善の一助になる。

1 栄養士にとって「人脈」（人的ネットワーク）には、どんな意味があるのか。

Guide

- 人脈は1人の友人、知人を大事にすることから始まる。人との交流の中から、自分の存在意義、役割などを自覚することにもなる。
- 人脈は、あることを成すための地盤づくりというよりも、人脈の輪の中に自分を置くこと自体が人生の質となる。

「人脈」の一般的な意味。

辞書では「人脈」を次のように定義している。「（山脈、水脈などの語をもじって）集団・組織等の内部の、ある関係をもった人と人とのつながり」（『広辞苑』第七版）。

ここでいう「ある関係」とは、「近所づきあい」「小学校の同窓生」「現職関係」「子どもや家族とのつながり」などのように、所属する場所やコミュニティに応じた人的ネットワークを指す。人脈は、どんな立場にある人にも存在し、それぞれ次のような意味と目的をもっている。

近年は「（人的）ネットワーク」というコトバを使う人が多い。この場合は、「人脈」よりはやや広い範囲を指す。単に「ネットワーク」という場合は、ラジオ、テレビ、コンピュータの連携・接続網などを指すことがある。

アイデンティティの自覚と確認。

人は、血縁（家族や親戚）、地縁（住んでいる土地での人間関係）、「学縁」（学歴）、「社縁」（会社や職場のつながり）、趣味など、公私にわたる人間関係の中で、アイデンティティ（自分らしさ）を意識し、強化する。近年、日本では「縁」は弱くなっているが、社会性をもつ生物としては、これらと完全に絶縁して生きていくことは不可能である。

心の支え（精神的な理解者の存在）。

満足や不満足、幸福や悲しみ、苦しみなどを受け入れ、支えてくれる人、感性や意見、思想などが似ている人の存在は、自分の精神的安定を保つうえで大きな意味をもっている。

情報交換の場としての意味。

社会、経済、仕事、職場、人間関係、レクリエーション、流行などに関する多くの情報は、人を介して入ってくる。また、自分が人に情報を伝えることも、社会への参加意識や仲間との連帯感を高めるうえで大きな意味をもつ。人脈は自分にメリットをもたらすだけではなく、自分もそこに参加することで、社会にメリットを与えることにもなる。

ちなみに「情報」とは、言語情報に限らず、人の表情、身だしなみ、行動など、五感を介するものが、むしろ多い。

人生を活性化する機会として。

仕事、余暇活動、健康管理など、社会活動のほとんどは、人との連携によって進められる。価値ある業績の多くは、なんらかのカタチでネットワークが機能している。

活発な活動をする人、使命感のある人、人への貢献意識の強い人には、より強力で大きなネットワーク、すなわち「求心力」が生まれる可能性がある。このようにネットワークは社会的な活動に伴って生まれ、広がるものである。

しかし、ネットワークを利用して自分の利益を得ようとしたり、得ることばかりを期待したりしている人は、その輪の中心には入れない。ネットワークは、あることを成すための地盤づくりではなく、その輪の中に自分を置くことに意味がある。そのことによって自分や人々の人生の質も高められ、人生の楽しみも増すことになる。

栄養士にとっての人脈とネットワーク。

栄養士にとっての人的ネットワークは、同じ医療関係者（医師や看護師、保健師など）と比べたとき、あるいは一般社会の人的ネットワークと比べたとき、規模の大きさ、イベントのバラエティ、その頻度および、それぞれへの参加率などが活発といえるかどうか、考えてみよう。

そしてもし、この点について改善の余地があるならば、どのようなアクションがあるか。以下にポイントをあげてみよう。

①人脈の意味をよく理解する。栄養士の存在意義は、人々の健康度をあげることだから、人を避けていては効率のよい仕事はできない。「人づきあいが苦手」「人脈の必要性を感じない」というように自分を決めつけない。

②「ヘルスプロモーション」、すなわち健康促進活動においては、1対1のアクションでは、1人が1人分の仕事しかできない。病院や従業員食堂で50人、

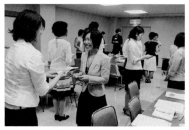

100人分の献立を立てること、学校や料理教室、講演会での料理のデモンストレーションや健康について話をすることなどは、1度に複数の人によい影響を与えることができる。こんなとき、表情を明るく、キビキビと動くと、それが求心力となり、そこにいる参加者どうしの人脈づくりを促すことにもなる。

③表情、話し方、身だしなみ、話題づくり、社会性、栄養士としての知識やスキル、センスなどは、机上の知識だけでは身につかない。仲間との交流によって、自然に身についてくるもの。

④昼休み、飲み会、研修会やその後の懇親会、栄養士会の集まり、同窓会、地域のイベントなど、集まりには気がのらなくても、トレーニングの機会と思って参加する。その際、その場にふさわしい表情で参加するように心がける。さらに、TPOに応じた身だしなみにも注意が向けられるようになれば、今後の人脈やネットワークにもよい影響があるはず。

⑤「問いかけ」は健康支援のための職業スキルに限定されるものではないことは各項目でも述べているが、人脈づくりの場面でも、大きな効果をもたらす。「この会にはよくおいでになるのですか」「お住まいはお近くですか」などからきっかけが生まれる可能性もある。

 人脈は、人生を活性化する機会を生みだす。

② 人づきあいが苦手で、栄養士仲間との交流もない状態。これを改善するにはどうすればよいか。

Guide

- 苦手な食べ物を好きになるには時間と努力が必要のように、「人づきあいが苦手」の緩和にも、それなりの時間がかかる。
- 栄養士としては、「よい人間関係」が健康向上の要因であることを、専門知識の1つとして身につけておきたい。
- 人と出会う機会を多くすることも苦手意識を緩和するのに有効。

人づきあいの利点を客観的に考える。

「苦手」にも程度があるが、ここでは、学生生活を経て栄養士として働くことができる程度の「苦手意識」（比較的軽度）を前提に対策を考えてみよう。

苦手でも、知識は必要。

「魚が苦手」という人に、「とにかくおいしいから食べてごらん」といっても、すぐに食べられるようにはならない。同様に、人づきあいが苦手な人に、人間関係の大切さを説いても、すぐに苦手意識が解消されるというわけにはいかない。

人づきあいが苦手な原因・理由には、複数の事情（性格、発育過程、家庭環境、職場環境など）が考えられる。それらを確かめておかないと、適切な対策を立てるのはなかなかむずかしい。

ともあれ、魚が嫌いな栄養士であっても、専門家としては魚が良質なたんぱく質

の供給源として有効であることは認識しておく必要がある。同様に、人づきあいが苦手でも、生活や仕事をするうえで人間関係は重要であるということを基本知識としてもつ必要はある。実際に仕事として食事相談を行なう場合にも、話題が人間関係に及ぶことはよくある。そのとき、「その話題、苦手です」ではすまされない。

セルフチェックをしてみる。

自分の苦手意識の原因を把握するためには、苦手の原因・理由と考えられる項目を用紙などに書き出し、原因度を0〜100%で評価してみてはどうか。

①性格 —— 内向的、気弱、カタい表情、黙っているほうが楽など。

②発育過程 —— 親との死別、しつけ、いじめ、クラスメイトとの不仲など。

③家庭環境 —— 会話のない家庭、親の過干渉、1人親、兄弟が少ないかいない、または兄弟との不和など。

④職場環境 —— 1人職場、仕事が合わない、上長の態度、同僚との不調和など。

⑤その他。

人間関係の歴史を考える。

①動・植物には群れ行動をする種（ヒト、猿類、魚類、昆虫など）や、群生する種（スギ、ススキなど）が少なくない。

かれらは仲間と連携し、動物ならコミュニケーションをとったりモチベーションを高め合ったりすることで、災害や外敵からのがれ、地球環境に適応

し、現在まで繁栄を続けている。

②人間は、昔から孤立を好まず、仲間と移動したり定住したりしてきた。それが村となり、町となり、都市となった。さらには、都市と都市、国と国との交流へと発展している。その行動原理は、協力、協働、交流、発展、モチベーションなどの追求などである。

健康上の利点を認識する。

①コミュニケーションがスムーズな家庭、職場、地域、社会、国は、そうでない場合（コミュニケーションがない）よりも健康度は高い可能性がある。

②自分の居場所（いろいろのコミュニティ）が多い人の生活は活性化している。その反対に、孤独や引きこもり状態が続くと思考の多様性が低下する。

③百寿者（100歳以上の人）の研究では、家族関係や人間関係がよいことも長寿の傾向として指摘されている。

苦手を克服するためのアクション。

改善には時間がかかることを前提にして、以下のことを試みる。

①「栄養士になろう」と思った理由を思い出してみる。そこには、「人のためになる」という考えはなかったのか。

②人を介して入ってくる情報の少なさを、読書やマスメディアなどによって補う。情報入手のためには、1日に数時間をかけるくらいの努力が必要。読書には、伝記を意識的に入れる。人生や生き方のモデルがあるから。ネットやスマホも情報源の1つにはなるが、依存傾向が出たり、かえって人と接しないことが習慣化したりする可能性もある。

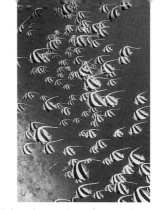

③散歩、ウォーキング、買い物などを日課とする。運動効果のほかに、地域の様子を自分の目で確かめるのも情報収集となる。顔見知りの人には大きめな声で「こんにちは」「お久しぶり」のようにあいさつをする。

④「表情力」「発声力」を強化する。1人で外を歩くときでも、明るい表情を保つ。人と話をするとき、声は大きめに。

⑤お化粧や身だしなみを明るくする。講習や個人指導を受けるのも効果的。

⑥あいさつは相手に顔を向けて、はっきりと、大きい声で。

⑦日記や行動記録などをていねいにつけて、表現力や観察力、振り返り力を強化する。これはかならず実行。

⑧書物や雑誌、新聞などは、ときどき図書館で読むようにする。外の空気にも触れられるし、情報収集もできる。

⑨セミナー、講演会、シンポジウムなどには積極的に参加する。いちばん前に席をとり、人と顔を合わせなくてすむようにするのも1案。慣れてきたら、少しずつ、うしろの席を選ぶ。

⑩ヨガやエアロビクス、トレーニングジム、水泳などに通って、少しずつ人の中に自分を置くようにする。

⑪美容院、理髪店などでは、スタイリストと1言、2言でも会話を心がける。

③ 栄養士として、患者さんなど、仕事上で知り合った人との関係を、よい状態に保つには、どういうことに気をつければよいか。

Guide

- 同僚も少なく、人と会うことが少ない職場であっても「感じのよい人」であるための基本は同じ。
- 栄養士どうしで、クライアントの弱点の見つけあいをしていたら、クライアントとのよい関係は生まれるはずがない。
- いつ、どこで、だれと出会っても堂々と。「私は社会というステージのエンターテイナー」という意識で。

職種は違っても、接し方の原則は同じ。

栄養士が働く場には、病院、保健所、役所、学校、事業所、食生活支援組織、健康増進センター、スポーツ施設、メディアなどがあり、さらに勤務形態も社員や公務員などの組織の一員、パート、アルバイト、起業、フリーランスなど、多種多様である。したがって、「仕事上の人間関係」も多様であり、さらには、どの範囲までが「仕事関係」か、線引きがむずかしい。

しかし、どんな職場や立場であっても、よい人間関係をつくり、それを維持するためのポイントにさほどの違いはない。「自分のところは特別だ」と思いこまず、共通する点に目を向けるようにしよう。

「感じがよい」と言われるように。

栄養士にもデスクワークが多かったり、厨房業務が中心だったりして、職種によって人と接する時間が少ない人もいる。それでも、栄養士としての仕事は、なんらかのカタチで人の健康を支えるという点で「サービス業」の要素がある。たとえ1次産業（農業や漁業、畜産など）に従事している人であっても、栄養士として採用されたのであれば、人の健康を直接・間接に支援するという役割を放棄したくない。どんな仕事をしていても、「あの人は感じがいい」と周囲から評価されるようであれば、栄養士として健康な環境づくりに貢献していると考えてよいのではないか。

「感じのよさ」の条件。

①表情が明るい。人と対面していなくても、1人で知らない町を歩くときでも、よい表情を保っている。

②髪の手入れ、お化粧、身だしなみがいつも整っている。「行くぞ！」の気合を感じさせる。

③仕事上のあいさつではなく、心のこもったあいさつをする。自分から相手に声をかけたり、問いかけたり、また、相手が遠くのほうにいてもすぐに気づいてあいさつをしたり。おじぎのしかたもていねいで、態度に裏表がない。

④コトバづかいがていねいである。さらに、敬語表現が適切で、誤りがない。

⑤人の名前を正確に覚える。これは、よい人間関係をつくるための基本中の基本。名前を聞いたら字を確かめる、由来を聞く、メモをするなど。

⑥前回の相手との会話をある程度は覚えておく。次に会ったときに前回の会話内容を忘れているようではとてもよい人間関係はつくれない。

⑦相手のよいところをさりげなく指摘する（肯定的指摘）。例：「（ブラウスなど）初めて拝見するお色ですね」「日本晴れのような笑顔ですね」「車の色で（あなたがいらしたことが）わかりました」

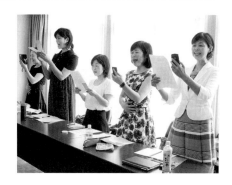

仕事関係の人とおつきあいをするときに注意したいこと。

守秘義務をしっかり守る。

食事相談の内容は、家族を含め、親しい人にも話さないこと。同僚にクライアントとの相談内容を伝える場合も、相談と直接関係のない、私的な話は伏せておく。

たとえば、クライアントのBさんとの食事相談のとき、事例として「女性で体重が95キロもある方のダイエット法は……」などと話すこともあるが、Bさんには「Aさんのことだな」とわかることがある。病院内や地域内の人脈は、意外なところでつながっているので、慎重のうえにも慎重を期したい。

クライアントのよい点を見つける。

栄養士の仕事に見られる特徴の1つとして、食事相談の記録表や申し送り表などに、クライアントの弱点、問題点ばかりを書く傾向がある。

「問題点を早く緩和してあげたい」という親切心の現われだとしても、複数の栄養士がクライアントの弱点を責め続けることにつながり、結果的に、クライアントのモチベーションは下がり、信頼関係はうすれる。なかには「頑固」「いったことを守らない」など、悪口のようなことを書く人もい

る。こういう環境からは、よい人間関係は生まれにくい。そうならないように、内部で話し合って、クライアントのよい点を見つけ、記録する習慣をつくっていく必要がある。

だれに対しても分け隔てのない接し方を。

アルバイトやパートなどのスタッフ、発注先の人など、どんな人とも対等に、ていねいに話すことを心がける。立場の弱い人に対する雑な対応は、周囲の人にかならず見られている。相手の立場によって言動を大きく変える人間は、品性を疑われ、人の信頼を失うのが一般的な傾向。

不意の出会いをスマートに。

外を歩いているときや、電車の中、お店の中などで、仕事関係の人とばったり会うことがある。こんなとき、急に目をそらしたり、ぎこちないあいさつをしたりしていないだろうか。家を1歩出たら（実は家の中でも）社会というステージに出たと思って、落ち着いたスマートな言動をしよう。それには、身だしなみをきちんとすること、ダラダラと歩かないこと、いつも周囲に気を配りながら歩くこと（安全のためにも）などがポイント。スマホを操作しながら歩くなどは、「健康な人」のモデルとしては即・失格。

 だれに対しても「感じよく」平等にていねいに接する。

④よい人間関係が健康向上にプラスになることを自ら体験したり、人に伝えたりするには、どんな知識と行動が必要か。

Guide

- 人間関係が人の健康に大きくかかわることを示す研究はある。その中で病気の要因となるストレスには、人間関係に関するものが少なくない。
- 親密な家族関係は、健康に大いにプラスになるが、同時に、社会活動においても、よい人間関係を保つことで、健康度はさらにあがる。
- 栄養士が人間関係について語るのは実際にはむずかしい。自分が「よい人間」になる努力を続けること、よい人間関係の中に身を置くことが、説得力のある、いちばんの「人間関係健康論」となる。

人間関係と健康についての研究の例。

人間関係と健康との関係を考えるうえで、少なくとも、次の2つの知識を頭に入れておくと食事相談などの際の参考になるだろう。

ストレス度数（社会的再適応評価尺度）。

これは、T.H.ホームズとR.H.レイによって1967年代に発表された「社会的再適応評価尺度」で、日本でもよく知られている。

開発当時のアメリカの生活上の出来事（ライフイベント）のうち、病気のリスクとなるストレス因子を数値化したもので、43項目が示されているが、そのうち上位

8項目を以下にあげる。

順位	日常の出来事	ストレス強度（点数）
1	配偶者の死	100
2	離婚	73
3	配偶者との離別	65
4	拘禁	63
5	親密な家族の死	63
6	自分のケガや病気	53
7	結婚	50
8	失業・解雇	47

ホームズらは、上記の評価尺度を用いて重病患者の過去10年間のライフヒストリーのうち、上記を含む43項目に該当する出来事（ライフイベント）をピックアップして点数化した。その結果、対象者の79%が300点を超えていた。

ちなみに、この研究でアメリカ人らしい特徴としては、結婚50点（7位）、クリスマス12点（42位）も点数化されているところ。つまり、楽しいイベントにも、ストレスはそれなりにあるということを示唆している。

注目すべきは、ストレス度数が高いものの多くは人間関係であるという点。「拘禁」とあるのは、軽犯罪などで警察に留置されるという出来事。日本人にとっては大事件だが、離婚や配偶者との離別よりは点数が低くなっている（林　峻一郎.『「ストレス」の肖像』中央公論社；1993）。

上記は「出来事」に伴うストレスを点数化したものだが、実生活では、一見、出来

事とは見えない人間関係に大きなストレスを伴うものが少なくない。すなわち夫婦、家族、近隣、職場、学校、余暇活動の場などでの不和や対立である。持続的で終点がないため、心理的ダメージとしては、ときに「出来事」以上に強いストレスとなる。これを「慢性ストレス」とよぶことができる。

ブレスローの7つの健康習慣。

アメリカのL. ブレスローらは、著書『生活習慣と健康』（日本での書名）で、生活習慣と健康との関係を多くの研究を引用して明らかにし、研究結果を以下の7つの健康習慣として発表した。

- ● 喫煙をしない
- ● 定期的な運動
- ● 適量を守った飲酒、または飲酒をしない
- ● 睡眠時間（1日7～8時間）
- ● 適正体重の維持（肥満の予防）
- ● 朝食をとる
- ● 間食をしない

それとともに、婚姻状態、親しい友人、親戚とのつき合い、宗教活動との関係にも着目した。

ブレスローらは、人間関係を「強い社会的ネットワーク」（家族や親族との絆）と「弱い社会的ネットワーク」（職場や余暇、教会などでの人間関係）とに分けて分析している。それによると、健康維持に有利なのは、強弱両方の社会的ネットワークとかかわりがあること、そして、家庭の人間関係は情緒的な面で健康を支え、社会生活での人間関係は情報やモチベーションなどによって健康を支える、としている。（森本兼曩 監訳, 星旦二 編訳.『生活習慣と健康』HBJ出版局；1989）。

栄養士としては「心の栄養、心のエネルギー」について考えさせられる研究である。

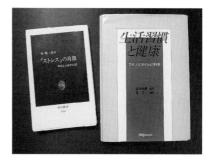

語るよりも"生きた見本"を見てもらう。

本書では、健康を支える要素として、従来の3大要素「栄養、運動、休養」に「ストレスコントロール、よい人間関係、生きがい」を加え、健康の6大要素とすることをすすめているが（269ページ）、これも、前述の研究報告などを含めた提案である。

しかし、栄養士が人間関係のたいせつさを説くには知識の準備不足かもしれないし、そもそも専門分野でもない。栄養士としては、健康を損ねる要因として人間関係が大きいことを理解していればよいだろう。

とはいえ、人間関係を改善するプロは現実にはなかなかいないため、健康・食生活の相談の中で、いきなり、その話題が入り込んでくることはある。こんなときは、話題によっては深入りをせず、「ご一緒に考えたい問題ですが、分野が違うため、私の手には負えません」と、ていねいにひきうけられない理由を説明し、退く潔さも必要だろう。

それはそれとして、この章の内容を参考に、自分自身は終点のない「よい人間関係」の維持・発展への努力を続け、それを「健康のカタチ」として示すことができれば、栄養士としての役割を充分に果たしていると考えてよいのではないか。

公私の強い「ネットワーク」が健康を支える。

1 人の健康を支える栄養士としては、どのような「健康観」をもてばよいか。

Guide

- 人の健康を支える栄養士としては、しかるべき「健康観」をもって仕事をし、生活をしていきたい。「健康観」は思想であり、信念である。ただし、人に押しつけることがないように注意する。

- 「健康」を説く人が、健康についての定義に無関心では、目的地の決まっていないバスに人を乗せて走るようなもの。また、健康の定義も、時代とともに変わってきていることを知っておこう。

- 「健康観」と「健康法」とは同じではない。しかし、健康観に基づいた健康法には持続性が期待できるし、人生の送り方とも関係してくる。

「健康観」と「健康法」とは違う。

「健康観」とは、健康についての考え方、思想を意味する。その考え方は百人百様といってもよく、ある人が食事をあげれば、ある人は特定の食品をあげ、またある人は運動習慣をあげる。このとき気をつけたいのが、「健康観」と「健康法」を区別するということ。一定の健康観をもつ人でも、健康法を実践していない人がいるし、健康法を実行していても「健康観」といえるほどの考えをもっていない人はいる。

いずれにしろ、健康観は思想でもあるので、人の健康観を他者が否定したり、訂正を促したりする場合は、栄養士としては相当に慎重でなければならない。

「健康」の定義を頭に入れておく。

「健康観」を補強する場合、まず「健康」の定義を把握しておきたい。

WHO（世界保健機関）による「健康」の定義。

WHOは「健康とは、単に病気でない状態をいうのではなく、身体的・精神的・かつ社会的に良好な状態をいう」と定義した（1946年）。厚生労働省の「健康日本21」では、上記を踏まえ、個々人の生活習慣を見直すとともに、栄養・運動・休養などを柱とした目標を掲げている。また、「健康日本21（第二次）」（平成25～34（令和4）年度）においては、健康寿命（健康上の問題で日常生活が制限されることなく生活できる期間）の延伸と健康格差の縮小が基本的な方針として打ち出されている。

「健康」の新しい定義。

WHOの定義では「well-being」というコトバが使われているが、これを「完全な」と訳すか「良好な」と訳すか「よりよい」と訳すかでニュアンスは変わる。たとえば「パラリンピック」に象徴されるように、障害や持病があって、一般的には「well-being」（完全または良好）とはいえない状態であっても元気な人はいくらでもいる。この点を考慮して、大橋禄郎氏は「健康」を次のように定義している（269ページ）。

「日々の思考や行動の自由度が個人の中で比較的高く、心身に著しい不安や苦痛、重篤な病気がない状態」「さらに、日々のス

トレスを緩和する生活習慣があり、接する人との関係が良好で、なんらかの形で社会参加のある状態。生きがいの強さは好条件となる」(2016年)

これを補足すると、健康とは、一義的には身体状態の「程度」を表わすコトバであるため「完全な健康」も「完全な不健康」もない、ということになる。現に重篤な病状であっても、「きょうは気分がよい」「夕食の献立が楽しみ」「あしたは家族が来てくれる」などの心の支えが健康度を上昇させることはよく見られる。

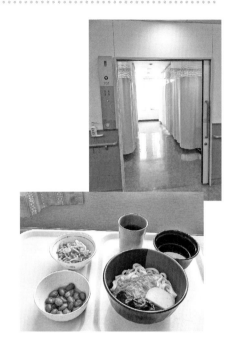

健康を支える「3大要素」から「6大要素」へとシフト。

では、上記の定義に基づく「健康」を維持・向上させるには、どんな点に注意すればよいのか。従来は「健康の3大要素」として、「栄養」「運動」「休養」があげられた。しかし、「人生100年」ともいわれる現代の日本においては、前述の要素だけでは充分とはいえない。そのため、さらに3つを加えて「健康の6大要素」を提案する人もいる（前出、大橋禄郎氏）。

①栄養
②運動
③休養
④ストレスコントロール
⑤よい人間関係
⑥生きがい

上記は「健康観」であるとともに、実行する人には「健康法」ともなってくる。また、「3大要素」は多分にボディケア的であったが、「6大要素」では、ライフスタイル（生活習慣、価値観、人生観など）の重要性を考慮している（メンタルケア）。すなわちストレスコントロールとは、従来の「解消法」ではなく、よい人間関係や生きがいといった、より大きな要素が、結果としてストレスを長期的に緩和するシステムになる、という考え方である。

自分の「健康観」を人に押しつけない。

以上の「健康観」はかならずしも万人に受け入れられるとは限らないし、恒久的な思想とまではいえない。しかし、現時点ではヒントとなる考え方ではある。

栄養士としては、ブレのない健康観をもつ必要があるが、それを人に押しつけることは避けたい。自分のバックボーンとして強化しつつも、他者の健康観と出会ったときには柔軟に対応したい。

なお、「健康の6大要素」をバックボーンにして健康観を述べる場合の実際については、次項で扱うことにする（218ページ）。

「健康の6大要素」を基本にしつつも、異なる健康観も尊重する。

② 栄養士の「健康観」を、仕事をしていくうえで、どのように活用すればよいか。

Guide

- 自身の健康観がしっかりしていないと、対象者（クライアントなど）の健康の理由を正確に読み解くことができないこともある。そして、健康を左右する条件を食事だけで見ようとしない。

- 「健康の6大要素」（269ページ）を頭に入れておくと、対象者の生活習慣や趣味の中から健康行動を見つけ出し、肯定的に指摘することができる。それによってクライアントのモチベーションは高まる。

「健康」の要因を食品や食生活だけに求めない。

　栄養士に限らず、人の健康を支える仕事をする専門家の多くは、健康の条件を「栄養、運動、休養」の3要素として学んでいる。そのため、健康の要因をこの3つにだけ当てはめて考える傾向がある。

　こんな研究報告がある。

　「酒を2日に1合程度飲む男性は、まったく飲まない人や、それ以上多く飲む人に比べても、がんになるリスクが少なく、さらに死亡率がもっとも低かった」「コーヒーを1日3杯以上飲む人は、脳腫瘍などになるリスクがへる」

　これらのデータを「栄養」の点から解釈する人の中には、死亡率低下や病気のリスク減少の理由は摂取した飲食物の成分にあると考え、そこを重視する傾向がある。

　その視点はうっかりすると、酒やコーヒーが健康食品であるかのようなイメージを対象者に与えたり、飲酒のすすめのように誤解されたりする可能性がある。

　「健康の3大要素」（269ページ）であっても、栄養士を含めた健康の専門家がそれを正しく頭に入れて上記の研究報告を読み解けば、適度の飲酒やコーヒーの飲用は、「休養習慣」になっていることも想定できる。さらに6大要素（269ページ）をベースにして見れば、適度の飲酒やコーヒーの愛飲は、日々のストレスを緩和する習慣となり、よい人間関係（家族、仲間）を維持し、日常生活に生きがいをもっている人のライフスタイルが健康によい影響を与えていると読み解くこともできる。

　近年、100歳以上の高齢者（百寿者）の研究が進んでいるが、これらの研究でも、健康の要因を食品の成分や食事内容だけに注目するのではなく、生活習慣、人間関係などの多様な視点に基づいて見る方向に向かっている。

「健康の6大要素」から見えてくるもの。

　栄養士は、ストレスや人間関係、人生観などについての専門家ではないから、それらの観点からの分析力を強化すべきだ、とまではいえないが、健康は、多くの要素が重なって増進または阻害されるものであることを健康観として理解しておきたい。

栄養士が健康についての講演や執筆をするときには、「『栄養バランス』にさえ気をつければ健康は保たれる」というような単純な言説は控えたい。それは「人生50年」時代の考え方といわざるを得ない。

別項（142ページ）でもふれているが、人の健康行動を評価する場合、欠点や弱点を指摘するよりも、よい点を見つけ、それを指摘してあげるほうが、相手の自発性を刺激し、モチベーションを高める可能性が高い。同時に、相手にとっては思ってもみなかった「自分発見」の機会になる。

そこで、「健康の6大要素」をベースにして対象者の生活習慣や趣味の中から健康行動を見つけ出し、健康を評価すると、相手の利点が見えやすくなるという事例を以下に紹介しよう。

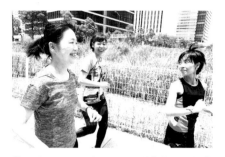

① 栄養：「朝食を毎日召しあがっていらっしゃるのですね」「定期的にご友人とお食事をなさっておられるんですね」

　＊この時点では、完全を求めず、まずはそれぞれを利点として評価する。

② 運動：「駅まで15分歩いているとは、往復で2kmくらいの距離にはなりますね」「自転車でのお買い物には往復40分ですか。なかなかの運動量ではないですか」「1日5,000歩なら、誇っていいことではありませんか」

③ 休養：「毎日、ベランダの草花の管理をしていらっしゃる？　水やりなどは立派な『休養』ですよ。休養というのは、横になって寝ることだけではないんです」「お店で立ちっぱなしだからこそ、ウォーキングで別の筋肉や心肺機能を刺激する、いい休養法ですね」

　＊「休養」を休眠やゴロ寝だけと思っている人はまだまだ多いのが現状。

④ ストレスコントロール：「食後には紅茶を欠かさずお飲みになる？　よい息抜きができるでしょうね」「奥様の手料理で毎日晩酌ですか。うらやましい」「ときどき古書店巡りをなさるのですね。どういう傾向のご本をウォッチなさっているのですか」

⑤ よい人間関係：「ご家族のお誕生日にはファミレスでお祝い……奥様のご提案から始まったとは！」「お仲間と神社巡り？　心すっきり、足腰しっかり！ってとこですね」

　＊なんでも「健康によい」と指摘しないほうがおしゃれな対応。

⑥ 生きがい：「バードウォッチングがご趣味なのですね。お1人で？　お仲間と？」（1人であれば「じっくり観察なさるのでしょうね」「写真などお撮りになるのですか」などと問いかける）

　「来年は富士登山？　中高年よ大志を抱け、ですね」「自分史のご執筆？　何ページくらいのものになりそうですか」

ここでは一部の事例をあげたが、1つのことから、いくらでも話題を広げていくことができる。上記のように「肯定的指摘」や「肯定的問いかけ」（142ページ）は、「健康」というコトバを使わなくても、相手のモチベーションを高め、結果的に健康度をあげることになる。

健康の要因の多様性を知ることで「肯定的指摘」が可能となる。

③ 栄養士が職場で感じるストレスを、どのように緩和すればよいのか。

Guide

- 人間にはストレスがあって当たり前と考える。「ストレス解消法」などとして、小さな対策を考えるのではなく、「こんなふうに生きたい」という大きな方針をもつことが最強の対策となる。
- 職場は個人の幸せ追求のためにあるのではない。自分の幸せは自分の力で勝ちとってゆく。そのためには、職場にもプライベートの場にも、自分の居場所をいくつか、つくっておく。

栄養士が感じる
ストレスの事例。

1人の職場の場合。

①1人ゆえのプレッシャー。

- あることを決定する場合、自分の判断が適切なのかそうでないかで迷ったり、決定が遅れたりすることがある。
- トラブルが起こったとき、自分1人で対処せざるをえなかったり、責任をとらされたりすることがある。
- 1日中、話し相手がなく、寂しくなったり気がふさいだりする。

②業務分担がある職場の場合。

- 委託先の栄養士との関係：こちらの意向どおりに相手が動いてくれない、態度がよくない、担当者がよく変わる、など。
- 委託を受けている事業所側（会社など）の栄養士の場合：依頼主側の栄養士が高

圧的な態度である、自分のすべきことをこちらに聞いてくる、頼んだことをやってくれない、など。

- 調理担当者とのコミュニケーションギャップ：複数の調理員に対し栄養士は自分1人という環境のため、押されてばかりいる。また、年長者ばかりの職場の場合、若輩者扱いされることが多い。
- 他部署との関係：他部署から軽視されたり無視されたりする（例：連絡を飛ばされる、会議に呼ばれなかったなど）、要望を一方的に押しつけられ、受け身に回りがちになる、など。
- 栄養士以外の仕事を押しつけられる。
- 上長からのプレッシャーが大きい。上長がワンマン、感情の起伏が大きい、ミスをすると強く、しつこく、いつまでも追及される、など。

複数の栄養士がいる職場の場合。

- 意見の対立が多い、先輩の栄養士の言いなりにならざるを得ない。逆に、後輩の栄養士にイライラさせられる、など。

相談業務に伴う場合。

- クライアントの深刻な悩みなどを聞いているうちに自分の気分が重くなったり、解決策が見つからず、自分の問題のように心に重くのしかかってきたりする。
- 自分の対応が適切であったのか迷う。また、よい結果が出ず、クライアントを不安にさせているように思える。
- クライアントとの相性が悪く、ギクシャ

クする関係が続く。

どんなストレス対策があるか。

　前述の事例にあげたストレスの要因は、ごく一部に過ぎない。また、栄養士に限ったものともいえない。本項ではストレス対策の原則をあげる。

ストレスはあって当たり前。

　地球上の生物は、その長い歴史において自然環境、異種・同種の動植物からのプレッシャーを受け、それに対処することで強くなってきた。それが「適応」である。「ストレスゼロ」は不可能なので、「軽減」または「緩和」する方向で考える。こんなとき、ライフスタイル（248ページ）や人的ネットワークが支えになる。ストレスはモチベーションアップにつながることもある。たとえば、受験勉強のプレッシャーと、合格したときの喜びと自信など。

職場は個人の幸福を約束しない。

　職場は、組織の目的を追求する場であり、そこで勤務する者は、その目的への貢献を求められる。「個人の幸福は、個人の意志と責任において追求する」という心構えが必要である。「職場がなんとかしてくれる」と考えるのは甘えであることも。

組織の中で解決策を見つける。

　さまざまなケースがあるので一概にはいえないが、気に入らないという理由で職場から逃げ出すのはフェアな解決策とはいえない。解決策は組織のしくみの中で見つけたい。対策の基本的考えを以下に示す。

①会議やミーティングの中で問題提起を行なう。問題点を筋道立てて提起して解決を促す。それができないとすれば、自分にかかっているプレッシャーを緩和する機会や能力がいまの自分にはな

いと判断するのもやむを得ない。

②職場でかかわるすべての人（同僚や上長、外部の業者やパート職員、アルバイトなど）と、よい人間関係を築くことができているか、以下のようなことを自問してみる。「仕事でいつも決まった人とばかり話していないか」「相手によって態度やコトバづかいを変えていることはないか」「自分の意見ばかりいって相手の話を聞かないことはないか」「だれに対しても明るいあいさつをしているか」「自分が周囲の人にストレスを与えている可能性はないか」など。

③身だしなみ、表情、コトバづかい、しぐさ、行動のテンポなどにおいて、清潔で明るくふるまって、「健康的なカタチ」を示す（24、230ページ参照）。

ライフデザインから考える。

①自分の生き方や人生の方向が定まっていないと、仕事や生活の中で充足感が得られなかったり、不満が多くなったり、その不満をだれかのせいにしたりすることがある。

　いまの職場に10年以上いたいと思うのか、ほんとうにやりたいことはあるのか、どんな自己実現をしたいのか、などについて考えたり、書きとめたり、人と話し合ったりして、自分の方針を固めるようにする。

②プライベートの生活を充実させる。ひとりでできる趣味のほか、私的にどこかのグループ（趣味、学習、地域や同業者のネットワークなど）に所属し、積極的にかかわるようにする。役員などに推されたらすすんでひきうける。プライベートでも自分の居場所があるライフスタイルは一生の財産となる。

プライベートの生活を充実させ、自分の生き方をデザインする。

④ 栄養士として、自分のストレスや クライアントのストレスにどう気づき、 どう対処すればよいか。

Guide

- 自分を、もう1人の自分が見つめるという能力を養うことは、ストレスの早期発見にも大きく役立つ。感覚ではなく、業務日誌や日記をつける生活習慣が気づきを促すきっかけになる。
- 重度のいらだちや、他人に対する強すぎる接し方は、自分1人では是正できない場合もある。
- クライアントにストレスが感じられたときには「ストレスがあるのですか」のような問いかけをせず、別の話題から気づいてもらうアプローチを考える。

ストレスはどんなカタチで 仕事に影響するか。

前項（220ページ）にあるように、栄養士に特徴的なストレスはある。ストレスの原因、程度などにもよるが、生活や仕事に影響することは珍しくはない。そのうち、仕事（人間関係や業務など）に現われる例のごく一部をあげてみよう。

同僚との関係に現われる例。

- あいさつを忘れる、または意識的にあいさつをしない。
- 何事にも批判的になったり、人を非難したり、叱ったりすることが多くなる。
- 人の陰口をきいたり、愚痴や人との口論が多くなったりする。
- 人の話をうつろに聞いたり、仕事のペー

スが落ちたり、雑になったり、人に仕事を押しつけがちになったりする。
- いつも眠かったり、沈黙時間がふえたり、意地悪をしたり、声をかけられても返事をしなかったり、など。

業者などとの関係に現われる例。

ストレスがあると、立場の弱い人（業者など）に対して、ことさら強く出るタイプがある。このようなタイプは、ストレスが原因というよりも、人格の未熟さが問題であることが多い。こういうタイプに対しては、上長が強く指導するか、人格形成セミナーやカウンセリングなどに通うことによって、ストレスの緩和とともにメンタル面のケアの必要があるかもしれない。

調理や献立に現われる例。

栄養士自身にストレスがあると、提供する料理の味つけが濃くなったりスパイシーになったりすることがある。また、盛りつける量が多めになったり、盛りつけ方が雑になったりすることがある。

献立を立てる場合、同じような料理が繰り返されたり、シンプルなメニューになったり、調理担当者に渡すレシピに食材やプロセス（手順）の不足や欠落がみられたりするようになる。

クライアントとの関係に現われる例。

ストレスがあると、クライアントに対して指導姿勢が強くなったり（「たんぱく質をとらないとダメって、このあいだもお話ししたでしょ！」）、突き放した言い方に

なったりすることがある（「○○さんがそう思うなら、やってみるしかないですね」）。

また、クライアントへの問いかけが少なくなったり、早口になったり、指導を早く終わらせようと、進めるテンポが速くなったりする場合がある。

ストレスに気づきやすい生活習慣。

これらのストレスや仕事への影響に早く気づくための生活習慣として、ウォーキングや日記、業務日誌、仕事以外の人との定期的な話し合いなどが有効である。これらの生活習慣化により、「自分を、もう1人の自分が見つめる」という客観的観察力が養われる。

クライアントのストレスを洞察する。

ストレスが仕事に影響することを自分の体験から学ぶことで、仕事に活かすことができる。実際、肥満やリバウンド、激ヤセ、生活習慣病、食欲不振、その他の体調不良を訴えるクライアントの背景には、ストレスがある場合が少なくない。それを念頭に置くことなく、話題を食事や食生活ばかりに終始する状態は、蛇口をしめずに、あふれ出る水のほうをふきとっているようなものである。悩みごとがあって食行動に問題が起きている人に「たんぱく質をしっかりとりましょう」「野菜、350グラムとれていますか」と迫るのは、かえってストレスをふやすことにさえなる。

現在はもはや「栄養士は、食事や栄養素の話題しかしない」という時代ではない。これからの栄養士はクライアントのライフスタイルやストレスの話題にも対応できるような存在になりたい。

次に注意点をあげてみよう。

先に「ストレス」を口にしない。

クライアントにストレスがあることが感じられても、こちらから「なにかストレスがあるんじゃないですか」などと問いかけることは避けたい。

ストレスは、自分でも気づかないことが多いが、他人がそれを探ろうとするのは失礼であるし、栄養士としての守備範囲をやや超えた行為となる。そこで、「食事時刻が一定ではない原因はどのあたりにあるとお考えですか」「スパイシーなお料理はお好きなのですか」のように問いかけて、ストレスに関して気づきを促すくらいの穏やかなアプローチが、クライアント・栄養士双方にとって望ましい。

食事以外の話題に変えてみる。

病院や施設などの職場で患者さんや入所者さんの食欲が落ちているようなときは、あえて食事の話題を避けて別の話題を向けてみる。たとえば、「きょうは、昔、いらしたとおっしゃっていたアメリカのお話を伺ってみたいです」「きょうも、朝は体操をなさったのですか」のような軽い話題から、または相手が好む話題から、自発的に自分の悩みやストレスを話したくなるようにつなげていくという方法もある。

ストレスを打ち明けられたら。

実際にストレスの原因をクライアントから打ち明けられたときは、すべて自分1人で解決しようと思わずに、とにかく状況を聞くこと。そのこと自体がストレス緩和に役立つことがある。ただし、クライアントへの問いかけは適切、かつ温かみのあるコトバや内容であることがポイント。このような問いかけは、ぶっつけ本番でできるものではなく、日常生活の中で自主トレもしてみることである（142ページ）。

「自分を、もう1人の自分が見つめる」客観的観察力がカギ。

5 栄養士として 「生涯現役」を貫くためには、どういうことを心がければよいか。

Guide

- 「生涯現役」は、定年後から始まるとは限らない。若いうちから、いろいろなコミュニティに参加し、多様性のある「場」をつくっておく。それが生涯現役のベースとなる。
- 栄養士は、生涯現役を貫くのに有利な健康観や食生活の知識やスキルをもっている。それらは生涯、人に提供し、健康を支えることができる。

「生涯現役」とは、どういうものか。

① ここでは、「生涯現役」を次のように定義して考えてみよう。
「仕事や、余暇活動（趣味や研究、学習、創作、物づくり、ボランティア、信仰など）を通じて、社会参加、または社会貢献のある活動を継続的に晩年まで行なう状態」

② 社会に対して自分の活動がどの程度、参加的、貢献的であるかは、人が決めるものではなく、自分の満足度で判断する。たとえば、日々の食事作りは私的な家事だが、料理を公共の場で一定の頻度で人に教えるという場合は「社会参加的」「貢献的」といえる。
　では料理教室の講師を務める頻度が、半年に1回、1年に1回というくらいの場合には「社会貢献的現役」といえるかどうか。こうした個々のケースについ

ては、自分で判断すればよいだろう。「生涯現役」とは活力や健康との関係でいわれるコトバなので、本人が、それを活力源と感じ、続けているのであれば、それは「生涯現役」となる。

③ 一般的には、1人または特定の数人と行なう内職、家事、旅行、趣味的な農作業、読書、スポーツや健康法、ジョギング、会食、カラオケなどの活動については「生涯現役」とはしない。

④ 「生涯現役」は、定年退職のあとに待っている人生の到達点または目標、という位置づけは適切ではない。「現役」は、社会人となった10代、20代から始まり、以後、転職をすることもあれば、起業やフリーなどで独立することもある。同時に、プライベートの時間に社会貢献的な活動をする人もあり、それらのどの段階も「現役」であり、それが高齢期、超高齢期まで続くと「生涯」というコトバと複合して「生涯現役」となる。

⑤ 定年後または高齢期に入ってから「社会貢献的な活動」を開始する人もふえている。どういうプロセスであれ、それが一定の期間続けば、自他ともに「生涯現役」として認める活動になる。

栄養士は 「生涯現役」に有利な職業。

　栄養士という職業は、比較的長期にわたり「生涯現役」を続けるうえでは有利とい

える。その理由は、

① 自身が健康であり、社会参加への意欲が高い。

② 社会貢献に役立つ知識やスキルをもっている。健康観、健康法、食生活論、献立論、食品衛生、調理技術などは、どんな世代の人に対しても有益な情報として提供することができる。

③ 人への貢献は活動を続ける際の高いモチベーションとなる。そのことは栄養士自身の健康度をさらにあげるという好循環を生み出し、現役期間を延ばす方向に働く。

④ 上記の理由から、料理教室や栄養士養成校、健康教室の講師などのオファーを受ける機会が多く、そのための人脈もある。これらの職業は加齢によって低下するものでもないのでますます有利といえる。

「生涯現役」のためのアクションプラン。

① 現役時代から、公私にわたって活動の場を複数もつ。また、地域活動栄養士会や各種セミナー、イベントなどには努めて参加する。その際、懇親会などにも参加する。

② 栄養士としての知識やスキル、センスとは別に、自分の「売り」となるところを見つけ、それを強化し続ける。医学知識、調理技術、食品学、スポーツや健康法、講話・講演能力、文章表現力、人のサポート、親しみやすさ、表情の豊かさ、身だしなみ、芸術・芸能的能力など、強化すれば伸ばせる能力は無限にある。そのような売りがあると、講師やセミナーなどのさまざまなオ

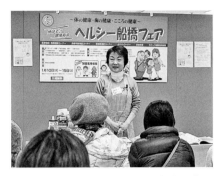

ファーを受けやすい。もし自分の売りが見つからない場合でも、それを見つける意欲があれば（意欲も売りの１つ）生涯現役に有利な条件となる。

③ 「歳相応に」「私の歳では……」「若い人に負けないように」「老化防止のために」「（自分のことを）おばさんだから」「この中では私がいちばん年上だと思う」のように、年齢や世代を意識したり口にしたりしない。

また、年下の人と接するときには年長者ぶらずに、ていねいな態度を保つ。同僚や後輩のことを「あの子」のような呼び方をせずに、「○○さん」のように「さん」づけで呼ぶようにする。

⑤ 定年が近づいた栄養士の中には「退職したら思いきり遊ぼう！」という人もいるが、人前ではこういう表現や発言は避ける。それを聞いた人は、栄養士という仕事が遊ぶ暇もなく、窮屈で大変なことばかりの職業だと思う可能性がある。自分の職業をつまらないもののように印象づけるのは無意味だし、もったいない。

自分の仕事に対してポジティブに向きあうためにも、若いうちから余暇活動にも参加し、多様性のある人生を送るように心がけよう。

 「生涯現役」のベースは若いうちからの公私にわたる活発なアクションから。

⑥ 栄養士は、自身の健康を どのように管理すればよいか。

Guide

- 医学的検査によって、自分の健康度を客観的に把握するのは、多くの人にとって健康維持の第一歩。「人のことをいうわりには、自分はどう？」といわれないように気をつけよう。
- 自分の健康度をセルフチェックするには「健康行動」に不備がないかを見直すことが出発点。タイムスケジュールを守ることや身だしなみに注意することも健康度アップに有効である。
- 「健康の6大要素」のうち、「休養」でさえ、その意味がしばしば誤解される。ごろ寝や、着の身着のままが多い生活は充分な休養をとっているとはいえない。

栄養士という職業の前に、一個人として健康について考える。

　昔から、「医者の不養生」「紺屋の白袴」（こうや　しろばかま）（染物業の人は、おしゃれをする間もないので白地の袴をはいていた）などのことわざがあるように、それを専門にしている人は、自分のことは案外おろそかになりがち。同様に、人の健康を支える栄養士自身が、健康管理に無関心であったり、言動が健康的でなかったりすると、プロとしての信頼度は低くなる。

　そこで、栄養士自身の健康管理および健康行動のポイントをあげてみよう。

客観的な評価を得る。

　まずは標準体重（BMI値）と血液検査によって自身の健康の客観的な数値を得たい。体重計を常備し、定期的に測定を行なうことは当然のこととして、さらに、血液検査を年1回以上の定期健診で受ける。年齢によっては、このほかのチェック──歯のメンテナンス、血縁の人の病状に関する検査なども定期的に受ける。

自覚的な健康度チェックをする。

　自分の健康度を主観的に把握するためには、次の点について自問する。

① 持病やからだの不調、鈍痛、消化器系の不調、気分のふさぎ、などがないか。あれば専門的検査、通院、服薬、生活習慣の見直しなどを実行することにより、根本的な改善を図る。

② 食欲は適正か。不規則な飲食、食欲不振、過食、過度の飲酒、その他の嗜好品への依存はないか。

③ 寝不足、寝坊、不眠気味、抑うつ、などの傾向はないか。または心身の著しい疲れはないか。

④ トイレに行く時刻、回数、場所などが安定しているか。

⑤ 積極的に行動する意欲があるか、または行動をしているか。仕事をしばしば休んだり、約束をキャンセルしたり、休日に遅くまで寝ていたりしていないか。

⑥ タイムスケジュールを守っているか。人との約束に遅れたり、日時や場所を

まちがえたり、要件を忘れたり、物を置き忘れたりするなどの頻度は？

⑦身だしなみのチェックをしているか。毎朝、鏡に向かう。髪をとかす。定期的に美容院や理髪店に行く。ていねいにお化粧をする。外出するときには休日であっても衣服のコーディネートをチェックする。肌着、靴下、靴、小物（帽子、マフラー、手袋、ハンカチなど）やアクセサリーも、2か月に1回程度定期的にチェックし、くたびれてきたものは更新する。

「健康の6大要素」を実践しよう。

上記の点は、栄養士に限らず、心身の健康を管理・維持するための基本的な行動であるが、栄養士としては、さらにレベルの高い健康行動を自分のものにしたい。

ここでは、別項（216ページ）で紹介した健康の6大要素のうち、栄養と運動は省くとして、以下の4つ、「休養」「ストレスコントロール」「よい人間関係」「生きがい」について考えてみよう。

①休養：休日に1日中または半日寝ているような行動は、真の休養とはならない。からだを休めることもたいせつだが、行動によって心身のリフレッシュを図ることも大事。予定を立ててその時刻に起き、身だしなみを整え、家事や自分の仕事をしたり、外出したりなど。ちなみにこの場合の外出とは、以下のような行動を指す。

●散歩、運動、レクリエーション、友人と会う、映画・演劇・コンサートなどの鑑賞、スポーツ観戦、図書館通い、講演会への参加など。

外出をしないときも、ホームウエアなどのままで過ごすのではなく、近所に出かけることのできる程度の服装で過ごす。

②ストレスコントロール：コントロールとは「解消」することではなく、「緩和」すること。ストレスはあるのが当たり前と思って対処する。

ストレス緩和に効果的なのは、和やかに接することができる家族や友人の存在や、日々の楽しみとなるライフワークがあること。そのうえで、運動やレクリエーションを楽しむこと。

③よい人間関係：上記の休養やストレスコントロールと重なるところが大きい。すなわち、日々を楽しく、有意義に過ごせる人間関係を家庭の中と外にもつことが、高い健康度を保つうえで重要。そのためのアクションプランについては、次項（228ページ）にあげる。

④生きがい：栄養士として頭に入れておくべきことは、人間は、栄養素やエネルギー以外に、「情報」を心理的エネルギー源として生きている、という点である。

たとえば、「きょうの予定」「あしたの予定」などは実体としては存在しないが、個々人の頭の中にあって、行動へのモチベーションとなる。

また、仕事の達成感、親しい人との語り合い、パーティーやスポーツの試合での興奮なども個々人の中で「情報」（記憶）として存在し続ける。それらの集積が「生きがい」となる。

生きがいは、人と話し合ったりそれを行動で示したりすることでますます強化される。

まずは自分で実践してみたい「健康の6大要素」。

⑦ 健康維持のためには、よい人間関係の維持もたいせつな要素だが、そのためには、どのようなことに気をつければよいか。

Guide

- 「人生100年時代」には、「よい人間関係」が健康に及ぼす影響がますます大きくなっている。栄養士自らがよい人間関係を保つことは「健康のカタチ」を示すことにもなる。
- 穏やかな表情や落ち着いた言動は、よい人間関係を築く基本。「栄養士だから」ということではなく、日本人が長く受け継いできた、人づきあいのための生活習慣を、自分自身でも、継続するという姿勢をもち続ける。

健康を左右する人間関係。

① 「栄養、運動、休養」は、健康を支える3大要素とされる。それはおもに、動物としての個体の健康を維持する基礎的条件である。

　社会性をもつ人間の場合は、周囲の人との人間関係、将来への夢や希望なども、個人や集団の健康度に大きくかかわってくる。そこに着目したのが「健康の6大要素」（269ページ）である。これは「人生100年時代」のライフスタイルへの提言といえる。

② 健康法には、運動やストレス緩和法など、いろいろあるが、人間関係に問題があると、どんな健康法も帳消しになるほどのダメージとなる。栄養士は、人間関係の専門家ではないから、他人どうしの人間関係の改善を図る適任者ではないが、自身の人間関係をよい状態に保つことには努めたい。

③ よい人間関係づくりは、特定のコミュニティの中だけで求められるものではない。家族や同僚とは「和気あいあい」なのに、慣れない場所では借りてきたネコのようになる人もいる。初対面の人、初めて接するコミュニティの人たちと親しくなるには、それなりの信念やリーダーシップ、スキル（問いかけ力など）が必要となる。

④ 人間関係とは、他者との双方向的な関係を指すが、幅を広げて考えると、歴史上の人物や芸術家、文化人、先生、先輩などから一方的に影響を受けることも多い。ということは、栄養士の魅力的な言動や好ましい人間関係が、周囲の人によい影響を与える可能性がある。それも健康支援の1つのカタチになりうる。

よい人間関係を生み出す環境づくり。

　よい人間関係は、「たまたまよい人に恵まれた」というものではなく、「鏡のように自分の人間性を映し出すもの」と考えるのがよいだろう。自分がよい人だと、相手もよい人になる、という順序である。では、「よい人」とはどういう人だろうか。基本的な点をあげてみよう。

①やさしい、穏やかな表情を保つ。意見の違いやトラブル、対立が生じたときでも、落ち着きと平静さを保つ。

②「親しき中にも礼儀あり」を実行する。家族、ご近所、同僚、親友などに対しても、関係にふさわしいカタチであいさつをする。「ハ〜イ」や「おはよう」など、どんな表現でも、仲間と通じ合えるものであれば意味がある。

③粗っぽいコトバづかいをしたり、どなったりしない。決めつけ表現をしない（×「バカじゃないの?」×「そういう人の気が知れない」）。

④地位や立場、年齢などをうしろ盾にして偉ぶったり、へつらったりしない。

⑤相手を気づかう。相手の心を察して「肯定的問いかけ」「肯定的指摘」をする。（宅配の人に）「強い雨で大変でしたね」（来客に）「お食事のあとは、隣のお部屋でゆったりなさいませんか」

　ただし、久しぶりに会った人に「太った?」「やせた?」などは不可。

⑥人のうわさ話をしたり悪口をいったりしない。クライアントのことを同僚とけなしたり、笑いの材料にしたりすることは厳につつしむ。

⑦約束を守る。予定をしばしばキャンセルしたり、約束時刻に遅れたりしていると、よい人間関係は生まれにくい。「信義」は人間関係の大原則。

⑧金銭の貸し借りはしない。借りたもの（本や雨具など）は忘れずに返す。

⑨「おつきあい」をたいせつにする。誘われたら努めて応じる。「いやいや」ではなく、積極的に参加する。

⑩頼まれたことにはなんとか応じる努力をする。自分だけで応じられないとき

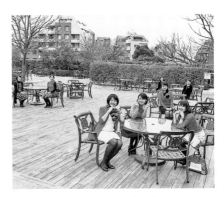

は、人脈を動員してでも対処する。

⑪信頼や感謝を物品だけで表わさない。高価なものや、お中元やお歳暮を贈るだけですますようなことはしない。たいせつなのはコトバ（手紙や電話）。ごく親しい人にはメールもありか。

⑫自分がしてあげたことに対して見返りを求めたり、恩に着せたりしない。

⑬家庭外で知りあった人と、急速に家族ぐるみのおつきあいをしない。親交を急がず、10年、20年先までを想定して、ゆっくりおつきあいをする。

⑭少し離れたところに住んでいる人とは年賀状や暑中見舞い以外にも、ハガキや手紙で親交を温める。そのためにも、ハガキや便せん、切手などを日頃から準備しておく。

　これらのことは、特別に努力をしなければできないというものではなく、古来、ふつうの日本人が行なってきた人づきあいのための生活習慣である。

　なお、人間関係が生まれる場としては、次のような場や人がある。

　家庭、ご近所、職場、仕事関係、グループ活動、患者さんやクライアント、親戚、友人、恩や義理のある人。

 よい人間関係づくりの基本は、自分が「よい人」になること。

① 栄養士として、恥ずかしくない 食生活とは、どういうものだろうか。

Guide

- 栄養状態だけが日本人の健康を支えているわけではないことを認識しておくと、食行動も違ってくる。
- 「食の地図」「人間にとっての食の意味」などがわかっていると、ゆとりのある食生活が楽しめる。
- 食行動、食生活を整えるのは当然として、さらに生活行動、人との接し方に配慮があると、「健康のカタチ」がますます見えやすくなる。

"日本の食文化継承者" としての自覚。

　日本が、世界の長寿国の中でつねに上位にランキングされているのは、日本人の栄養学的センスが格別によいからではないし、医師や栄養士など健康支援者だけの活躍によるものでもない。

　国民の食や栄養に関するモチベーションの高さ、健康志向、医学の発達、教育の普及、健康・食糧政策の効果、経済的安定、交通網の発達など、その要因はあげきれないほど多い。食生活に関してだけでも、以下のように多くの要因が考えられる。

① 米飯を中心とした食生活が、かなりの程度、継承されている。それによって、脂肪や肉など、エネルギーの高い食品のとりすぎが押さえられている。

② 「一汁三菜」など、献立を構成する伝統が継承されている。主食と「おかず」と

いう組み合わせは、食材のバラエティを維持するのに効果的。

③ 茶わんと箸という食器を使い続けることの利点。茶わんは、個人がとる主食の適量を定着させるのに効果的。箸はどんな食材や料理でも、すばやくつかむことができ、そのことによって料理のバラエティを促すのに有効。

④ 季節感をたいせつにする伝統が守られている。食材、料理、食器、盛りつけ、食べる場所や環境、話題など、季節に応じてさまざまな配慮をすることにより、食事を大事にする心を養い、安らぎを得ることができる。

　このような食文化がベースにあり、そこに近代の栄養学の知識が加わることによって、日本人の健康度は現在のレベルに高まった。したがって、「栄養バランス」にさえ気を配っていれば「栄養士らしい」と考えるのは正しくないし、「健康のカタチ」としても適切とはいえない。

栄養士の食行動のカタチ。

　では、栄養士として、好ましい食生活のあり方、すなわち「プロの食行動」とはどういうものだろうか。以下にポイントをあげてみよう。

① 1日に、なにを、どれだけ食べるかという「食の地図」をもっていて、それを実行する（271ページ参照）。

② 人間にとって、食とはなにか、その多様性について理解している。つまり、

栄養補給だけが食事の目的ではないことを知っている（270ページ参照）。

③1日3回の食事を定刻にとる習慣をもっている（栄養も安らぎも確保）。

④箸や食器の持ち方にぎこちなさがなく、食事のとり方が美しい（箸の使い方、口への運び方、噛み方など）。

⑤食事のマナーがよい。姿勢がよく、食事を味わって食べる。「いただきます」「ごちそうさま」「たいへんおいしゅうございます」などの表現習慣がある。さらに、偏食や食べ残しが少ない、料理の作りすぎや食材の廃棄が少ない、嗜好品を人に強要したりしない、など。

⑥調理技術が人並みか、それ以上で、いくつかの得意料理をもっており、家族や友人、知人からも評価を得ている。

⑦おいしい店、話題の食品などに無関心ではなく、実際に体験することに消極的ではない。人から「おいしいお店を教えて」といわれたとき、期待に応えられる程度の情報をつねにもっている。

⑧外食、中食を利用することに偏見がない。「食事はおいしくて、食生活を支えるものであれば、どこで食べても不都合はないはず」と柔軟に考えられる。プロとしては、多くの人がどういう食生活をしているのかを把握しておく必要もある。

⑨人の食生活、外食店の食事、中食のあれこれについて、肯定的に評価する余裕をもつ。アラ探しではなく、よい点を評価する見識をもちたい。

⑩根拠の定かではない怪しい食情報や健康情報の発信者、中継者、拡大者にならない。「食の欧米化は生活習慣病をふやしている」「この食品は目にいいから

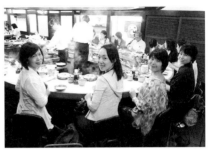

食べたほうがよい」などの、根拠のうすい説（フードファディズム、130ページ）を無責任に口にしない。

食生活周辺の行動チェック。

栄養士の使命は、人々の健康度向上を支えること。健康は、栄養状態や食生活だけで支えられるものではない。食の専門家として「恥ずかしくない」食行動を身につけることは大事だが、それだけでは充分といえない。自分の食生活が理想的であったとしても、表情が暗かったり、威張っていたり、コトバづかいが粗かったりしては健康の好ましいカタチとはいえない。「健康のカタチ」の基本となる点をあげてみよう。

①表情に活気または輝きがあること。そういう表情は日常生活において周囲の人に温かく、フレンドリーに接する態度から生まれる。

②どんな相手に対しても、ていねいにあいさつができる（例：偉い人、お年寄り、子ども、外国人）。

③ふだんから身だしなみに気を配っている。髪の手入れ、お化粧のしかた、衣服の選び方、コーディネートなど（260ページ）。

④適正な発声、聞き取りやすい言語表現、ていねいな表現、専門用語を使いすぎない、などの話し方。

 食事は栄養補給だけが目的ではないことを理解して実践。

② 栄養士として、自分の家族の食生活を どう支えていけばよいか。

Guide

- 「栄養士という職業柄、家族の体重や体型にまで干渉されることがあるかもしれないが、「体重、体型は自己管理」ということを原則として、それを家族にも浸透させよう。
- 根拠のない怪しい情報に感染しやすいのも栄養士の一面。家族を通じてそれが拡散しないように情報の見直しと更新を。
- 食卓、台所などの日常生活の場所には、食生活のセンスが表われやすい。清潔で楽しい食シーンの演出家としても一流を目指そう。

親の職業と家族の関係。

親の職業を理解してもらう。

　栄養士に限らず、親の職業と家族との関係について、問題が生ずることは昔からある。親が子どもに家業を継ぐことを強いる、子どもに逆らうことを禁ずる、など。

　栄養士の場合は、職場が家庭とは離れている場合が多く、「家業」となっていることも少ないので、職業継承についてさほど大きな問題とはならないだろう。

　しかし、どういう仕事であるかは、ふだんの生活の中でもそれとなく話題にして、家族としても誇れる職業であることを認識してもらうように努めたい。

「らしさ」を求められる場合。

　昔から「紺屋の白袴」や「医者の不養生」

などのことわざがある。２つとも「仕事中心で、自分のことはあと回しになりがち」という意味。栄養士に、このたとえをあてはめると、「奥さんが栄養士のわりには、旦那さんがずいぶん太っているわね」「お母さんが栄養士なのに、お子さん、やせすぎじゃない？」などと陰口される可能性はある。また、栄養士の結婚披露宴などでは「栄養士として旦那さん（または奥さん）を太らせないようにしてください」などのスピーチが出ることが少なくない。

　食生活や体型など、きわめて私的なところに注目されるという点では、栄養士という職業にはやや窮屈さはある。しかし、子どもが年少の場合は別として、中学生以上の年齢になれば、「体重や体型は自己管理」と割り切って、家族の考えを尊重し、自発性をゆっくりと促していくしかない。

誤った職業意識。

　栄養士の中にも、根拠のない、誤った情報を鵜呑みにしている人はいる。そういうタイプの栄養士は一種の職業意識から、下記のような考えを自分のバックボーンにしようとする傾向がある。

　「食の欧米化によって生活習慣病が増加している」「外食はどんな材料が使われているかがわからないので利用しないほうがいい」「骨粗しょう症にならないためにも牛乳を飲もうね」「野菜はウンチを出すためにもいっぱい食べようね」（美意識に欠けるあからさまな表現）。

これらの俗説や好ましくない情報を専門家である栄養士自身が「正しい」と信じて自分のものにしてしまうと、家族にもその影響が及ぶ可能性がある。さらには、家族を通じて周囲に発信されるとなると、栄養士こそ、フードファディズムを拡大する役割を担うことになる。これらの情報がなぜ好ましくないかは、130ページ参照。

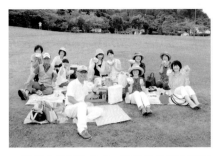

栄養士としてのセルフチェック。

「家に帰ってまで栄養士をやりたくない」と考える日があるとしても、そこまで割りきれないのが現実。親として、妻として、家族の一員としての責務は、つねにある。**「食生活のカタチ」を示す。**

栄養士は、データ的にも、考え方や行動においても、健康をカタチとして示すように心がけたい。

そのポイントを以下にあげてみよう。

①家庭の食事では、定刻に食卓につく習慣を守る。「全員集合」の号令をかけるときは、待ったなしの意気込みで。

②1日に、なにをどれだけ食べるか、一定の方針をもって実行する。家族に直接いわなくても、ひとりごとのように「あ、きょうの牛乳、まだ飲んでなかったわ」「第2群のおかずがちょっと少ないかな?」などを繰り返すことによって、家族も「食事のバランス」について関心をもつようになる(168ページ参照)。

③食事の前のていねいな手洗いを励行する。

④食卓に不要なもの(新聞や雑誌、郵便物、スマホ、ペン立てなど)を置きっぱなしにせず、つねに衛生的な空間(スペース)を保つ。

⑤食卓に宅配便の荷物やバッグ、工具、鉢植えの植物など、飲食物の衛生管理に好ましくないものは置かない。

⑥台所も使いやすいように食器、調理器具の整理整頓を実行する。

⑦冷蔵庫を物置きにしない。こまめに掃除をして清潔を保つ。

⑧家族や子どもと食材を買いに行く機会をふやすように努める。

⑨「いただきます」「ごちそうさま」をいうことをなんとか習慣化する。そして(自分で作ったものでも)「おいしい」「傑作かな?」などひとことを。

⑩食卓の話題を豊かにする。食材、季節感、調理のポイント、そして、ときには栄養のことも。家族が作った料理や買ってきた食材、食品については温かい評価を忘れずに。

⑪食卓を勉強の場、お説教や詰問の場にはしない。「宿題、やったの?」「試験の結果、どうだったの?」「あなた、少し太ったんじゃない?」などの発言は控える。

⑫食事中にスマホを見たり、仕事や趣味に関するものに触れたりすることを全員の総意としてやめる。この件は真剣勝負で臨み、家族全員の約束事とする。

⑬食事は「安らぎの補給」の場であることを知っている栄養士としては、明るい話題、楽しい話題の提供者であり、プロデューサーでありたい。

正しい情報や食事以外にも食卓の演出などで「食生活のカタチ」を示す。

③ 栄養士自身の肥満や「やせ」と、どう向き合えばよいか。

Guide

- 栄養士の肥満や「やせ」は、クライアントからの評価は下げないにしても、同業者の批判の対象にはなる可能性はある。
- 「やせ願望」は女性の社会参加率が高い都市型の文化現象。ファッションモデルの体型も、その反映と見るべき。

体型にはどんな意味があるのか。

体型や体重と栄養士の信用度。

栄養士の体型、体重が、職業的信頼度をどの程度左右するのか。それについて根拠とすべき資料は見つからないが、次の例は参考になる。

弱々しく見える医師、超肥満の医師には、患者さんがつかない傾向があるのか。思い浮かぶ病院、医院などの例を考えたとき、そのようなケースはほとんどないので、「体型や体重は、病院や医院の営業成績を左右する決定的要因にはならない」と考えてよいのではなかろうか。

この推論が正しければ、栄養士の場合も、クライアント（患者さん）の信頼度という点に限れば、体型や体重は業務成績を左右するほどのものではない、と考えてよいのかもしれない。

業種によって異なる「体型」イメージ。

胃腸病や結核、摂食障害などを扱う病院、福祉施設などで勤務する栄養士に限れば、少なくとも患者さんや利用者さんから

は、体型に関して自己管理能力のなさを非難される可能性は低いだろう。

ときに「疑いの目」も。

一方、特定保健指導に携わる栄養士や、糖尿病や脂質異常症、高血圧症、肥満症などを扱う担当栄養士の場合は、おもに肥満の人に「やせなさい、といっているのに自分は太っているじゃないか！」などと患者さんやクライアントから冷ややかな目、または疑いの目で見られる可能性はある。

同業者にはマイナスのイメージ。

栄養士の肥満や「やせ」は、患者さんやクライアントへの影響よりも、同業の栄養士や医療関係者の間でのほうがマイナスに働くのが現状だろう。

「栄養士なのに、あの人は体型管理ができていない」などと同僚から陰口をたたかれたり、昇格や就職、転職に際して不利に働いたりする可能性はある。ただし、それを帳消しにするほど仕事ぶりがいい、という例もあろう。

文化としての体型。

「若い女性の『やせ願望』は、ファッションモデルや芸能人の体型に対する憧れがもたらす好ましくない影響」という説が日本では定着している。しかし、この説には原因と結果の読み違いの疑いがある。

それはどういうことか。考えられる理由の1つとして、都市化した地域、つまり女性の社会参加率が高まると、少子化傾向と体型のスリム化が起こる。現にオフィスや

都市型の職場で働く女性にとっては、狭いスペースをキビキビ歩くほうが効率はよく、仕事や生活のテンポもよくなることが体験的に認められる。

これに対して、家事や育児を中心とする生活では、母親や女性のふっくらとしたイメージ（外面、内面ともに）は和やかな家庭環境にプラスに働く傾向がある。

現在の世界の途上国は近代化、都市化へと向かっており、女性の社会参加率は高まるばかり。したがって「やせ願望」（正しくはスリムニーズ）は女性の文化現象の一面と見るのが妥当であろう。そのニーズに合わせて、スリムなファッションモデルや芸能人が受け入れられるのである。「スリム志向」の原因は、都市型生活者のニーズであり、その結果として、スリムなファッションが求められる、という順序となる。

「健康のカタチ」としての意味。

自分の体型や体重が、周囲の人にどんなイメージを与えているか、「健康支援者」としては客観的に評価する目を養いたい。これは地域、職種、仕事の内容によって異なる可能性もあるためである。

たとえば、その人のタイプにもよるが、重労働を仕事とする会社の社員食堂で働く栄養士の場合、「ちょっと太め」はプラスに働く可能性がある。ただし「ちょっと太め」はイメージであって、医学的な健康度とは比例しないことはいうまでもない。

サポーターにもサポーター。

「健康のカタチ」としての体型。

本書では、「健康のカタチ」という概念を強調している。その意味は、栄養士自身の医学的検査値が健康範囲に入っているうえに、明るい、姿勢がよい、動きがキビキ

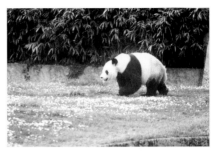

ビしている、あいさつをきちんとする、考え方が肯定的、人に対して友好的、公私にわたってアクティブ……など。例をあげたらきりがないが、要は、医学的な健康にプラスして、周囲の健康環境を向上させるような態度や状態のこと。それが健康を支援するプロのライフスタイルではないだろうか。これを基準にして、ある人の肥満や「やせ」が、その人の健康環境にどう影響するかを考えてみてはどうか。

ただし、肥満や「やせ」には程度があるので、それを見ずに「この人は肥満だからダメ」「この人は『やせ』だからダメ」などというように一律に是非を判断することは適当ではない。

サポーターの必要性。

肥満や「やせ」は、自分ではその程度を判断しにくい。親しい同業者から客観的なアドバイスを得ることは有効であり、食生活やライフスタイルの改善には、しかるべきサポーター（支援者）がほしい。

摂食障害を多く扱った経験をもつ医師によると、自分の障害を改善したくて、または人の障害改善のお手伝いをしたくて栄養士になる例があるという。

栄養士の多くは、まさにそのサポーターである。しかし、栄養士でも自分の問題を解決する場合には、自分以外の栄養士などのサポーターがいたほうが有利。

 栄養士にも、ときには食や体型管理のプロのサポートが必要。

④ 会食やパーティーなどに際して、栄養士として、どうふるまえばよいか。

Guide

- 会食は、おもに懇親の場。こういう場では、「栄養士らしくなく」ふるまうほうが大人の対応。
- 多くの飲食パーティーは、コミュニケーションと、人脈を広げる機会。日本ではごちそう攻めが伝統文化。郷に入れば郷に従いながらも、「自分らしさ」はアピールできる。
- 「エネルギーが高そう」「味が濃い」など、専門家ぶった発言は避ける。

飲食を伴う集まりのバリエーション。

一般的な飲食を伴う集まりには、以下のようなものがある。

- ホームパーティー（誕生日、新年会、各種お祝い、クリスマス、季節の行事）
- 冠婚葬祭（結婚披露宴、法事）
- 歓送迎会（職場、所属サークルなど）
- 研修会の後に設定される懇親会
- 祝賀会（昇格、栄転、永年勤続、受賞、新築、転居、開業、新製品の発表、出版記念、誕生日・還暦など年齢にちなんだ祝い事など）
- 暑気払い、新・忘年会、会食会、飲み会
- 食べ歩き、料理教室後の試食

会食の目的を認識する。

会食など飲食を伴う集まりのうち、試食会（料理講習会での試食も含む）や食べ歩きなどを除けば、その目的は、祝賀や懇親、故人を偲ぶなど、同席する人とコミュニケーションをとること、義理を果たすことなどにある。

日本の伝統では、どんな集まりであれ、「主催者が、招いた人を飲食でもてなす」という要素が強い。そのため、お客の適量など配慮せずに、酒や食事をすすめたりする。私的な集まりでは、女性は酒をすすめる役割を課せられることも珍しくない。

つまり現実には、コミュニケーションというよりも「ノミニケーション」に傾くことが多い。もともと日本人は、親しくない人と会話をするのが得意でなく、そのために、飲食物で口をふさいで、「いまは食べているからお話はあとで」というポーズをとることにある、という見方もある。

こうした食文化の中にある栄養士として、会食やパーティーの場では「懇親」という意識をもち、あえて一見「らしくなく」ふるまうほうが、むしろ「粋」なカタチといえるかもしれない。

「らしい」と「らしくない」。

立食パーティーでは。

先述のように、ごちそう主義の日本では、ホテルなどで「食べ放題」をうたったサービスが少なくない。こんな場では栄養士としてはどうふるまうのが適切か。

①会費の元を取ろうと考えない。「会費の

分だけ取り戻そう（食べよう）」という料簡は淋しい。会費は祝賀会という楽しい会へのプレゼントと割りきって（主催者も多額の出費をしているはず）、出会った人との会話を楽しむ機会を得るための入場料と考えたい。

またパーティーの開催時刻は、食事時刻と重なることが多いが、立食のときは、食事1回分の質と量をとることはあえて優先しないで、出会った人とコミュニケーションをとることを中心とする。時刻にもよるが、食事は、あとでとるか、家か出先（会場に近くないところ）で先にすませておく。

② 人と知りあい、人脈を広げる機会という本来の目的を考えれば、名刺は用意したい。ほかにハンカチとペン、メイク用ポーチ、場合によってはカメラ（スマートフォンなども含め）を入れるくらいのミニバッグはあってもよい。

③ 料理は小分けして何回かでいただく。お皿に料理を山盛りにするのは、美しいとはいえないし、品がよいとはいえない。料理をいただく際は、それとなく前菜からメイン、デザートという流れを意識する。「栄養士らしさ」をアピールするかのごとく、野菜ばかりをとるなどはスマートとはいえない。

④ 人のものまでとってきたり、「あなたサラダお願い、私、ローストビーフ、とってくるから」などと役割分担をしたりするのは、パーティーのマナーとして最低ランク。

⑤ 立食でも、立ち姿の美しさは出る。さらにグラスの持ち方、箸の使い方、口の開き方、噛み方などに気を配る。

⑥ 会話をする場所を考える。料理が並んでいるワゴンの前で話し込むと、料理を選ぶ人を阻むことになるし、唾が料理に飛ぶ可能性もある。

⑦ 宴席は日常の食事のあり方を説くところではない。「エネルギーが高そう」「味が濃い」などは、仲間どうしの場合でも話題にはしない。

⑧ 和服や袖口が広いものを着ているときは、袖が料理に触れないように細心の注意を。バッグやカメラが料理に触れている場面はよく見られる。

⑨ ビュッフェ式で、取り分けたものを残すのはマナー以前の問題。教養が問われるので絶対に避ける。

⑩ 仲間どうしで輪になってそこだけに居続けるのもビュッフェ式ではマナー違反。

着席の宴席では。

① コース料理のときは、サービスのテンポに合わせていただく。ここでは、原則としてエネルギーコントロールはゆるめにする。「小食」をアピールするような料理の残し方はマナー違反。

② 女性が各席を回ってお酒をすすめる習慣がある場面では、とりあえず「郷に入れば郷に従う」。知っている人であれば「それなりに」すすめ、初対面の人には「お酒はお強いほうですか」などと聞いて、適度に注ぐ。原則として、なみなみとは注がないようにする。

③ ビュッフェでも着席でも、所属を聞かれることはふつうにある。ときに「栄養士さんって、どういうお仕事？」という質問もある。こんなときは、宴席の雰囲気に合わせてたとえば「栄養士とは、お食事を栄養素ではなくて、楽しさでいただくことをおすすめするお仕事です」と応じてみてはいかが？

コミュニケーションと人脈づくりの場として、ルールを守り、会食を楽しむ。

1 栄養士が現在の職種に関係なく、生涯、料理技術を磨き続けることに、どんな意義があるのか。

Guide

- 家族が作る食事から家族の絆が生まれ、そして心身の健康を支える。まさに「食育」の原点といえる。
- 料理作りになじんでいる人は、食事について机上の空論を展開する可能性は低いかもしれない。
- 食事や食材は話題のカプセル。料理技術は生涯の楽しみの1つになる。

自分で作るからこそのよさ。

現代は、外食や中食の普及が続いているが、そういう時代にあっては、食事を完全に手作りする家庭は著しくへっている。それにもかかわらず、家庭で料理をする意味、料理技術を磨く意味は失われることはなく、むしろ意義を増す傾向さえある。

その理由を考えてみよう。

家族の絆を強める意味。

家庭の食事を外食や中食ですますことはできる。しかし、そのようにする家庭が主流にならないのは、経済的理由もあるだろうが、それ以前に、家族の食事を家族が作るということに意味があるからではないだろうか。また、食材の購入、保存、料理、分量の調整、後片づけなど一連の食行動を通じて、家族の絆が深まることが体験的にわかるからであろう。

さらに、好き嫌いに対する許容、食べたいものの注文、食事の量の加減、病気のと

きの食事対策などは、家族だからできることであり、安らぎもまた大きい。そこから生まれる「家庭の味」「おふくろの味」「おやじの味」は、家族の心身の健康やアイデンティティを支える大きな要因になる。まさしく「食育」効果である。

自助能力の維持、強化。

性や年齢にかかわらず、自分の食事を自分で用意する能力は、自立心を強化し、健康寿命を支える要素の1つになる。男性の育児参加は現代の常識になりつつあるが、食事作りや食事選びは、さらに個々人の生活に密接した行動である。伴侶が亡くなったあとには、自助能力が必要になる。

料理から生まれるコミュニケーション環境。

自分のためだけの料理技術だとしても、その経験から、周囲と共通の話題が生まれやすくなる。さらに、人に供する機会がある場合には、そこから歓談が生まれる。その意味で、食事や食材の1つ1つは、話題のカプセルともいえる。

料理や食生活にかかわることで身につく経済学や社会学、創作力、健康科学などはその人の人間性を下支えする。

栄養士にとっての意義。

以上は、栄養士以外の人に対してもいえることだが、栄養士ともなれば、さらに次のような意義をもつことになる。

①人は、「栄養」を食べているのではなく、「食事」をとっているのである。どんな

職種にある栄養士でも、この点を深く認識していないと、「栄養素士」的な発言——「カルシウムをとらないと骨粗しょう症になるから」「カロテンは目にいいのよ」「かぼちゃは芋と思って食べて」などが多くなる。「病気を見て病人を見ない」という言い方になぞらえていえば「栄養素を見て、食事の楽しみを見ない」ということになる。

現在、食生活と直接関係ない仕事をしている人でも、栄養士という資格は、人間の心とからだの健康を支える専門職種であることを深く認識していたい。

②以上のことは、外食や中食の利用を否定するものではない。料理の不得手な人や多忙な人にとっては、調理済み食品や外食は低栄養の予防になるし、どんな人にとっても、外出や人とのコミュニケーション、街の刺激を受ける機会ともなって好ましい点が多い。家庭料理と外食・中食は対立する関係ではなく、共用させる関係である。

この関係は、女性の社会進出がふえているいま、より深くなってゆくと考えられる。外食や中食のじょうずな利用方法や冷凍食品や半調理品を献立に入れる方法を提案していくことは、バリエーション豊かな食事で、心身を支えるサポートにつながる。

③栄養士は食事相談や料理教室、健康フェア、食生活調査、メディア関係、研究職、食関連のメーカー、行政、病院などの医療機関、教員、研究職、フリーランスなど、さまざまな仕事に就いている。どんな職種であれ、料理作りにかかわっていると、発想が現実的であったり、話題に幅があったり、経済感覚が豊かであったりなどの共通する利点がある。

栄養士が料理技術をもっていることで、その人の人生のデメリットになることは考えにくい。もし、デメリットがあるとすれば、料理に関する知識や技術が高くはないのに、「私は専門家だから」という態度や言動で知ったかぶりをしたり、未熟な人をさげすんだりする場合だろうか。栄養士としても、1人の人間としても、「世の中には、自分より技術も知識も高い人はいくらでもいる」という謙虚さを失いたくない。その謙虚さは、料理技術を磨くほどに身につくところがある。

料理技術を磨き続ける意味。

どんな技術も、それに伴うセンスも、休ませておくと停滞する。食生活はだれにとっても生涯続くことだから、栄養士としては「機会がない」という言いわけはできない。次の点を注意したい。

①少なくとも自分や家族の食事づくりには参加し続ける。毎日はムリとしても、長期的に休眠させないことが大事。

②できれば、料理雑誌や本には目を通し続ける。雑誌なら購読したい。テレビの料理番組もメモをとりながら見る。

③新しいレシピ、興味あるレシピは書き写すかコピーをしておいて「1か月以内」と期限を決めて作ってみる。

⑤話題の料理店などに、少なくとも1～2か月に1回くらいは出かける。そして、料理について同行の人と評価しあう。

⑥料理教室や講習会には積極的に参加する。定期・不定期にかかわらず続けることが大事。

 料理技術は人との絆を強め、ライフスタイルを豊かにしてくれる。

② 栄養士として働きながら、料理技術のスキルアップを図るとしたら、どういう選択肢があるか。

Guide

- なぜいま、料理を習うのか、自問自答をするためにも、その目的を書き出してみて客観的に把握するのが理想。
- 先生にも教室の雰囲気にも当たり外れがありうる。事前に見学をさせてもらうなどして自分との相性をチェックしておく。
- 習った料理はなるべく早く実践する。教室で習っただけではけっして自分のものにはならないから。

「なぜ料理を習うのか」の目的を確認する。

　ここでは職種や状況を特定せず、栄養士が料理を習う目的のいくつかをあげておく。

① 料理作りは嫌いではないし、家庭生活でも仕事のうえでも、料理技術は人並み以上でいたいから。

② いままで学んできた和食以外に、中国料理、韓国料理、イタリア料理、あるいは薬膳や精進料理などを習いたい。

③ 料理教室の講師をする機会がふえたので、改めて基本からしっかり学んでおきたい。または、指導をするときの講話や手順の参考にしたい。

④ 料理以外に、お菓子やパンの教室に通ってみたい。

⑤ 栄養士として恥ずかしくない程度の技術を身につけておきたい。

⑥ 有名な料理人やシェフから一流の技を直接学びたい。

まずは見学させてもらう。

① ある程度の期間続けることを目標にする（月1回の場合、少なくとも3年以上）。そのためには、受講料にムリがないこと、通うのに遠すぎないこと、受講者が多すぎないこと、実技に時間をかけてくれること（プレゼンテーションや試食が中心のところでは実技を磨くことができない）などをチェックする。

② 事前に通っている人から様子を聞いたり見学をさせてもらったりして、内容や雰囲気、先生の教え方、自分との相性などをチェックする。過去1年間のカリキュラムまたは指導料理名のリストなどを見せてもらうのもよいだろう。

③ 料理教室というような規模ではなく、縁のある先生に頼んで個別指導を受けるという方法もある。

④ 料理の基本から学ぶというより、達人の料理を味わったり、先生のお話を聞いたり、他の受講者たちと食の話題を語り合ったりするなど、お勉強的な要素のうすい、サロン的な教室も選択肢の1つ。

　いずれにしろ、講師の指導法や教室の雰囲気、受講者のタイプなどの点で相性はある。「なぜ、自分は料理を習いたいのか」その動機や目的をメモなどに書き出して、自分に確認する。

そして、入会前に次のような点をチェックしよう。

- 講師の雑談が多く、講座の終了予定時間をしばしばオーバーする、ワンマンな態度、教え方が雑、怪しげな健康論を展開する、調理器具や食品を売りつけるなどはNG。
- 講師が若く、経験も少ない様子。
- 受講者の中にも先輩と後輩の格差があって、新入りの人は下ごしらえや食器洗いなどばかりをさせられている。
- メーカーが経営する教室の場合、受講料は安くても、調理器具や商品などを高額で売りつけられることがある。
- あまり日常的ではない、飲食店向けの料理をしたり、特殊な食材（大きな肉の塊やスッポンなど）をよく使う。
- 受講者の割合が経験の少ない若い人や男性が多いなどで、習う料理が初心者向きのものばかりである（それを希望する場合はOK）。

スキルをしっかり身につけるために。

自分はとくに意識していなくても、周囲の人が「この人、栄養士（＝食のプロ）なんだ」と一目おくようになる可能性がある。料理教室に参加することが決まったら、そのことを想定して、次にあげるような心の準備をしておくとよい。

① 「なぜプロなのに料理を習うの？」のような問いかけを他の受講者から投げかけられることがありそう。あまり立ち入ってほしくない場合は、「お料理のセンスを維持したいから」「お料理は一生のことだから、ずっと勉強し続けたいと思って」などと答えれば納得してもら

えるだろう。自分から栄養士であることをいわないほうが余計な詮索を受けたり、アドバイスを求められたりすることなく、気楽に通えそう。

② 気をつけたいのは、「栄養士だから」と知ったかぶりをしたり、求められていないのに隣の人を指導したりすること。あくまで一生徒として、教室では自分の仕事に集中する。また、先生が話しているときに「そんなことは知っている」というような表情にならないように注意する。まじめに、なんでも吸収しようとする態度を保ち、模範的な生徒でありたい。

③ 習った料理や料理技術は、家でもすぐに実践する。実生活に活かすことで、学習効果は大きくなる。

④ 先生の話し方、態度、教え方、身だしなみなどにも注意して、今後の参考にする。その場合、批判的な見方になりすぎないように心がけよう。

⑤ 先生が栄養学的に誤った発言をしても黙って聞き流す。困るのは、先生が「ね、そうでしょ？」などと同意を求める場合。こういう場合もムキにならず、「先生はお詳しいから……」とボカすくらいの無難な対応がよさそう。

⑥ 大人の受講者としては、以下を心得て参加するようにしたい。
- 身だしなみを整える（エプロン、三角巾、服装、爪の手入れなど）。
- やわらかい表情で終始臨む。
- 受講中は姿勢を崩さないように。
- 私語をつつしむ。
- 先生のお話は近くで聞く。
- 自分の調理スペースを乱雑にしない。
- 後片づけはていねいに、手際よく。

目的・理由を確認し、適した教室や講師を選ぶ。

③「栄養士の料理はおいしくない」といわれることがあるが、どんな点を補強すればよいか。

Guide

- 「おいしさ」をだれと比較しているのか、どんな料理で比較しているのかなどを、冷静に検証してみよう。
- 「栄養士」という職業が先入観となって「おいしくない」と思わせてしまう傾向は、確かにある。
- 調理技術だけでなく、その人のライフスタイルが「おいしさ」を下支えする場合が多い。

「おいしくない」を検証する。

「栄養士の料理はおいしくない」という場合、その前提として、どういう状況についていっているのか、だれと比較していっているのか、などを明らかにしておく必要があるだろう。

① 食材や味つけに制限が必要な入院患者さんの夕食と、人気の飲食店のディナーと比べたら、食材やボリューム、バラエティ、予算などの点では勝ち目がない。

食事の目的も、味わう場面も違うのだから、おいしさに差が出たとしてもやむを得ない。

② 家庭での一汁五菜くらいの夕食を、栄養士と料理研究家とが、それぞれにつくって、数人の人に食べてもらうという実験をしたら、どういう結果が出るだろうか（もちろん、作った人は、試食する人の前に姿を現わさないという条件が必要である）。

この場合、栄養士が全敗ということにはならないだろう。メニューの決め方、味つけ、器の選び方、供するタイミングなどで勝敗が決まるはず。こうすれば先入観のない判断が可能となる。

③ 上の方法で何回やっても、一方だけが高得点という場合には、職業とは関係なく、料理技術やセンスの差を認めなければならない。

④ 料理のレパートリー、いま人気の料理の知識、食材の斬新な使い方などの点では、料理研究家のほうが有利かもしれない。しかし、対象者が女性か男性か、若い人か高齢者か、健康な人か食事制限中の人か、ごちそうか普段の食事か、などによっても「おいしさ」について試食側が下す評価や結果は変わってくる。その差は、職業の違いというよりも、個人の料理のセンスの差と考えるのが妥当だろう。

⑤ 「栄養士」と名のって、健康な人に料理や食事を供する場合、それだけでイメージ的に弱点となる可能性はある。たとえば、栄養士の作った料理というだけで相手に「栄養のバランスだけを考えた食事」という印象を与えたり、入院中に制限のある食事をした、という記憶があったりする場合、栄養士の食事に対する「おいしさ」は低く評価されるかもしれない。

「おいしさ」を支える
ライフスタイル。

「おいしさ」とは、絶対的なものではなく、相体的なもの（状況しだい）であるということを心にとめておきたい。大好きな料理でも、たびたび食べれば飽きてくるし、ごちそうを食べたあとにはお茶づけやおにぎりがおいしかったりする。

また、気の合った人と一緒にする食事はいっそうおいしく、職場の控え室でとる食事よりも、風光明媚な場所でとる食事はいっそうおいしい。

さらに、食事を作った人や、サービスする人の表情がやさしいかカタいかでも、味に対する印象は変わってくる。味ではなく、店主の魅力で人気の店があるように。

つまり、おいしさは舌でだけではなく、五感で感じるものであり、生理的、心理的、そして環境によっても、また、タイミングによっても感じ方は違ってくる。

このことを理解すれば、どんな部分を補強すればよいかが見えてくるのではないか。そのポイントは……。

①料理のレパートリーや調理技術、盛りつけなどに加えて、食器の選び方やテーブルセッティングなどの演出法も持続的に学ぶ。

②料理を味わってくれる人のニーズを推測するトレーニングをする。たとえば、季節感、朝・昼・夕食の「らしさ」、食べる人にとっての適量、メニューのバラエティなどを総合的に判断する能力を磨き続ける。

③給食の場合は1人1人への対応はむずかしいが、これまでの傾向を分析したり、スタッフと話し合ったりすること

で傾向と対策は可能になる。

寮や施設の入居者や入院中の患者さんなどに対しては、季節感に加えて、話題性、バラエティ、（制約の範囲で）甘めの味つけ、料理や菓子のネーミング、トレイに添えるコメント、料理を運ぶ看護師やスタッフの声かけなどが「おいしさ」アップの要因になりうる。

④台所や厨房で調理をするときの姿勢や表情も「おいしさ」に反映される。険しい表情、スタッフや家族との粗いコトバづかいでの会話、周囲の人への小言や愚痴、仲間とのおしゃべり、大笑いなどは厳につつしむ。

⑤これらのことは調理場の中だけに限ることではない。普段のライフスタイル（248ページ）が、どこかで料理のおいしさに反映する。

身だしなみを整えること、やわらかい表情を保つこと、ていねいなコトバづかいをすることなどは、きっとその人の作る料理や食事にやさしさや豊かさとなって現われるだろう。

⑥料理や食事の情報を休むことなく収集する。情報源としては、雑誌、書物、テレビ、インターネット、友人・知人、飲食店などがある。給食などでは、同じレシピを長く使っている場合があるが、少なくとも1年に1回は全面的な見直しをしたい。

⑦人気のある店やメニューには、それ相応の理由がある。少なくとも週に1回は、外食店の食事を味わってみよう。ときには、朝食メニューなども体験しておきたい。料理のヒントを得るだけでなく、それらを利用している人の食行動を観察して時代感覚を磨きたい。

「おいしい料理」には、つくる人の洞察力とその人のライフスタイルが現われる。

④ 料理講習会の講師を頼まれたとき、どのような心構えと準備が必要か。

Guide

- 栄養士が講師となる場合、健康効果を謳い過ぎる傾向がある。栄養士の社会的信用を高めるためにも、過大な健康効果をアピールしないように注意する。
- 「あれもこれも教えよう」と欲張らない。がんばりすぎると、お互いが疲れるばかりで効果は半減ということも。
- ここでも「問いかけ」は有効。雰囲気づくりや受講者の参加意識を強めるのに欠かせない。手順やできあがった味などについて、多くの人に発言していただこう。

料理指導が本業ではない栄養士が、単発で料理講習会などの講師を依頼されることがある。ここでは、料理指導が初めての人や、慣れてはいない人を想定して、以下のアクションプランを示そう。

事前に確かめておくこと。

① 依頼者には、行政機関、保健所、健康関連施設、病院、栄養士会、学校、事業所、任意のグループなどがある。内容は、健康促進に関するものが多い。

② 対象となる受講者の性別、年代、職業、推定人数などを聞いておく。応募者数には見込みより増減があるのがふつう。

③ 依頼内容によっては正確さに欠けるテーマもあるので、前もって講師としての方針を伝えることが必要だ。「生活習慣病にならない食事」「認知症を防ぐ食事」「要介護にならないための食事」（健康な人向けに）「1日塩分8グラムの献立」「こんな食事で100歳まで生きよう」「筋力アップを図る食事プラン」などは、料理や食事の健康効果を過大に謳うことになり、受講者に栄養や食事に対する誤ったイメージや知識を与え、結果的に社会に好ましくない影響を与えることもある。1〜2品の料理でそこまでいうのはムリ。塩分制限も、健康な人にはむずかしい目標なので、注意したい。

④ 紹介する料理数は少なめに。サービス精神から、または「早く終わってしまったらどうしよう？」という心配から、とかく料理数を多めにしがちに。その結果、それらを全部伝えようと思うあまり、急ぎ足になったり詰め込みになったりする。参加者は1品でも多くと思っているのではなく、みんなと料理を作ることを楽しんでいることを忘れずに。

⑤ 会場などは事前に下見をして、必要なスタッフの人数などについて見積もっておく。また食材の準備、終了後の廃棄物の処理、ガス、電気、水まわりのチェックなどは複数の人で行なうなど、責任者と打ち合わせておく。これらの確認事項はメモをとって記録に残す。

⑥ こういうときのために、知人が講師を務めるときなどに、アシスタントを申し出て現場を経験しておくとよい。

講習会当日の進行プラン。

身だしなみチェックポイント。

①清潔感を第1に、髪が顔にかからないようにまとめる。三角巾を使うことを望む開催者もある。爪は短く。化粧はナチュラルメイクで。

②イヤリングやネックレス、指輪、時計などは外す。マニキュアも落としておく。香水も控えるか、ほんのわずかに。

③エプロンは自宅使いしているものとは別に、清潔感のあるもの、しわになっていないものを用意する。袖は手元の清潔感を保つためのくふうを。

④フットワークが軽くなるように、施設のスリッパは使わず、履き慣れた自分用の上履き靴かスリッパを持ち込む。

自己紹介とあいさつをていねいに。

①講師紹介は主催者側がしてくれるのがふつうだが、それ以外にいっておきたいことを話す。あいさつの始まりと終わりには、ていねいなおじぎをする。

②きょうの予定を話す。この料理を選んだ理由、手順と使う道具の説明、注意点（コツや失敗しやすいこと）、タイムスケジュールなどを簡潔に話す。「お家でおつくりになる場合は……」などのポイントまで話しておくと親切。

③栄養面、健康、衛生などの点で強調しておきたいことがあれば話す。例：「一品で200グラムくらいの野菜がとれます」など。ただし、「ヘルシーなお料理です」「骨粗しょう症の予防にも」など、根拠のあいまいな説明はしない。

サロンの雰囲気でゆっくり進める。

①前述のとおり、「教え過ぎない」ことを心に留めておく。教え慣れていない人ほど、「ここぞ」とばかりがんばる傾向がある。「その料理を覚えないと生きてはいけない」、というのではないのだから、肩に力を入れすぎない。また、講師の表情がカタくなったり、声が粗くなったりしていては、料理づくりを楽しめない。「料理づくりを中心に和やかなひとときを過ごす、私はそのためのプロデューサー」というつもりで臨む。

②全員に目配りをする。1～2人にかかりきりになると、「私たちは見てもらえなかった」などの苦情が出ることも。

③アシスタントがいる場合、適度に支援を求める。アシスタントのことは、名字で呼び、「あなた」「○○ちゃん」は避ける。アシスタントとの会話にも講師の人格、品格が現われる。

④受講者には努めて問いかける。「いかがですか」「うまく切れますか」「こういうの、慣れていらっしゃるのでしょうね？」など。また、相手が自分よりもキャリアがある可能性があることも忘れずに。

⑤調理後、または試食後には、みなさんに感想を聞きたい。「いかがでしたか」という聞き方ではなく、「ゴマを使いましたが、風味が感じられますか」「ひと口サイズのにんじん、ご高齢の方にはいかがでしょうか」などと、相手が答えやすいように問いかける。発言しない人、調理中、静かにしていた人などを指名して発言を求めるのもよい。

⑥まとめのあいさつで終了する。「きょうは長時間おつきあいいただきましてありがとうございます。みなさまのレシピコレクションに加えていただけましたら幸いです」など。

受講者全員に適宜問いかけて、和やかな雰囲気づくりを。

⑤ 副業として、または退職してから、「料理を教える仕事をしたい」と思ったら、どのような準備をすればよいか。

Guide

- 人に教えるからには、調理技術が普通以上であることは当然として、明るさや話題力など、人間的魅力も大事な適性。
- まずは親しい人を招いてリハーサル的な集まりをしばらく続けてみる。それで自信が得られるようであれば、開業への可能性も出てくる。
- 「料理教室」とはいっても基本はみんなでサロン的雰囲気を楽しむことにある。

料理講師としての適性をセルフチェックする。

　料理を人に教えることを考える人であれば、そのスキルは「ふつう」よりは上ということを前提にして、さらに、以下の点も重要な要件となる。

　すなわち、料理指導とは「料理」というハードウエア（機械や装置などの物体）の作り方を伝えることにとどまらず、料理を楽しむ心、人と語り合って和み合う機会を提供することを含む（いわばソフトウエア）。この点を基本的条件として、以下の点をチェックしてみよう。もちろん「イエス」が多いほど料理講師としての適性度は上がり、開業への可能性は高くなる。

① 日頃の言動に明るさ、温かさ、人への心づかい、ハキハキした感じ、話題力などがあるか。つまり求心力があるか、その程度は「ふつう」か、それ以上か。

② 養成校での授業以外に、料理教室に通ったり、人から一定期間、料理を習ったりしたことがあるか。

③ これまでに、複数の人に実習によって料理を教えた経験があるか。

④ 人から「あなたにお料理を習いたい」「お料理を教えるのがうまい」といわれたことがあるか。

⑤ 人に料理を教えることについて家族の反対はないか。場合によっては、自宅を使うことに反対はないか。

⑥ これまでに、自宅に人を招いてホームパーティーなどを開いたことがあるか。

⑦ 正規雇用で勤めている職場では、副業をもつことを禁じることがあるから、リハーサル的な開講でも、厳しく内密にしておくことができるか。

自宅型と出張型。

自宅で開く。

　自宅に4人以上の人数が食事のできる椅子席があれば小規模の教室を開催できる。厨房（一般的な家庭の台所）でも、手順や役割を決めておけば、狭さは緩和できる。このタイプの教室は指導中心というよりも、作った料理を囲んで、料理の由来や歴史、食材にちなんだ話題などを楽しむサロン風教室に向いている。

フリーで料理講師を務める。

　大手の著名な料理教室、行政や栄養士会が主催する地域の料理教室、メーカーや任

意団体による料理教室などに講師として登録をしておくと、声がかかったときに担当するという仕組みがある。または、公共の施設や企業のキッチンルームなどを借りて、自らが行なうこともできる。慣れてくれば、自分で開催する機会が生まれる。ある程度の人脈やキャリア、実績などがあるとさらに有利。

開業から運営までのプロセス。

　教室を続けるためにはクリアしておきたいポイントがいくつかある。

　開業前には友人・知人などを対象にリハーサルのようなカタチで模擬クラスをしばらく開いてみる。そこでの反応や反省点は本番までにブラッシュアップさせておく。もちろん参加者のアドバイスも大歓迎。

①まず、教室の特色を持たせる。漫然と「お料理教室」とするのではなく、主とする受講者を想定して内容やテーマを決める。子育て中の母親を対象とするなら「離乳期の子の食事と健康」「いっしょに作る母と子のイキイキメニュー」「サッカー少年のための元気メシ」。成人対象であれば「夫婦で作るブランチクッキング」「和食の達人としての一汁三菜料理教室」など。

②クチコミを利用して、最初の受講者が決まってからオープンする。1人の受講予定のないままに屋号（教室名）を決めたり、インターネットでの告知やチラシなどを配ったりしても、簡単には人は集まらない。実績や人脈のある人は、クチコミの段階で、最初の受講者を集められるもの。

③パンフレットなどの宣伝資材は、テストラン（お試し期間）の経過を見て、「い

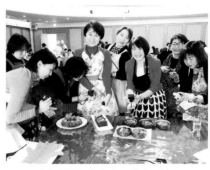

ける」と判断したときに作ればよい。

④別項でも触れているように（244ページ）、1回の教室での料理の教えすぎに注意する。1つ2つの料理を、みなさんに作っていただきつつ、食や健康について語り合うサロンの雰囲気を保つ。

⑤サロンのルーツの1つは、「客間での社交的集会」。講師による独演会ではなく、みんなで語り合う場とする。主催者はホスト、ホステス役に徹して、参加者から話題を引き出し、それにみんなで参加できるように進行する。料理教室の今後は、そのサロン的雰囲気が参加者にどれくらいなじむかで決まる。集客のよくない料理教室は、講師の教えすぎ、主導権のとりすぎ（ワンマンショー）ということがよくある。

⑥家庭で開く場合、家族が出入りしない部屋を選ぶこと。また、家族やペット、家庭関連の話題に終始しないように強く気をつける。

⑦受講する人の中には、スキルを学ぶことよりも、その場の雰囲気や試食のほうを楽しむ人がいるかもしれない。それも料理教室の楽しみ方の1つ。自動車運転の教習所ではないのだから、スキルアップだけを求めず、そういう受講者も温かく受け入れたい。

まずはリハーサルによって適性チェックをしてから開講する。

1 栄養士らしいライフスタイルを 自分のものにするには、 どのようなアプローチがあるか。

Guide

- 英語の「ライフスタイル」には「生活習慣」と訳すだけで収まらない、深い意味がある。それを理解することは栄養士個人のためにも、プロとして人々の健康を支えるためにも、大きな意味をもつ。

- 医療関係者がよく使う「QOL」(生活の質)とはなにか。そのコトバを正しく使うためにも、ライフスタイルについて理解し、それがQOLと深くかかわっていることを把握しておきたい。

- 栄養士が、どんな職業についても、あるいは、現在、仕事をしていなくても、栄養士らしいライフスタイルというものはある。それは職業的使命である以前に、自分を幸せにするプロセスとなる。

ライフスタイルの意味を 正しく理解する。

①『広辞苑』(第7版) では「ライフスタイル」を「生活様式。特に、趣味・交際などを含めた、その人の個性を表すような生き方」としている。つまり「ライフ」には「一生」や「人生」という意味がある。

②「スタイル」もまた、英語では「ある個人、階層、社会に特有の考え方、行動の仕方、様式」との意味もある(『例文で読む カタカナ語の辞典』小学館)。

　日本で、プロポーションがよいという意味でいう「スタイルがよい」は、英語圏では「生きる姿勢がよい」というニュアンスが強くなる。

③コトバには、その国流の使い方がある。日本を例にとると「テレビ」「マスコミ」「ドタキャン」などの和製英語は正しくない、と決めつけることは、その国や地域ごとの文化を否定することであり、迷惑な干渉だとする見方もある。それでも「ライフスタイル」を「生活習慣」と同じ意味として理解してしまうと、コトバ本来の意味を狭めることになり、自分および他者の人生観や価値観を見落とすか、軽視する可能性があるので注意したい。

④「生活の質」(Quality of life) というコトバも、生活上の自由度や経済的レベルを指すコトバとの理解にとどめず、生きがいの強弱、健康観など、ライフスタイルに属する問題までをも含むコトバであると理解しておきたい。

生活習慣と ライフスタイルとの比較。

　日本語における生活習慣とライフスタイルの境界線は画然とはしていないが、おおむね次ページ表のように分けられる。

　この表のとおり、生活習慣とは、無意識的・継続的に行なう生活行動を指す。一方、ライフスタイルとは、その人の価値観、人生観を反映した生活様式を指し、個性の一部となる考え方や行動傾向をいう。

生活習慣	就寝時刻　食事回数 食事時刻　食塩の多い食事 入浴時刻や頻度　通学・通勤 運動習慣　余暇活動　旅行
ライフ スタイル	人生観　価値観　信仰心 健康観　プラス思考 身だしなみへのこだわり 食事の摂取基準に基づき実行 生活信条　政治的立場

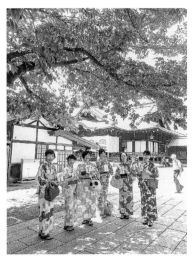

しかし、玄米食や信仰などのように、強い動機をもって始めたライフスタイルも、続けるうちに生活習慣になる。このように、生活習慣とライフスタイルを区別するのはむずかしいが、同じ意味で使うのは好ましくない。

"栄養士らしい"
ライフスタイルとは。

栄養士だからといって、「ライフスタイルはこうあるべきだ」と押しつけられたくはない。人生の歩み方や楽しみ方は人それぞれ、職業とはあまり関係はない。

そうではあるが、健康意識は高くもちたいし、食生活は整えておきたい。

それには「仕事のため」という部分もあるが、それ以上に生涯現役を目指す自分にとってメリットが多い。

そこで、心身の健康と活力を保ち、増進させるのにプラスとなるライフスタイルの例をあげてみよう。

①栄養士とは、食を通じて人の健康を支える職種であり、その仕事に終点はない。家族、地域、職場、その他のコミュニティなど、どこででも、いつまでも活躍でき、（収入の有無や高低に関係なく）人から感謝される尊い仕事といえる。その意味で、栄養士は、生涯、社会に貢献できる職業である。

②これまで先輩たちから知識や技術を学び、経済的安定を与えられてきたように、自分の知識や技術も、後輩たちに、そして社会に、どんどん還元するように努める。それが栄養士全般の向上につながるとともに、自分の元気を支えることにもなる。

③「栄養士だから」という誇りをもつことは大事だが、仕事を選びすぎて守備範囲を狭めないようにする。たとえば、「食や健康に関係ない事務や雑用は私の仕事ではない」などとは考えない。文学部卒業の人がみな文学系の仕事をしているわけではない。自分が選んだ学業や資格、専門性と関係がうすい職場でも、活躍するからこそ仕事も人脈も広がってゆく。

④仕事の時間とプライベートの時間との区別をはっきりさせ、それぞれの場で精いっぱい生きる。

⑤「1日に、なにを、どれだけ食べるか」という基準をもち、定刻に食事をする習慣を一生実践する（230ページ）。

 自分を幸せにするプロセスこそが、栄養士らしいライフスタイルを生む。

② 栄養士のTPOに合わせた「身だしなみ」をどうステップアップすればよいか。

Guide

- ジャケットは、栄養士の社会的地位を向上させ、イメージアップする必須の基本ウエア。
- 通勤は仕事の開始。どんな職場であっても身だしなみを整えて出かけたい。それもまたアクティブライフ、健康のカタチのベースとなる。
- 栄養士に白衣は必要か、検討してみる必要がある。少なくとも病室以外なら食事相談には必要ないのでは？

公的場面でのおもな服装。

栄養士のTPOに合わせた身だしなみを考えるにあたり、どのような場面（シーン）と服装が想定されるか、例を下表にまとめてみた。

① 下の表で見るように、栄養士のかかわる公的な場面にも、それにふさわしい服装がある。これは、ほかのどんな職業にもあてはまる。栄養士だから特別、ということではない。下の表に対して「理想的すぎる」と感じる人は、この機会に1度「自分の職場環境が一般的ではないかもしれない」と振り返ってみてもよいかもしれない。

② 身だしなみを整えておくと、いつ、どこへ出かけることになっても少しも動じない。それは行動範囲を広げることを意味し、アクティブな生活を送るためのよい条件になる。

③ 改善の必要を感じた人は、現在の（職場や人的な）環境が長い年月をかけてできあがっていることを考え、まずは自分から変えていくように心がけよう。

	職場関連の場合	メインとなる服装の例	避けたい服装
1	通勤	スーツ　ワンピース　ジャケット	ジャージ　Tシャツ
2	厨房の現場	ユニフォーム　作業服	家庭で着るような服装
3	食事相談の現場	ジャケット　ユニフォーム（白衣）	ジャージ　Tシャツ
4	ミーティング・会議の現場	通勤服に準ずる	ジャージ　Tシャツ　白衣　作業服
5	食堂での食事	通勤服に準ずる　カーディガン	白衣　厨房用の服
6	公的な外出	通勤服に準ずる	白衣　Tシャツ　カーディガン
7	訪問者への対応	通勤服に準ずる	白衣　Tシャツ　カーディガン
8	宿泊を伴う出張	旅行用ジャケット（ポリエステル素材）	カーディガン　セーター
9	学会・研修会への参加	通勤服に準ずる	カーディガン　セーター
10	同僚との会食・懇談会	通勤服に準ずる	カーディガン　セーター

④栄養士が白衣を着る必然性があるかど
うか、もし着るなら、どんな色やデザ
インがよいか、などについて職場ごと
に考えてみたい。病室以外の場で行な
う食事相談は、堅苦しさを避けたいと
いう点から、白衣の着用は避けたほう
がよいかもしれない。

ジャケットは必須のウエア。

ジャケットとは「上着」のこと。

スーツ(上下そろい)に対して、上着だ
けを指す。厳密な分類ではフォーマルとは
いえないが、セミフォーマルからカジュア
ルまで種類は千差万別。なかには、カー
ディガンと区別がつかないものもある。や
やカチッとしたものを持っていれば、T
シャツの上に羽織るだけでも簡単に「よそ
行き」らしく変身できる。下はスカートで
もパンツでもOK(右上の写真)。

ジャケットを着こなすには。

ボトム(パンツやスカートなど下半身に
まとうものの総称)とのコーディネートが
必要。最初は黒ジャケットにベージュのパ
ンツやスカートといった組み合わせから。
①色柄のコーディネートの例
　　上が黒、下が白(以下、上下順)
　　黒とグレー
　　黒とベージュ
　　紺と白
　　紺とグレー
　　紺とうす茶
　　無地と無地
　　無地と柄
　　柄と無地
②素材のコーディネートの例
　　ウールとポリエステル
　　ポリエステルとウール

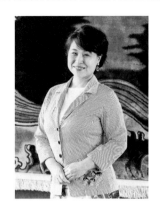

　　レーヨンとウール
　　綿とポリエステル
　　織り柄と無地
　　無地と織り柄

アドバイスを受けよう。

不慣れな人は、着こなしている人や服飾
専門家(店員)などからアドバイスを受け
るか、雑誌やテレビで勉強するなどして学
んでいこう。

素材で選ぶのも一案。

ポリエステルのジャケットはシワになり
にくく、着脱もしやすい。温暖化が進む近
年、真冬でも常用できる。外出の多い人、
着替えの多い人、汗をかくことが多い人に
は必須のアイテムとなる。

> ### ■事例　ア・ラ・カルト
> 栄養士のKさんは、友人に誘われて講演
> 会へ。終了後、懇親会にも誘われて参加し
> た。ところが、スーツやジャケット、ワン
> ピースの人が多い。Kさんは自分だけが
> カーディガン姿だったので、なんとなく肩
> 身の狭い思いをした。この経験以後、大い
> に反省して、ファッションにくわしい人の
> アドバイスを受けて、白
> 1着、黒1着のジャケッ
> トを購入。いまでは、時
> と場合で数着を着まわし
> ている。

身だしなみはアクティブライフ、「健康のカタチ」の基本。

③ 栄養士の「アフター6」や 休日の過ごし方を充実させるには、どこから手をつければよいか。

Guide

- ▪ 「アフター6」の過ごし方も、休日の過ごし方も、「疲れをとる時間」と考えず、「人生を充実させる時間」というように積極的に考える。
- ▪ アフター6の時間が1日の中で占める割合は少ないけれど、1日1時間でもなにかをすれば、年間でそうとうの時間になる。小さな習慣づくりがたいせつ。
- ▪ 余暇活動のことは同僚や仕事関係の人には内密にしておくほうが無難。他人の楽しみをやっかむ人が、ときどきいるのが現実なので慎重に。

アフター6の意味を知る。

1日の基礎的な生活パターン。

人の1日の行動を大別すると、次の3つに分けることができる（表）。この3つのバランスがとれていることは、心身の健康を維持するうえでも、人生を豊かにするうえでも、大きな意味をもつ。

生物的行動	睡眠 食事 入浴 身のまわりのこと
社会的行動	家事 育児 通勤 通学 仕事 買い物 介護 アルバイト
保健的・文化的行動	くつろぎ 休養 娯楽 新聞や雑誌 趣味 運動 テレビ ラジオ スポーツ 学習・研究 ボランティア 信仰 受診

（大橋禄郎）

ウイークデーの時間割を見直す。

表のうち、生物的行動に使う時間は平日で約10時間、社会的活動は12時間、保健的・文化的行動に使える時間は2時間。こうして表にしてみるとアフター6の時間はいかにも少ないので、無計画に過ごすと、まとまったことはできない。そこで、仕事に出かける前に、帰宅後にすることを付箋紙などに書いて見えるところに貼っておくと「うっかり忘れ」を防ぐことができる。何日か継続すれば、習慣として定着する。このように事前にアフター6にやることを予定しておかないと、なんとなくテレビを見たりパソコンと際限もなく向き合ったりする時間が長くなり、あっというまに1日が終わってしまう。

1日1時間分の貯金をする。

1日1時間、趣味や健康、勉強などに使えば、知識や技術の貯金になる。

週に3日間、1時間をこれにあてた場合、1週間で3時間。さらに土日の両日で3時間をとれば、1週間の合計は6時間となる。1カ月で24時間、1年で288時間に。288時間を学校の90分授業に換算すると192回、受講したことになる。

こうした生活習慣は、人生に充実感を与えるうえに、心身の健康度も高める。実際に余暇活動を活発に行なっている人では、これ以上に多くの時間をあてているケースもある（余暇および余暇活動の詳細については、254ページ参照）。

帰宅後の過ごし方を振り返る。

仕事が終わる夕方から就寝までを自分がどう過ごしているかを振り返ってみて、好ましいと思える習慣を見つけよう。

①着替えをし、リラックスしてフリータイムモードに切り替えている。

②家族との歓談の時間を楽しんでいる。

③家事や夕食のあと、自分の趣味や勉強に時間を使っている（たとえば週に3回以上、1回に1時間以上など。読書、趣味、勉強、お稽古、運動、健康法など）

④毎日、日記をつけている。

⑤月に何回かは余暇活動（上記のほか、グループ活動など）のために、どこかに通っている。

⑥その他（友人・知人と会う、ペットと遊ぶ、ガーデニングなど）

休日をアクティブに過ごすには。

性、年齢、1人暮らし、家族同居、子どもの人数や年齢などによって、休日の過ごし方は異なるが、多くの栄養士に共通する理想的な休日の過ごし方の例としては、次のようなものがある。

①グループ活動に参加する。グループ活動は、余暇活動を長続きさせる利点の1つ。親しい仲間ができると、会うのが楽しくなるし、そこに異性や異世代の人がいれば、いろいろな考え方に接することもできる。グループに参加してしばらくしたら、運営者に「私にもできることがあれば、お手伝いさせていただけませんか」と申し出てみるのもよい。運営にたずさわることでリーダー的な仕事が生まれ、余暇活動にも張り

が出てくる。

②地域のコミュニティや異業種の人ともかかわるように努める。いろいろな場面に適応する力がつくうえに、そこから仕事が生まれることもある。

③勉強、資格習得の準備を進める。糖尿病療養指導士、健康運動指導士、調理師、外国語、日本語、アロマテラピー、心理相談員など、資格試験のための勉強を行なう（26ページ参照）。

④講演会やセミナー参加、スポーツ観戦、芸術活動（絵画、写真、書道ほか）やコンサート、芸能などの鑑賞、ハイキング、サイクリング、そのほかの趣味などの外出は、心身によい刺激になる。

余暇活動をしていない人の弁解の定番として、時間がない、お金がない、機会がない、という「3ない」がある。しかし、余暇活動に活発な人が時間的、金銭的に恵まれているわけではない。そのことは、周囲を見渡してみれば、明らかだろう。

職場では余暇活動のことは非公開に。

余暇活動は仕事と対立するものではない。仕事と、それ以外の自分の時間は、健康な社会人にとってどちらも欠かせない。したがって、どちらかを軽視するような言動はつつしみたい。また、余暇活動を優先するあまり、仕事関係の人との関係を軽視するなども好ましくない。

一方、余暇活動のことを同僚などにあまりオープンにしないほうが無難。休暇をとるときや病欠したときなどに「またボランティアじゃないの？」などと陰口される可能性がある。日本の職場は余暇活動に理解があるとはいえないのが現状。

「人生を充実させる時間」と考えて、生活習慣を見直す。

④栄養士にとって余暇活動をすること、続けることにどんな意味があるのか。

Guide

- 「余暇」は、仕事から離れた自由時間。その時間に行なう活動を「余暇活動」という。仕事から余ったヒマではない。
- 余暇活動には、睡眠や休息のような生物的行動から、家事や仕事などの社会的行動、学習、ボランティア、信仰、市民活動などの保健的・文化的行動まである。
- 余暇活動は、その人の表情や行動をイキイキとさせる。それは「健康のカタチ」として現われ、周囲の健康度もあげる。

余暇の意味、余暇活動の意味。

「余暇」とは、仕事などから離れた自由時間のことであり、「余暇活動」とは、この時間に行なう行動のすべてを指す。睡眠や休息などの生物的行動も余暇活動であり、遊びや学習、運動や散歩、家族や仲間との交流やグループ活動など、社会的・保健的・文化的行動までを含む。健康効果としては、以下をあげることができる。

①心身の機能を転換する。ふだんよく使う部位（頭脳、目、手足、骨格など）のうち、働いている部分を休ませ、休んでいる部位を活性化する。「休養」をゴロ寝のように、なにもしないこととととらえると、気分転換ができず、むしろ疲労感は続く傾向がある。

②自分が好むことに時間を使うことで充足感を得る。

③家族や私的な仲間と交流する楽しみ、目標をもって行動する楽しみによってストレスを緩和し、日々のモチベーションを高めたり更新したりする。

本書では健康の基礎的条件として、従来の「栄養、運動、休養」に、「ストレスコントロール」「よい人間関係」「生きがい」の3つを加えて「健康の6大要素」（269ページ参照）を基礎にして健康を考えているが、余暇活動は、この6大要素のすべてにかかわる行動である。

栄養士にとっての余暇活動。

健康をカタチで示す。

健康は、上記のように少なくとも6つの要素によって支えられる点が多い。それは、アクティブなライフスタイルを意味する。人とは交わらず、社会に貢献することなく百寿を迎えるというような、真空パックをイメージさせる人生を「健康のカタチ」と呼ぶことはむずかしいだろう。

「健康の6大要素」をベースにして栄養士活動を続ける場合、食や栄養の知識の普及にとどまらず、栄養士の生き方そのものからも「健康のカタチ」をクライアントや周囲の人たちにも感じてもらえるように行動したい。

よい仕事を、より楽しんですることは当然として、仕事以外の自由時間にも趣味や学習、グループ活動をすることで、その人は疲れるどころか、表情や行動がイキイキ

としてくる。それが自分や周囲の環境を活性化することにもつながる。

話題の幅を広げる。

　栄養士は食事相談をはじめ、人の健康を支える場面では、対象者（クライアントなど）の生きがい（モチベーション）を強化するお手伝いをしたい。

　「生きがいはなんですか」と聞かれて即答できる人は少ないが、「週末のご予定は?」「夏休みのご予定はあるのですか」などと問いかけることで、相手は楽しい予定を語り出す可能性がある。

　「仕事が趣味」という人もあるが、それでさえ、趣味的会話でつなげられる。「お仕事のどんな点が楽しいのですか」「お仕事がお休みのときはどのようにお過ごしになるのですか」「お仕事では、どんなことを目標にして楽しまれるのですか」などと問いかけることで、仕事の楽しさをコトバで表現することを相手に促すことができる。

人との結びつきを強くする。

　「余暇活動は、人と人を結びつける接着剤である」と説く人もいる。余暇活動を通じて、異性、異業種の人、異世代の人との交流ができ、目的意識をもった人どうし、深く結びつくことができる。また、人脈は、仕事に限らず、人生そのものを支え合って生きる仲間ともなりうる。

余暇活動を始めるには。

　現在、余暇活動をしていない人は、次のような方法を考えてみよう（前項参照）。

① 栄養士を対象とする研修会、栄養士会などに継続的に参加して、情報源、人脈を広げてゆく。

② 関心のある趣味や勉強、グループ活動があれば、雑誌やインターネットで探

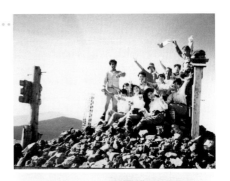

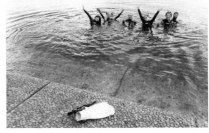

し、資料を取り寄せたり、見学させてもらったりして準備をすすめる。

③ グループ活動に参加した場合、半年以上たったら、こちらから声をかけ、運営スタッフの1人になったつもりで参加させていただくこともよい。これも余暇活動を長続きさせるコツ。

④ カテゴリーノートを作る。自分の好きなこと、たとえば、なにかのコレクション、ペットの飼育、ガーデニング、語学の勉強、資格取得の準備、絵画、陶芸、スポーツ、旅行などのうち、「これは」と思うもののノートを作る。そこに活動日時や内容、同行者、自己評価などの欄を作って記録する。文具店などでは「ライフスタイルノートブック」を販売するようになった。しかし、あらゆる余暇活動についてノートがあるわけではないので、これらを参考にして、自分に適したものを作るとよい。こういうものがあると意義や達成感を感じやすく、長く続けるきっかけになる。

余暇活動は人と人を結びつける接着剤。そこから生涯の友も。

⑤ 栄養士にふさわしいボランティア活動にはどんなものがあるか。実行に移すためには、なにをすればよいのか。

Guide

- ボランティアは自発性、公共性、無給性などを前提として行なう社会的活動。最初から「栄養士向き」の内容にこだわらないほうがよい。
- 災害支援のような緊急性のあるもの以外には、町おこしやスポーツチーム、芸能チームの支援など、身近なところにも参加できるものがある。

ボランティアについての基本知識。

自発性、無給性……が基本。

「ボランティア」とは、ラテン語の『自由意志』を意味するコトバが語源とされる。自発的な意志に基づいて他者や社会のために、金銭的な利益を第1に求めない社会参加活動をいう。

その原則は、①自発性、②連帯性、③無給性、④創造性、などの4つ。最近は「有償ボランティア」というものもある。

ボランティアを行なうことは自分のライフスタイルの問題。尊敬や名誉を求めて行なうものではないので、自分のボランティア活動について吹聴するのは差し控えたい。

自分に合った形式を選ぶ。

ボランティアには、期間、時間帯、作業内容などによって多くの方式がある。そのすべてを把握することはむずかしいが、おおよそ、以下に大別できる。

①イベントの手伝いのように、ある時期に1日か数日間の限定的なもの。

②災害支援のように、突発的に必要が生まれ、そこへ出かけて行って活動を行なうケース。活動は一定期間では終わらず、長期間となることが多い。そのため、何週間か何か月かごとに訪ねて作業にあたるという方式もふえている。

③自分の居住地域、または職場の周辺で、短期・長期的に、各種の事業や障がい者や独居高齢者、貧困層への支援などを行なうもの。行政や福祉組織などが主導するものが多い。

④さまざまな組織(商工会、趣味のクラブやスポーツチーム、地域活動グループ、卒業生によるグループ、県人会、教会など)が主導するもの。地域の活性化や教育・芸能の支援、スポーツなどの振興を促進するタイプのものなど。

⑤個人的に自宅でパソコンや手作業、電話などを使って行なうもの。健康相談や料理のレシピ紹介、手芸品の製作、新聞や雑誌発行の手伝い、文章や写真、イラストの提供など、あらゆるジャンルがある。

いずれのボランティアも、参加時期や時間帯について、さまざまな方式や条件がある。ウイークデー、週末や休日、昼間、夜間、シーズン限定、自分の都合のつくときだけなど。その中から参加可能なものや得意分野のものを選ぶ。

"栄養士らしい仕事"に
こだわりすぎない。

① 「栄養士だから栄養士らしいボランティアを」と、選択の範囲を最初から狭めないほうがよい。いま、自分の気がつく範囲で、どういう人たちが、どんな支援を求めているか、それに着目することが重要である。また「支援」の対象は、いわゆる「弱者」とは限らない。地域のスポーツチームや芸能チームなどが全国大会に出場するような場合、持ち物や飲食物の管理、競技場や会場の整備など、手伝うことは多い。

② 人間の生活には食や健康は欠かせない。栄養士という資格や職種とは一見無関係なボランティアに参加していても、「そういえば、あなたは栄養士でしたね。実は、遠征中はずっと外食になるのだけれど、なにかアドバイスをいただけない?」というようなカタチで、役割が回ってくることがある。

③ 災害、イベント、町おこしなどにおいて、食や健康に関して協力できるアイディアがあれば、関係者に連絡をとって申し出る方法もある。

④ ボランティア経験がない場合、短期的または参加回数が少なめのものから始めるのが無難。長期的なものに参加して、途中で抜けることになると、ほかの人に迷惑をかけることになる。1度参加を決めた以上、約束の期間前に辞めることがないようにする。

最初のアクションプラン。

① 多くの組織がボランティアを求めている。探す方法は、インターネットで検

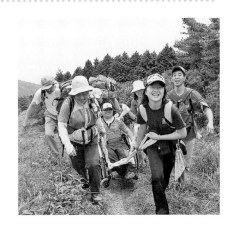

索したり、地域の行政機関に連絡したり、ボランティア経験のある知人・友人に相談したりするなど、いろいろある。栄養士に関係あるボランティアとしては、「高齢者への配食や献立作成」「地域住民対象の料理教室・おやつ作り」「サマーキャンプ」「発展途上国への医療援助」などがある。

② 参加の問い合わせや参加表明をするときは、こちらの氏名や参加理由などを誤解のないように伝え、先方からの説明(ボランティアの目的、期間、時間、参加場所、必要なものなど)をメモしながら聞く。

面談する機会があれば、相手の参考になるような資料を持っていくとよい。たとえば、これまでのボランティア経験を示すもの、専門や趣味に関係する資料(写真、パンフレット、イベントプログラム) など。

応募参加の際に「ボランティアの体験をしてみたい」「栄養士の仕事を活かせないかと思って」など自分の都合や希望を強調しすぎない。いかに相手のニーズに応えられるかに知恵をしぼる。

 「栄養士らしい仕事」にこだわらず、人の役に立つことを1番に考える。

⑥栄養士の結婚や結婚生活について、どう考えればよいか。

Guide

- よい出会いをするための努力は、アクティブな人生を築くための大事なアクション。自分の人生を自分で切り開く積極性を発揮したい。
- 結婚を優先せず、独身で生きてゆくという選択肢もある。その理由を聞かれる可能性があるので、相手を納得させる明快な答えを用意しておこう。

配偶者とどう出会うか。

栄養士に限らず、結婚を考える人が異性と出会うきっかけは100人に100通りのパターンがあるといっても過言ではない。あえて一般的なきっかけをあげるならば、以下のものではないだろうか。

　①同じ職場や仕事の関係
　②幼なじみ、同窓生
　③同地域の顔見知り
　④グループ活動の仲間
　⑤合コン
　⑥お見合い
　⑦友人・知人、親・親戚の紹介
　⑧結婚紹介所
　⑨インターネットの各種サイト

これらのきっかけに優劣はないが、アクティブな人生を考えるのであれば、異性と限らず多種多様な人と交流し、よい人間関係を自発的につくってゆく積極性に意味がある。出会いには持続・発展が伴う。

"独身で生きてゆく"という選択肢。

今日の日本では、結婚を優先させないライフスタイルに対する理解や共感は広がっている。それでも、「なぜ結婚しないの?」「淋しくない?」「年とってから困らない?」といったぶしつけな問いかけをしてくる人も少なくない。これらは悪意ではなく、親切や同情、遠回しの促しである場合が多い。日本人としてはそのような文化圏に属していることを自覚して、上記のような問いかけを受けた際には明快に答える準備をしておきたい。「当分は自分磨きに専念です」「いまに驚かせますからご心配なく」「人生100歳時代、ゆっくりいきますよ」などは1例。ムキにならずに軽く受け流すスキルを身につけよう。

親しい人には栄養士としての生活プランを示す。

自分の職業と家庭とは、別の領域ではあるが、栄養士の知識や技術は、健康な家庭を築くために有効なものが多い。

配偶者となる可能性が出てきた人には、自分が描く家庭生活のイメージやビジョンを、押しつけにならない範囲で、さらっと話しておきたい。

①定刻に食事をとる習慣を守る。その場合、家族がそろって食卓につく。
②家庭内でもあいさつをする。「おはよ

う」「いただきます」「ごちそうさま」「お休みなさい」など。

③家事や育児は分担して行なう。役割分担についても話し合っておく。

④食事中はテレビを消す。食卓にスマホは置かない。

⑤定期的に体重測定をする。

⑥家族で運動や散歩をする習慣をつける。

こうした基本的な生活設計について配偶者となる人と結婚前から意見交換しておくことは、家庭内のコミュニケーション環境をよくする第1歩といえる。

健康管理は個々人の責任で。

①栄養士が結婚するとき、披露宴でのスピーチなどで、「旦那さん（または奥さん）をメタボにしないように」などといわれることがある。しかし、配偶者は入院中の患者さんではないので、管理下に置くことはできない。家族にはそれぞれのライフスタイルがあり、過剰な管理は迷惑だけ。配偶者が栄養士であってもなくても、健康管理は個々人が行なうもの。

②一般に、独身時代は食事が不規則であるため、結婚を機に規則的な食事をするようになることによって、体重がふえることがある。そのことを「栄養士なのに！」と配偶者に責任転嫁されるのは筋ちがい。これらのことも、結婚前に話題にしておくとよいかもしれない。

一流の専門家には柔軟性がある。

栄養士の中には、外食やファストフード、肉、揚げもの、清涼飲料などを過度に敬遠する人がいる。そうした潔癖性を「売

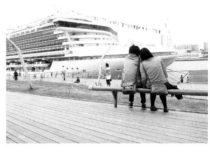

り」にしている人もいる。個人的にそういう生活習慣をもつのはよいが、結婚した場合は配偶者や家族にそれを押しつけることがないようにしたい。

身体的パフォーマンスを考えるアスリートや芸能人は別として、一般論としては、独身で厳格な健康管理を考えている人はむしろまれだろうから、外食やファストフードを利用するからといって、それを「不健康」と見るのは偏見に近い。

結婚という新たな生活を始めるにあたって、こんなことに気をつけてはどうか。

①家族に向けて「行動変容」を迫らないようにする。クライアントでも家族でも、自発性を無視して、コトバだけで説いても、人の行動を変えることはむずかしい。「変わるのを待つ」くらいの寛容さがないと、円満な家庭生活を築くうえでマイナスになりかねない。

②相手の両親と同居する場合、または近くに住む場合には、とくに注意する。食文化は何百年の積み重ねがあり、それによって現在の日本人の健康がある。いま、あわてて改革に着手しなくても著しい不都合はない。

義父母が塩辛いものを好むとしても、そこで栄養士活動をせず、親しい家族関係をつくることを優先しよう。

家庭では栄養士活動をする前に和やかさを演出する。

⑦ 仕事と家庭、育児などを 両立させている栄養士が、 行きづまったときにはどうすればよいか。

Guide

- なにが、どこが問題なのか、現状を把握するにはメモをとって、モヤモヤ感を視覚化して整理する。
- 先輩たちは家事や子育ての経験を活かして誇りをもって生きている。そういう人に相談にのってもらってはどうか。同僚以外に相談にのってくれる先輩や親戚を考えてみる。

問題点を書き出してみる。

仕事と家庭、育児を行なっている人に共通する行きづまりの原因は非常に多いが、その一部として、以下があげられる。

なお、家事や育児とは直接関係のない、個人的な問題（人間関係、人生観、仕事の達成感、生きがい不足、心身の病気や不調など）、職場での問題、近隣の人との関係などと複合的に問題化することが多いが、ここではポイントを絞る。

①子どもを預けるところがなかったり、預けていても問題があったりする。
②時間のやりくりがストレスに。
③配偶者や家族から感謝や励まし、いたわりのコトバがない。「やってあたり前」のような態度を感じる。
④（上記のこともあって）気力・体力的な限界を感じている。
⑤子育てのあり方について迷ったり、自信を失ったり、配偶者や家族と意見が合わなかったりする。
⑥子どものことで仕事を休んだり、遅刻や早退があったりするので、自責の念や同僚への気づかいもあって悩む。
⑦（実は）料理が得意ではなく、献立を考えたり調理したりするのが苦手で、心理的な負担になっている。
⑧仕事と家事、育児、介護などが重なって、多忙に加えて虚脱感、マンネリ感に陥っている。そのため、仕事や人生、生活の目的や意味を見失っている。
⑨その他。

上記については配偶者の理解や協力が不可欠だが、ここに問題があるケースが多い。しかし、いきなり不満をぶつけるのではなく、まず該当する問題を書き出すことで頭の中のモヤモヤを視覚的に把握しやすくする。これが論理的解決の第1歩となる。

家事、育児の経験者に アドバイスを求める。

①まずは、配偶者と話し合ってみる。このとき、突然悩みや不満を切り出すのではなく、職場での会議と同じように、数日前に話題（議題）と日時を決めておき、当日は、あらかじめ下書き（箇条書き）しておいた事項に従って自分の状況を説明する。
②1人で問題を抱えこまないこと。配偶者や家族に相談するのが手っとりばやいが、内容や状況によっては部外者（たと

えば、子育て経験のある同性の人など）のほうが客観的な立場からのアドバイスを得やすい。相談するときはなるべくメールなどでなく、直接会って話を聞いてもらう。同僚には、私的な家庭の事情まで知られたくないので、原則として対象外とする。相談相手が見つからない場合は、公的機関（福祉関係の窓口）に出向くのも一法。

③相談にのってもらうときは、問題点を絞っておいたほうが遠回りを防げる。「仕事がおもしろくない」「給料が安い」「労働時間が長い」「同僚や上役と考え方が合わない」「休日出勤がある」などは、家事や育児とは直接関係ないので（遠因となっている場合もあるが）、話題をゴチャゴチャにしないように分けて考える。書き出して、整理するとよい。

④家族（配偶者や親）が働くことに反対する場合は、内輪の問題となるので第三者が入る余地は少ない。どうしても働きたいときは、自分を理解してくれる親戚などを援軍につける方法もある。だれも自分を助けてくれる人がいないとすれば、酷な指摘になるが、孤立の理由が自分にある可能性もある。

自分の生活を見直す。

以上のことと同時進行で、自分のライフスタイルを見直すことも必要となる。

①日々の生活に追われて、自分のライフデザインがおろそかになっていないだろうか。「栄養士になろうと考えたとき、どんな夢や希望をもっていたのか」、もう1度思い出してみる。

②問題を1人で抱えこみすぎていないか。家族や子ども、友人などとコミュニ

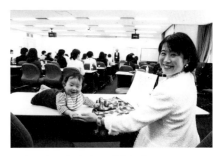

ケーションをとってきたか。

③自分だけが大変な思いをしていると思いこみすぎていないか。家事と仕事の両立は、昔から行なわれてきた。一生からみると子育ての期間はせいぜい10～20年で、その先の人生のほうがずっと長く、育児や家庭とは違う充実感を得る機会も多い。幸い、栄養士の仕事は専門職であり、生涯続けられる。それを考えれば、一時的に休職したり、時間的に余裕のある仕事に切り替えたりしても、子育て期間がキャリアのうえで取り返しがつかないほどのブランクになるとは考えられない。

多くの先輩たちは家事や子育てを悔やむことなく、むしろその経験を活かし、誇りと自信をもって日々を暮らし、生きているのが現実である。

④忙しさを「売り」にしすぎていないか。その場その場での対応の速さや的確さに自信があり、だれが見ても一生懸命なのはわかるが、あしたのこと、来月のこと、来年のことを考えている余裕がない、ということはないか。ストレス緩和の原則は、生活の多様性を保つこと。仕事、家庭、子ども、家事……それらと異なる場（友人との時間、趣味、グループ活動、読書、勉強など）を1日に数分、週に数時間でもとりたい。

 子育ての期間よりも1人の人間として生きる期間のほうがはるかに長い。

261

⑧ 栄養士が転職を考えるとき、どのように対処すればよいか。

Guide

- なぜ転職を考えるのか、その理由を紙に書き出すなどして、客観的に把握する。
- 「逃げ出し型」や「隣の芝生は青い型」（人の職場がよく見える）にならないためには、長期的な目標、栄養士としての理念をもつことが望ましい。文句ばかりで改善の意欲も戦略ももたない者は、転職先でも不満が出る可能性がある。
- 私生活の不安定は、職場を居心地の悪いものにしがち。家庭、友人、余暇活動などは仕事を下支えする。

転職の理由を客観的に整理する。

　転職・退職の理由は、人それぞれであり、ケースバイケースではあるが、いくつかに分類することはできる。大別すれば、職場都合と自己都合とに分けられる。どちらにしても、将来にかかわる大きな変化であるから、自分の状況を客観的に見つめておきたい。転職理由は1つとは限らず、いくつか重なる場合も少なくないので、そのことも念頭において状況を把握しよう。

　職場都合の場合は、職場の閉鎖、移転、縮小などのほか、解雇、配置換え、転勤、雇用条件の変更、降格、減給などがある。

　ここでは、起業したり、フリーランスになったりするケースを除外した、自己都合の転職の理由をあげてみよう。

仕事がおもしろくない。

① 現在の仕事は、栄養士としての仕事ではなく、自分の方向性とは異なる。

② 仕事に対するマンネリ感が強く、やりがいを感じない。

③ 1人職場で、孤立感があって淋しい。

④ 職場の雰囲気になじめない、など。

仕事がハード、残業が多い。

① 忙しすぎるし、残業や休日出勤も多い。

② 同僚と比べると自分だけが忙しい、自分のセクションだけ忙しい。

③ 私生活に影響が出ている。

④ なぜか心身の疲れが著しい。

給料が安い、福利厚生の面で不安。

① 同僚と比べて、あるいは、ほかで働く知人・友人の栄養士と比べて、仕事の責任に対する対価が安く感じられる。または、昇給がない、ボーナスが少ない、あるいは、ない、など。

② 非正規職員なので将来が不安。

③ 年齢や結婚、出産などによって働きにくくなってきた。

④ リストラの可能性がある、または、経営に行きづまりを感じる、など。

同僚や上役と合わない、人間関係がうまくいかない。

① 仕事のことで同僚から疎んじられる。

② 年齢や経験が自分より上の同僚または先輩とは感覚も考え方も合わない。

③ 対人コミュニケーションが苦手、自分には協調性がないと感じる。

④同僚、上役、経営者、お客さん、患者さんなどと、考え方や方針が合わない、ハラスメントを受ける、など。

家庭の事情やライフスタイル、その他。

①結婚、出産、転居、介護などの事情で新しい勤務地、新しい勤務形態を考えざるを得なくなった。

②やってみたい仕事がある。別の仕事（栄養士以外も含め）に就きたい。

これらについて振り返ってみて、まだ現在の職場に残る意志があるのなら、交渉によって打開策を探る。不始末による解雇の場合はしかたがないが、職場都合の場合でも、転職先を斡旋してもらうとか、雇用条件を変えて継続する余地はないのか、などを話し合ってみる。

転職を決意したあとのアクション。

転職を意識したり、転職もやむを得ないと考えたりしたときには、次のような対処法を実践してみよう。

①転職の理由を、人に見られる心配のないノートや用紙に箇条書きで3つ以上を書けるだけ列挙する。次に転職に伴うリスクを3つ以上列挙する。これを1週間から10日かけて行ない、再度、その記述を見て、是非を考える。

②以上でも、まだ決断ができないようなら、転職の意志または事情を、同僚以外の信頼できる人（家族、親戚、親しい友人など）に伝え、意見を求める。

③転職や退職を考えるとき、「職場環境が自分に合わない」と思うのがふつうだが、自分のほうに問題がある可能性もゼロではない」と考えてみる。意思表示がはっきりしない、動きが遅い、コト

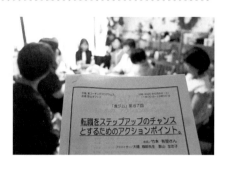

バ数が少ない、暗い、協調性がない、気むずかしい……などの傾向は集団の中では疎んじられることがある。転職または起業する場合、こうした傾向を直さないと、仕事を変えても同じような結果を招く可能性がある。現状を打開することなく、逃げ出すような転職や、「隣の芝生は青い」といわれるように、別の職場に過度な期待を抱いての転職にはリスクがある。

④プライベートの生活に充足感や活気がないと、仕事がおもしろくなく感じられることがある。人間関係（家族、友人、知人、同僚など）、当面の目標または人生の目標、余暇活動、日々の楽しみなどを見直すことも、仕事への熱意を高める大きな要因になる。職場は個々人の幸せを与えてくれる場ではなく、幸せは個々人が時間をかけて追求するものであることを肝に銘じたい。

⑤転職先の事情などは、いろいろの方法で調べておく。勤務している人・勤務していた人の意見、関係者の評価、勤務内容、雇用条件など。雇用条件などは、あいまいにしないで、自分の条件をまとめてから転職先へのアプローチを図りたい。

「逃げ出し型」に成功なし。まずは、自身と人生の方向性を確認しよう。

⑨ 転職をステップアップの チャンスと位置づけるには、 どのようなアクションがあるか。

Guide

- ステップアップとは、かならずしも収入がアップするという意味ではない。自分にとってステップアップとなる転職とはなにかを明確にしておく。
- いまの職場になじめないと思うとき、その原因が職場ではなく、自分自身の方向性の不確かさやコミュニケーション力不足にある可能性も考えてみる。
- 「前の職場では、もっとちゃんとしていた」のような発言の多い人は、どんな職場に移っても、新しい職場環境を明るくする存在にはなれない。

転職は、人生のステップアップのためと考える。

　日本は、年功序列の終身雇用制度が主だったので、転職に対してのイメージはあまりよいものではなかった。転職を繰り返す場合、「仕事ができない」「長続きしない」などのレッテルを貼られることもあった。アメリカなどでは、実力主義で、評価基準は、性別や年齢ではなく「成果主義」のため、働く側もキャリアを活かして次々とステップアップの転職を図ることが少なくない。いま、日本では終身雇用制度が崩れつつあるため、「ステップアップのため」という転職理由が受け入れられつつある。

　栄養士の場合、ほかの職種に比べて、転職しやすい職業といえる。職種を選ばなければ、つねになんらかの募集がある。だからといって、なんの目的もなく、転職を繰り返していては自分のキャリアアップにはつながらない。

　転職しても、かならずしもいまの自分の給与、労働条件が向上するとは限らない。新しい仕事に変わるということは、1から始めるということが多く、給与も地位もランクダウンすることもある。しかし、なぜ転職をするのかという目的意識をもって行動すれば、そこでしっかりと結果を出してゆくことができ、おのずと評価されることになる。

　転職とは「さらに大きな目標に向かって進むため」「自分の人生を充実させるため」と肯定的な思想をもって行動すれば、あとになって、それがステップアップの節目になったと評価することができるだろう。

私的な理由で転職する場合のチェックポイント。

　前項（262ページ）であげたような転職理由を、だれもがサッとあげられるものではない。「なんとなく転職したい」と思う場合もあったり、知人、友人の職場に憧れたりする場合もある。そのような「転職モード」にあるときは、現状を以下のように分析してみる意味はある。

①自分の将来へのイメージはあるのか。
　5年後、10年後の、なりたい自分の姿がぼんやりしていると、現在の仕事に

対しても軸足が定まらないことがある。5年後、10年後の自分の年齢に近い先輩などを見て、イメージするのもよいし、モデルとなる人にアドバイスを求めるのもよい。

②転職の理由に「現在の職場になじめない」という要素が入っている場合は、次の点をセルフチェックしてみよう。「表情がカタくないか」「声が小さすぎることはないか」「活気のある言動をしているか」「人とのコミュニケーションが苦手ではないか」「仕事が遅いほうではないか」「遅刻や早退が多くないか」……それらをシビアにチェックして、改善しておかないと、次の職場にもなじめない可能性がある。職場がおもしろくないのは自分自身がそういう環境をつくっている場合もある。

③すでに転職経験があって、前の職場のやり方や考え方を人に押しつけたり、「前の職場に比べると、ここはなっていない」のような、批判的な言動をしたりしていないか。こういうタイプは、同僚からは受け入れられにくく、それを改めない限り、何回転職しても自分に合った職場にはならない。

どのような事情であれ、逃げ出すのではなく、どんな職場でも、よい職場環境を生み出すことを自分の使命のように考えていると職場は居心地がよくなり、キャリアにもなる。それが社会生活におけるステップアップの原則であろう。

転職のための基本アクション。

いよいよ転職を決めたときは、次のように行動することが望ましい。

①これまでのスキルやキャリアを書き出

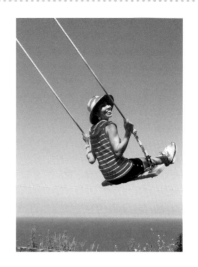

して整理しておく。現職や過去の仕事での経験（アルバイトなど栄養士以外のものも含め）を好むと好まざるに限らず、自分にできることとして明確にしておく。これらの中から、自分の「売り」が見つかることも。ただし、アピールするのはよいが「あれもできる」「これもできる」と自信を示しすぎると、あとで突っこまれたりするので、相手の要望を問いかけて引き出すようにする。

②新しい職場の雇用条件を確かめる。仕事の内容、勤務時間、職場全体の構成、所属部署、関連事業、スタッフの人数、始業・終業時刻、勤務時間、週休・年休の内容、試用期間、状況によって出産・育児休暇の有無、そして、給与やボーナスについてなど。意にそわない点があれば確かめ、ときには辞退する決断も大事。自分を安く売りすぎない。

③面接時には、前職のときの化粧、表情、発声、身だしなみ、動作などを見直し、明るく、健康的で、ハツラツとした感じにステップアップする。

 転職後、元の職場をほめすぎたり、けなしたりするのはイエローカード。

⑩ 「栄養士としての専門性をたいせつに」と いわれるが、その「専門性」とは なにを指すのか。

Guide

- 「栄養士の専門性」というコトバは、栄養士に仕事を選り好みする、好ましくない癖を与えた。現に職場で求められる仕事を「私の本来の仕事ではない」といって、その仕事を避ける口実に使う人が少なくない。その結果、栄養士の給与を「安値安定」させる一因となった。
- 栄養士に限らず、職場では、学校で学んだ知識や技術だけを専門にしているわけではない。それぞれの現場で求められる知識や技術を積極的に身につけてこその「専門家」であり、それが「プロフェッショナル」というものである。

「専門性」が強調された 理由とは。

「栄養士の専門性」を強調する考え方は、栄養士の職場が今日のように多様ではなかった時代（少なくとも現在から40年以上前）に生まれた考え方と思われる。

その当時は、フードビジネス（食品や調理品の製造、流通、外食・中食など）は、いまのように盛んではなく、「食育」基本法も生まれておらず、特定保健指導も行なわれていなかった。このような時代には、栄養士の職場として、病院や保健所などの占めるウエートは大きかった。

やがて「成人病」が「生活習慣病」と呼ばれるようになり、社会はそれらの発症を少しでも遅らせる、あるいは発症自体を予防する方向へとシフトしてゆく。

こうした社会背景であった時代には、栄養士の就職先として病院や保健所などが強く意識されていた。これらの職場は、栄養士が資格を得るのに必要とされる知識や技術が、比較的活かされる場所であると考えられていた。

そのため栄養士養成校の教員は、資格取得のための試験に出るような「栄養学や保健・衛生、医療などの知識をしっかり勉強するように」と学生たちに強調した。その頃から「栄養士は専門性を鍛えよ」を口にする教員や先輩がふえていった。

職場ごとに独自の 「専門性」がある。

上記の結果として、「保健的、医療的な仕事＝専門性を活かせる仕事こそ栄養士にふさわしい」と考える学生がふえてきた。そのため、就職先で事務的な仕事や営業的な仕事を命じられると「それは栄養士の本来の仕事ではない」などといって避ける傾向が出てきた。

大学や専門学校では理系、文系などと分類されることが一般的だが、社会では、そのような分類法にそって仕事に就いている人は多くはない。実際、福祉を学んだ人が不動産関係の仕事をしていたり、文学部を出た人が営業畑で働いていたりする例は珍しくない。大学や専門学校などでどんな勉

強をしてきたとしても、学校の専門とは異なっているとしても、各職場で、そこで必要とする知識や技術を身につけるように求めるのは、雇用者としては当然である。

また、栄養士に限らず、いわゆる「現場」に強い人でも、経験や勤務年数を重ねれば管理的な仕事につくほうが、職場にとっては有用な人材となる。このように「専門性」は職場での立場や状況によって変化する場合が多い。

従来の栄養士の「専門性」への執着は、結果として職業人としては「守備範囲が狭い」と判断される要因となり、現在の給与面に反映している可能性がある。国家資格をもつ管理栄養士の給料が、事務職並みか、それ以下であるという現状は、仕事への適応力不足、チームプレーカの不足などが招いた結果と考えられる。

素養はどんな仕事をも下支えする。

今日、栄養士の職域はフードビジネス、福祉施設、食育関係、教育、一次産業（農業、水産業）の分野、流通、情報産業、健康増進など、多様性をもち、あらゆるジャンルへ広がりつつある。

そうした状況を受けての栄養士の「専門性」とは、まずはそれぞれの現場で求められる知識や技術であると考えるべきである。この場合の知識や技術には、栄養士としての資格とは直接関係ないもの（事務や営業など）も含まれる。一見関係のなさそうな仕事でも、資格取得の際に得た知識や技術にプラスされることで、その習熟によって「専門性」もまた高度に、そして広範囲に応用できる「適応性」を生み出す。

つまり、新しい「適応性」は、これまで

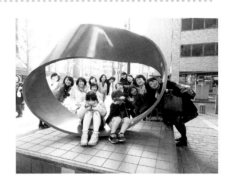

の現場の仕事で培った「専門性」に上積みされるのである。これはパソコン用語でいうところの「上書き」とは意味が違う。

このように、専門以外の知識や技術を身につけ、積極的に職場に参加することは、結果的にプロフェッショナルとしての栄養士の人材価値をあげることとなる。また、当然そのことは収入増や同僚からの信頼向上にもつながる可能性がある。

現在でも、ことさらに「栄養士の専門性」を強調する教員や先輩は少なくない。そういう説に出会ったときは、「いま、おっしゃった専門性とはどんなことなのでしょうか」と確かめてみるのも1案である。もしそれが、勉強することのすすめであるならば、適切な動機づけと受け止めればよい。そのことは現場が求める「専門性」と対立するものではけっしてない。

栄養士としては、栄養士以外にどんな得意資質や知識、スキル、経験があるか自問しておくことは意味がある。リーダーシップ、コミュニケーション、営業、接客、マーケティング、スポーツ・パフォーマンス能力、マッサージなどなど。それらは職場で活かせるだけでなく、副業や転職、ボランティアなどにおいても「私なりの専門性」として役立つだろう。

y

26

ライフスタイル──栄養士の「ライフスタイル」は健康のお手本。

現場で必要な知識・技術も新たな「専門性」になる。

267

「食コーチング®」定義と概要

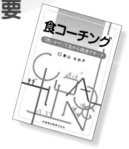

食コーチングの定義

　食行動を通して、健康に対する意識を高め、健康行動を発展させ、ライフスタイルや人生をより活性化させるためのサポートシステム。人の自発性を促すことで、健康な人にはこの先も健康維持に努めていただき、肥満や生活習慣病などがある人にはセルフコントロール力を持続していただくことを目標とする。食行動支援は、フレイルや認知症の発症の遅延効果も期待できる。

　個々人の健康意識の向上は、世代、地域、職種、社会の健康レベルを高めることに通じ、そこまでを視野に入れてサポートや諸活動を行なうこととする。

食コーチングの沿革

　食コーチングは、2005年に、影山なお子が発案・提唱し、以来、理論・スキルを構築中の健康支援のためのコミュニケーション理論。以前からある「コーチング」は、組織のモラルアップのコミュニケーションスキルとしてアメリカで考案され、以後、広く普及しているが、影山は、これを食事相談、健康意識の向上のためのスキルとして見直し、新規に**「食コーチング」**（商標登録ずみ）として展開しつつある。その特徴は以下のとおり。

1. 「食コーチング」は、食行動、食生活をベースにして、対象者の一生の健康を支援するコミュニケーションスキルである。
2. 健康を支えることは、最終的には、対象者のライフスタイルを支えることを意味する。ここでいう「ライフスタイル」とは、「生活習慣」にとどまらず、人生観、価値観、死生観、生活信条までをも含むものとする。
3. 「コミュニケーション」という場合、言語コミュニケーションのみを指すものではなく、非言語コミュニケーション（表情、身だしなみ、生活ぶりなど）をも指す。さらに、コミュニケーションを「対人コミュニケーション」に限定せず、「自分とのコミュニケーション」という要素を重視する。
（行動科学的にいうと、考えること、考えないことも「行動」とする）
4. 健康度を評価するとき、医学的データに加え、健康を「カタチ」として具現化することを重視する。健康をカタチにして示すことは、自分の健康度、社会の健康度を高めるものと考える。
5. 健康を支援するにあたっては、対象者の全行動の中から利点を見つけ、それを「ほめコトバ」以外の適切な表現で指摘し、モチベーションを高める（例：「そのバッグ、ヒマワリのイエローですね」「定刻3秒前のご到着ですね」）。これを「肯定的指摘」と呼ぶ。また、対象者の背景を知るために「問いかけ」を適度に行なう（例：「ここがすぐわかりましたか」「同僚の方はなにかおっしゃっていました？」「5分ほど、お話ししてよろしいですか」）。
6. 食事相談などのとき、相手の弱点や問題点の指摘・アラ探しは極力控える。原則として「指導」というコトバは使わず、「食事相談」「健康相談」をおもに使う。

※食コーチングの理論・スキルの詳細は『食コーチング』（医歯薬出版）に収載されている。

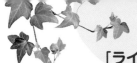

「健康の6大要素」と健康・幸福の定義

（大橋禄郎／考案）

健康の6大要素		内容例	注意点
従来の3大要素（WHO）	栄養	・「栄養のバランス」を具体的に理解する。 ・「食事摂取基準」に準拠する。フードファディズムに注意。 ・「四群点数法」を過不足なく説明する。 ・「食品交換表」を正しく説明する。 ・食の多様性に気づかせる。（食の意味）	・「栄養」とはいえ、中心は食生活、食習慣であることを念頭に置きたい。
	運動	・家事労働　・買い物（歩行、自転車） ・散歩　・ウォーキング　　・「歩コム」* ・ジョギング　　・水泳　　　・スポーツ	・運動を幅広くとらえる。 ・運動とスポーツとは区別。 ・「歩コム」思考やコミュニケーション促進型歩行
	休養	・ごろ寝　・テレビ／ラジオ　・入浴 ・読書　・ゲーム　・音楽鑑賞　・散歩 ・スマホ／パソコン　・ごちそう調理 ・庭仕事　・会食　・飲酒　・おもてなし ・おしゃべり　・ペット飼育　・カラオケ ・スポーツ　・ショッピング ・観戦、観劇・映画鑑賞　・趣味活動 ・旅行　・グループ活動　・ボランティア ・信仰　・社会活動　・学習／研究　・(仕事)	・じっとしていることが休養と思う人が多い。休眠するよりもふだんと異なる活動をしたほうが休息効果は大きいとされる。
大橋が加える3要素	ストレスコントロール	・気分転換 ・仕事、遊びともに適度のインターバル ・上記「休養」の諸活動 ・よい人間関係　・あした、今後の予定 ・予暇**活動（趣味、学習、グループへの参加） ・肯定的な人生観　・人生の目標	・ストレスは「解消」を目指すのではなく、「緩和」することが大事。「緩和法」としてではなく、生活習慣の中に緩和システムをつくる。
	よい人間関係の維持	・人間は協力し合って生きる種であることの深い理解（知識と思想のたいせつさ） ・人に対して寛容　・あいさつの励行 ・協調性　・社会性　・身だしなみ ・連絡をとり合う習慣	・主張することはやさしい。問いかけることはむずかしいかもしれないが、人間関係をよくするには有効。
	生きがい	・生きがいとは「生きていることに意義、喜びを見いだして感じる、心の張りあい」（『新解明　国語辞典』三省堂） ・趣味、充実した予暇活動 ・気心の合う家族、親戚、友人、知人（共感者） ・尊敬する人、目標またはお手本となる人 ・きょう、せずにはおられないこと。 ・あした、今週、来週、来月、来年、将来の予定 ・「こんなふうになりたい」という願望 ・やってみたい仕事、予暇活動、ライフスタイル ・人や社会のために役立ちたい。（使命感）。	・生きがいは個人の心の中にある抽象的な概念ながら重要な価値観。「心」は「生きがい」「理想」「希望」「使命」「愛」「信仰」「友情」のように、コトバによって認識し、深めるもの。その意味において「人は情報を糧として、あるいは情報を内的指針として生きている」ともいえる。

*「歩コム」→ 心肺機能の強化に加え、周囲を観察する力や自分や人とのコミュニケーションをも強化・促進するウォーキング。影山なお子が提案し実践する、日常的運動法。

**「予暇」→「日々および人生において予定しておきたい自由時間のこと」。「余暇」は「ゆとりのある自由時間」のことだが、「仕事から余った暇」と解する人が多いので、大橋は、自由時間は1日の半分、人生の半分はあるのだから、「仕事の有無にかかわらず、あらかじめとっておきたい暇」という意味で「予暇」と造語した。

WHOの「健康」の定義
健康とは、単に病気がないとか、虚弱でないとかというだけでなく、身体的にも、精神的にも、かつ社会的にも完全な状態をいう。（1946年）

大橋の「健康」の定義
日々の思考や行動の自由度が個人の中で比較的高く、心身に著しい不安や苦痛、重篤な病気がない状態。

大橋の「幸福」の定義
日々の生活、健康状態、人間関係、将来性などに関して個人がそのときどきに感ずる高いレベルの充足感。

人間にとっての食の意味（日本人の場合）

　人間および動物は、食事または摂食によって生命を維持しているが、人間においては、文明・文化を高度に発達させた結果として、食事は、生命維持、栄養素・エネルギーの補給以外にも、多様な意味や目的をもつようになった。「ハンガーストライキ」のように、食べないことによって自分の主張を貫くというような、特異な行動さえをも起こすに至っている。

　ここには、そうした食行動の一部を示す。拾い集め方によって、そして、分類の仕方によって、あるいは時代の推移によって、地域によって、まだまだふえる可能性がある。

　栄養士をはじめ健康支援者は、食事の原初的（本能的）意味を重視するあまり、精神的、社会的、文化的意味を軽視することがある。

　食の意味や目的の多様性を念頭に置くことは、人々の健康支援をするとき、その効果を高めるポイントの１つになることであろう。個々人においても、下の表の多くに意識してかかわることは、人生の豊かさ、楽しさを下支えする、けっして小さくはない要素になることであろう。

（大橋禄郎Ⓒ）

	分　類	例
1	生命を維持する（生理的欲求、本能）。	動物の基本的行動（一義的目的）。
2	健康、体質、体型の改善、維持・向上。	「からだによい」とされる食材、ダイエット、選手食。
3	安らぎ、気分転換、ストレス緩和、代替行為。	定刻の食事、休息、団らん、ごちそう、飲酒、やけ食い。
4	親愛を深める、祝う、慰労、記念日。	新年会、忘年会、歓送迎会、誕生日、結婚披露宴、接待。
5	家族を養う。	家族の絆、育児、おふくろの味、役割分担。
6	好意や愛情を伝える。	おもてなし、バレンタインデー、キャラ弁、食品の贈答、おみやげ。
7	しきたり、作法、しつけ、流儀を教える・学ぶ。	姿勢、「いただきます」「ごちそうさま」　箸の持ち方、使い方、食育。
8	体調をうかがう目安とする。	「おかわり！」　食欲旺盛、食欲減退、すっぱいものが食べたい。
9	伝統文化を楽しむ、受け継ぐ、守る。	一汁三菜、季節感、郷土料理、伝統料理、精進料理。
10	サービスする喜び、食シーンの演出。	パーティー、献立を考える、サプライズの楽しみ。
11	技術向上、たしなみ、創造の喜び。	チャレンジ、レパートリーを増やす、献立を考える。
12	情報交換をする。	一家団らん、朝食会、ランチョンセミナー、ノミュニケーション。
13	清める、厄をはらう、亡き人を偲ぶ。	通夜（お清め）、葬儀、法事。
14	病気や障害の予防、治療、快復促進。	薬草、スタミナ源、治療食、お粥、軟食、除去食品。
15	信仰、行事、風習として。	禁忌食品（豚肉、動物性食品）、イスラムの断食月、お節料理、お雑煮、柏餅。
16	地位や「らしさ」、勇気を示す。	高級料理、お子様ランチ、選手食、高級店利用、ゲテモノ食い。
17	食品の知識や食体験を誇る。	健啖家、グルメ、珍味、ゲテモノ食い、異国の食べ物。
18	「食べてみたい」という好奇心。	未知の食品への興味と想像、珍味からゲテもの食いまで。
19	採取、捕獲することの喜び。	狩猟、漁業、きのこ・山菜・くだものの狩り、ハンティング。
20	食材を発見する喜び。	ナマコ、つばめの巣、トリュフ、鶏のとさかを最初に食べた人。
21	栽培、飼育、繁殖、品種改良の喜び。	畑、稲作、牧畜を楽しむ。各種養殖、魚介の放流。
22	抗議や心の奥のメッセージを伝える。	ハンガーストライキ、拒食、やけ酒。
23	ビジネスとする。	商品開発、品種改良、ヒット商品。
24	保存することの喜び。	保存食、備蓄菜、非常食、燻製、干物、漬け物。
25	ゲームとして楽しむ。	大食い・早食い競争、イッキ飲み、トマトのぶつけあい。
26	賞罰の材料とする。	ごほうび、賞品として（お菓子、ごちそう、お酒）、罰として（食事抜き）。
27	武器とする。	兵糧攻め、貿易戦争。
28	その他。	修行、自白の強要、殺人……。

「食の地図」としての四群点数法

日本では、成人なら知らない人がいないといってもよいほど「食事の栄養バランス」というコトバは広く普及している。しかし、「食事の栄養バランスって、どういうこと？」と聞かれると、栄養士でも答えに詰まることがある。「厚生労働省が5年ごとに示す『日本人の食事摂取基準』に基づいた食事」と答えれば正解だが、一般の人は、なんのことだかわからない。

しかし、栄養素の量ではなく、食品や食事の個数や重量、皿数などによって示す指針はいくつか考案されている。その1つが、下に示す「四群点数法」（女子栄養大学の登録商標）である。

これは、日本人が（に限らないが）1日に食べる食品を、摂取したい栄養的特徴別に4つに分けて配列したものである。成人男女の場合、第1群から第3群までの食品を表に示す量とることで1日に必要な栄養素の最少量を摂取できるように配列してある。そして、エネルギー量および満足感の増減は、おもに第4群で行なうとしている。男性や労働量の多い人の場合、ご飯やパンなどをもっと食べる

ので、第4群の点数は増え、総点数は25点（2,000キロカロリー）以上になる。第1〜第3群は、減量中の人でも3・3・3点（計9点、720キロカロリー）はとる。育ち盛りの人やアスリート、労働量の多い人は別として、事務や家事程度の仕事の人は、とり過ぎると生活習慣病のリスクになるので、平均して1日9点を大きく超えないようにする。

指導上の注意

健康支援の場では、「食の地図」と呼んで、「世界中、どこへ行っても食事で道に迷うことはない」といったりする。健康支援者にとっての利点は、人の食事内容を確かめるときのベースになる（「牛乳はお飲みになります？」「卵は週に何回くらい召しあがりますか」など）。もちろん、自身の食事管理にも役立つ。

説明する場合、①自身が実践してみることが先決。②短い時間ですべてを伝えようとしない。ときに第1群のことだけ、ときに食事の目安量だけ。点数まで伝えるのはいわば卒業コースと考えておく。

四群点数法　1日20点（1,600キロカロリー）の場合の食品例　　　　　　　（香川　綾／考案）

群別	食品群	めやす量	点数／計		栄養効果
第1群 ♠	乳・乳製品 卵	牛乳コップ1とヨーグルト1個 鶏卵　1個	2点 1点	3点	たんぱく質　カルシウム ビタミンA　B₁　B₂
第2群 ♥	魚介・肉類 大豆・大豆製品	合わせて2皿　100㌘ とうふ　半丁弱	2点 1点	3点	良質たんぱく質 脂質　カルシウム ビタミンA　B₁　B₂
第3群 ♣	緑黄色野菜 淡色野菜 きのこ　海藻	120㌘ 230㌘ 適量	1点	3点	カロテン ビタミンB₁　B₂　C ミネラル 食物繊維
	芋 くだもの	じゃが芋なら　中1個 みかんなら　中2個	1点 1点		
第4群 ♦	穀類 ご飯　めん　パン 油脂 （砂糖）	ご飯2杯と食パン1枚 うどん1玉 大さじ1杯強 大さじ1杯強	9点 1.5点 0.5点	11点	おもにエネルギー源。 体温の基になる。

※1点＝80キロカロリー。各食品は『七訂食品80キロカロリー成分表』（女子栄養大学出版部）に収載されている。

索引 _Index_

執筆者・協力者紹介 (50音順)

●執筆者

大橋禄郎—おおはし ろくろう

　この本は、栄養士志望の人から生涯現役を続ける人のライフスタイルを、さらに向上させていただくことを願って編まれた、いわば生きがいアップマニュアルです。執筆者もジャンルも多種多様であるため、文体をわかりやすく端的にそろえる必要があり、その点で高い編集能力が求められました。

　10年以上を要しましたが、そうした作業を現役栄養士が見事にこなしました。

　未来をつくり出すこの本のお手伝いができたことは、編集歴60余年の私にとっても、強い達成感を感じる体験となりました。

影山なお子—かげやま なおこ

　大学卒業後、航空会社・国内線客室乗務員、病院・クリニック勤務の栄養士を経て、現在はフリーランスの栄養士として活動しています。

　本書を起案し、2007年に第1回企画会議を開き、以来、「メディア」「起業」「食事相談」「情報発信力」「日常会話力」「文章力」「イベント企画力」「リーダーシップ」などのページを担当し、進行してきました。

　本書を手にとってくださる方が「栄養士として、生涯、働き続けよう」というお気持ちを、さらに強めていただけたら、無上の喜びです。

川﨑由香理—かわさき ゆかり

　約40年間、病院で管理栄養士として勤務しており、この本では、「資格」「病院」の執筆を担当いたしました。病院は、365日緊張の連続ですが、目標をもつことでいろいろなことに挑戦できる、やりがいのある仕事です。

　これからも、この本を活用して、さらに仕事に励みつつ、同時にプライベートの時間をさらに充実したものにしていきたいと思います。

楠﨑聡子—くすざき さとこ

　病院や食品の研究開発、特定保健指導の仕事にかかわっています。この本では、「研究」の執筆と進行係を担当いたしました。

　栄養士の活躍の場が多様化している中で、「真に求められていることはなにか」「どう対処したらよいのか」──新しいアクションを踏み出そうとしているあなたをあと押ししてくれる1冊となることでしょう。

野口佐奈絵—のぐち さなえ

　2007年から企画に携わり、進行管理や編集、校正などを担当させていただき、「特定保健指導」「福祉」を執筆しました。

　栄養士の仕事は多様になり、今後もますます発展していくことと思います。「私の5年後、10年後は……？」──ライフデザインを描くヒントが詰まったこの本を手に、前進していただけましたら幸いです。

三上聡美—みかみ さとみ

　2007年の企画会議から参加し、「スポーツ栄養」を担当させていただきました。大橋禄郎先生のおコトバにある「栄養士は、食という窓口から侵入するソフィスト（哲学者）」としての私たち栄養士のモチベーションを高め、視野を広げ、活動範囲を広げるアクションプランがあるこの本を、生涯手元に置きたいと思います。

●執筆者（つづき）

三奈木麻弓―みなき まゆみ

　神奈川県内の保健センターでお仕事をさせていただく中、2007 年の企画会議から、この本にかかわり、「行政」の執筆を担当させていただきました。

　自分自身のライフデザインにも大きな刺激や影響を与えていただいたと感じています。栄養士という職業を選んで本当によかったと思っています。

　そんな充足感をこの本を手にした方にも味わっていただきたいと思います。

森 晋一郎―もり しんいちろう

　フリーランスの立場で、スポーツや健康事業のお仕事をさせていただいています。子ども、大人、シニア世代など、さまざまな方と出会い、ときにはサポート、ときにはコーチングをさせていただいています。さらに、ときにはモチベーション、ときには忍耐――食以外の点でサポートすることもしばしば。

　栄養士の多様性を感じながら仕事をしています。

八木美保―やぎ みほ

　研究機関でお仕事をスタートしたことをきっかけに、この本では「研究」の執筆を担当させていただきました。

　2007 年の企画発足当初から、読者になる側として、「人生のバイブルになる！」と確信したこの本の出版を待ち望んでいました。

　栄養士としての道しるべ、座右の書にしていただきたい1冊です。

吉田美代子―よしだ みよこ

　2007 年の企画会議から参加させていただき、「知りたいことが載っている、いつも手元に欲しい本」を思い描いておりました。

　年月をかけて、さまざまな方々がかかわり、できあがったこの本は、いろいろなライフスタイルの栄養士の方々の、未来につながるアクションの基盤になることでしょう。

米澤須美―よねざわ すみ

　食育を根本から考える《「談らん」日本ネットワーク》を主宰し、食育を柱に幅広くお仕事をさせていただいております。

　この本では、企画の段階からかかわらせていただき、編集や校正の基礎から実践までを経験しました。執筆では、「食育」「リーダーシップ」などを担当させていただきました。

　まさにこの本は、「栄養士による、栄養士のための1冊」として、人生のバイブルになることと確信しています。

●協力者（資料・写真提供、閲読）

伊藤美穂―いとう みほ	**岩田博美**―いわた ひろみ	**大久保 史**―おおくぼ ふみ
奥村花子―おくむら はなこ	**甲斐和恵**―かい かずえ	**加納陽子**―かのう ようこ
崎山光江―さきやま みつえ	**髙橋寿江**―たかはし ひさえ	**高藤法子**―たかふじ のりこ
永野幸枝―ながの ゆきえ	**深津恵子**―ふかつ けいこ	

監修者プロフィール

大橋禄郎──おおはし ろくろう

1936年、東京生まれ。

東洋大学文学部卒。

テレビCM映画制作会社、出版社などを経て、

1966～1991年、女子栄養大学出版部勤務。

『栄養と料理』編集長などを務める。

1991年、大橋予暇研究所開設。

同時にジャパンコーディネータースクール講師、

東洋大学、女子栄養大学ほかで非常勤講師。

出版文化論、コミュニケーション論などを講ずる。

現在、上記研究所内で「ロッコム文章・編集塾」を開講。

著書：『実用文の書き方』(池田書店)　『「予暇」で自分を組みかえる』(三五館)

　　　『ハッピーダイビング』(水中造形センター)

編者プロフィール

影山なお子──かげやま なおこ

1989年	日本女子大学文学部社会福祉学科卒業
	全日本空輸株式会社東京空港支店第3課配属
1998年	女子栄養大学栄養学部栄養学科栄養科学専攻卒業
1998年	都内病院勤務
2001年	健康支援者ネットワーク「パルマローザ」設立
2002年	都内クリニック勤務
2003年	東京療術学院「食コーチング®」学科講師　現在に至る
2005年	「食コーチングプログラムス」主宰
	食コーチ®として活動開始　現在に至る
2010年	女子栄養大学食文化栄養学科非常勤講師　現在に至る
2010年	国立劇場養成課研修講師
	(歌舞伎俳優・竹本・鳴物・長唄・寄席囃子)　現在に至る
2017年	国立文楽劇場養成課研修講師
	(人形・太夫・三味線)　現在に至る

資格ほか：管理栄養士、食コーチ®

　　　　　日本体操協会認定　一般体操指導員

著書：　　『食コーチング「問いかけ」で進める健康サポート』(医歯薬出版)

【実務作業スタッフ】

大橋禄郎
おおはしろくろう

影山なお子
かげやまなおこ

野口佐奈絵
のぐちさなえ

米澤須美
よねざわすみ

栄養士のためのライフデザインブック　　ISBN978-4-263-70798-2

2020年10月10日　第1版第1刷発行

監　修　大　橋　禄　郎
編　集　影　山　な　お　子
発行者　白　石　泰　夫
発行所　医歯薬出版株式会社

〒113-8612　東京都文京区本駒込1-7-10
TEL.(03) 5395-7626(編集)・7616(販売)
FAX.(03) 5395-7624(編集)・8563(販売)
https://www.ishiyaku.co.jp/
郵便振替番号 00190-5-13816

乱丁, 落丁の際はお取り替えいたします.　　　　印刷・真興社／製本・皆川製本所
© Ishiyaku Publishers, Inc., 2020. Printed in Japan

食コーチング

「問いかけ」で進める健康サポート

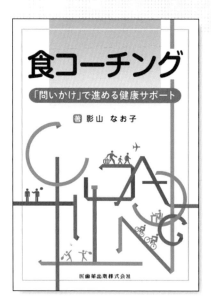

食コーチング
「問いかけ」で進める健康サポート
著 影山 なお子
医歯薬出版株式会社

影山なお子　著
B5判　160頁　定価(本体2,600円＋税)
ISBN978-4-263-70731-9

- ●「食コーチング」で新しい食事相談を提案する『臨床栄養』の好評別冊が，時代に合わせた内容にアップデートして待望の書籍化！
- ●「食コーチング」は，食生活の面から人の健康と生きがいをサポートするコミュニケーションスキル．本書では，「指示・指導型」の食事指導ではなく，クライアントの仕事や生き方を食の面から支える食事相談法を提案．
- ●食事相談をおこなうすべての人に役立つ必読書！

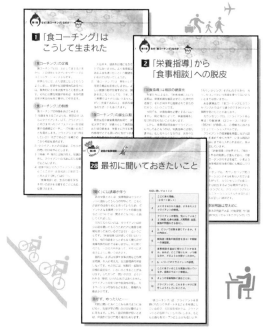

〈主な目次〉

目次＆本文サンプルはこちらから！

QRコードを読み取ると▶
詳しい情報がご覧いただけます

医歯薬出版株式会社　〒113-8612 東京都文京区本駒込1-7-10　TEL03-5395-7610　FAX03-5395-7611　https://www.ishiyaku.co.jp/